さする・もむ！
病気がわかる・効く！

福辻式

ZONE 反射区の地図帳

アスカ鍼灸治療院院長
福辻鋭記

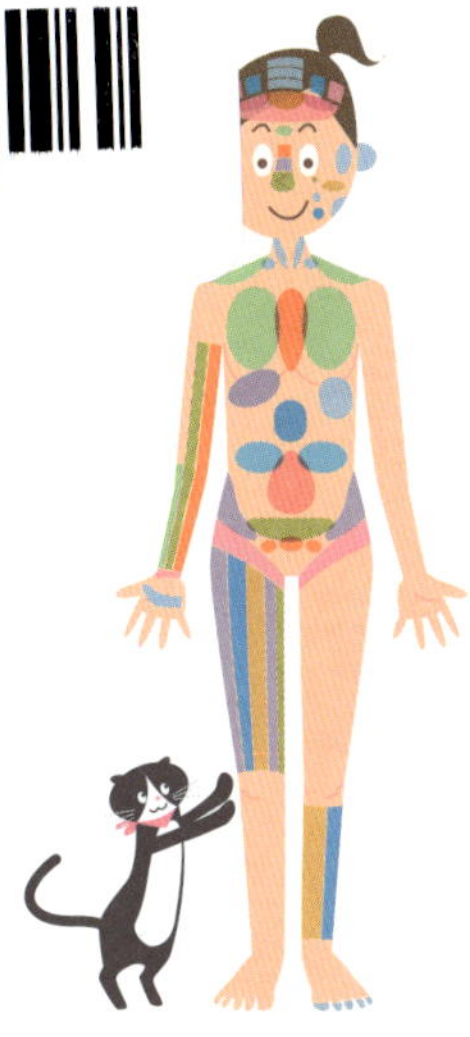

永岡書店

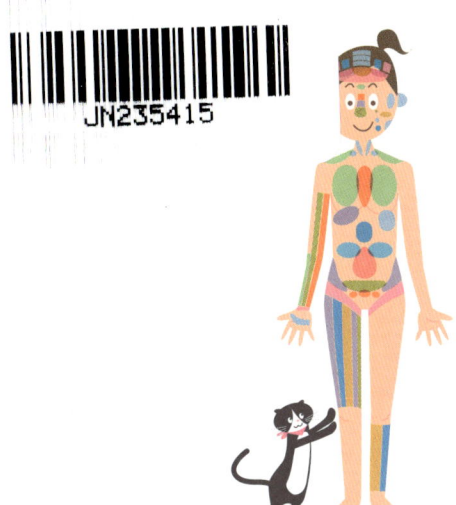

反射区マッサージで病気がわかる、症状を改善

まったく問題のない健康体ならいいのですが、ちょっとした体の不調は誰でも抱えているものです。直接的な自覚症状がなくても、やたらこっている部分があったり、つらい症状でお医者さんにかかっても「異常なし」と診断されてしまったり、治療を受けても、なかなか症状がよくならないことがあります。

また、お医者さんにかかるほどでもないような軽い症状や、疲れ、抜け毛、しわなどの老化現象は、そのまま放置してしまうことも少なくありません。

そういった、体の悩みを解消する一助になるのが、本書で紹介す

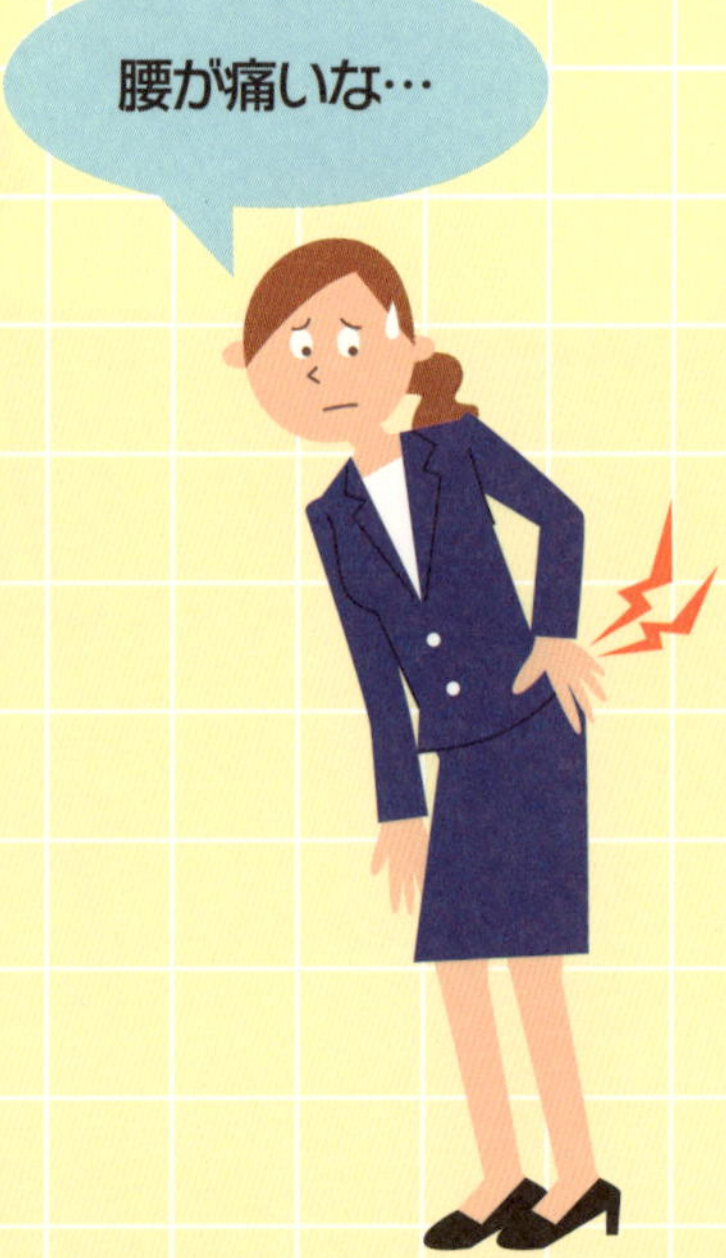

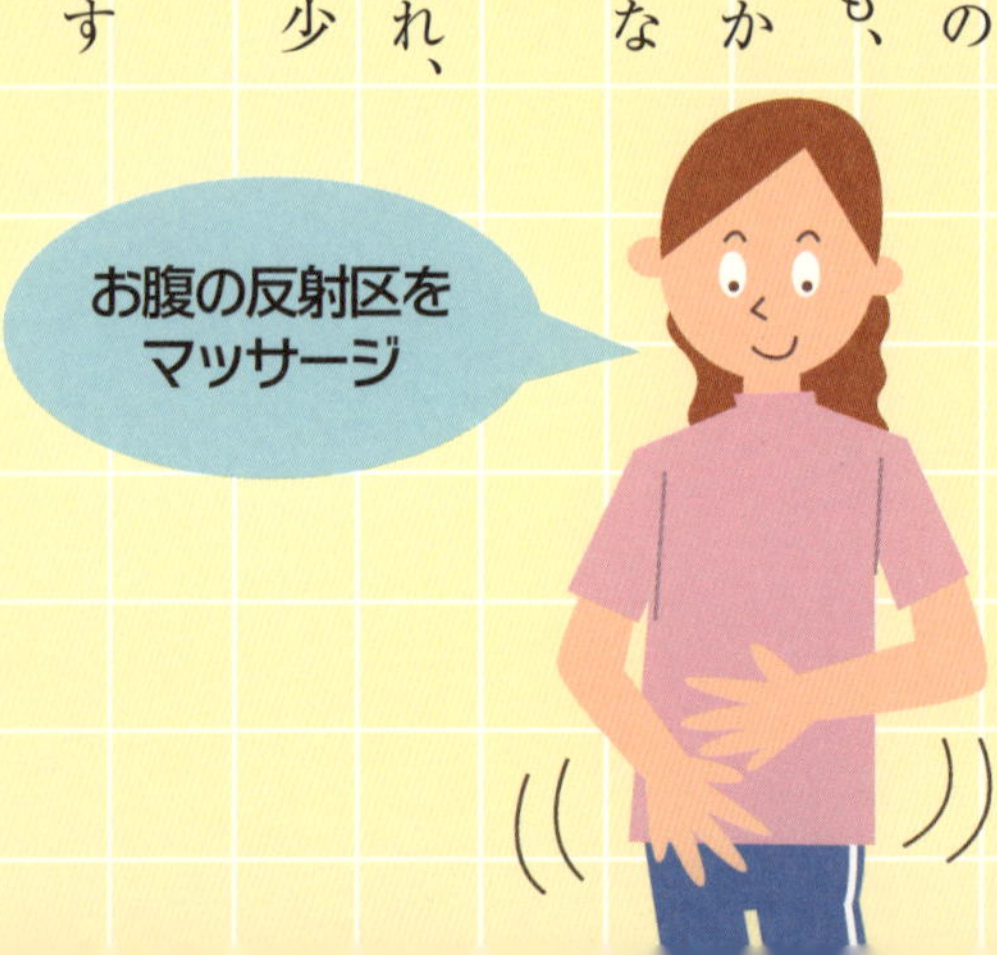

る反射区マッサージという治療法です。

本書の反射区マッサージは、東洋医学や西洋のリフレクソロジーの考え方と、鍼灸、マッサージ師として培った長年の経験を組み合わせて生まれました。血や気、水分の流れを整えることで体の働きを正常にし、さまざまな不調を改善します。また、歳とともに衰える臓器を活発にして老化を遅らせるなど、多くの効果があります。

専門的な知識や経験がなくても、誰にでもできる簡単な治療法です。ぜひ生活の中に取り入れて、健康的な暮らしを楽しんでください。

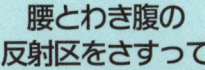

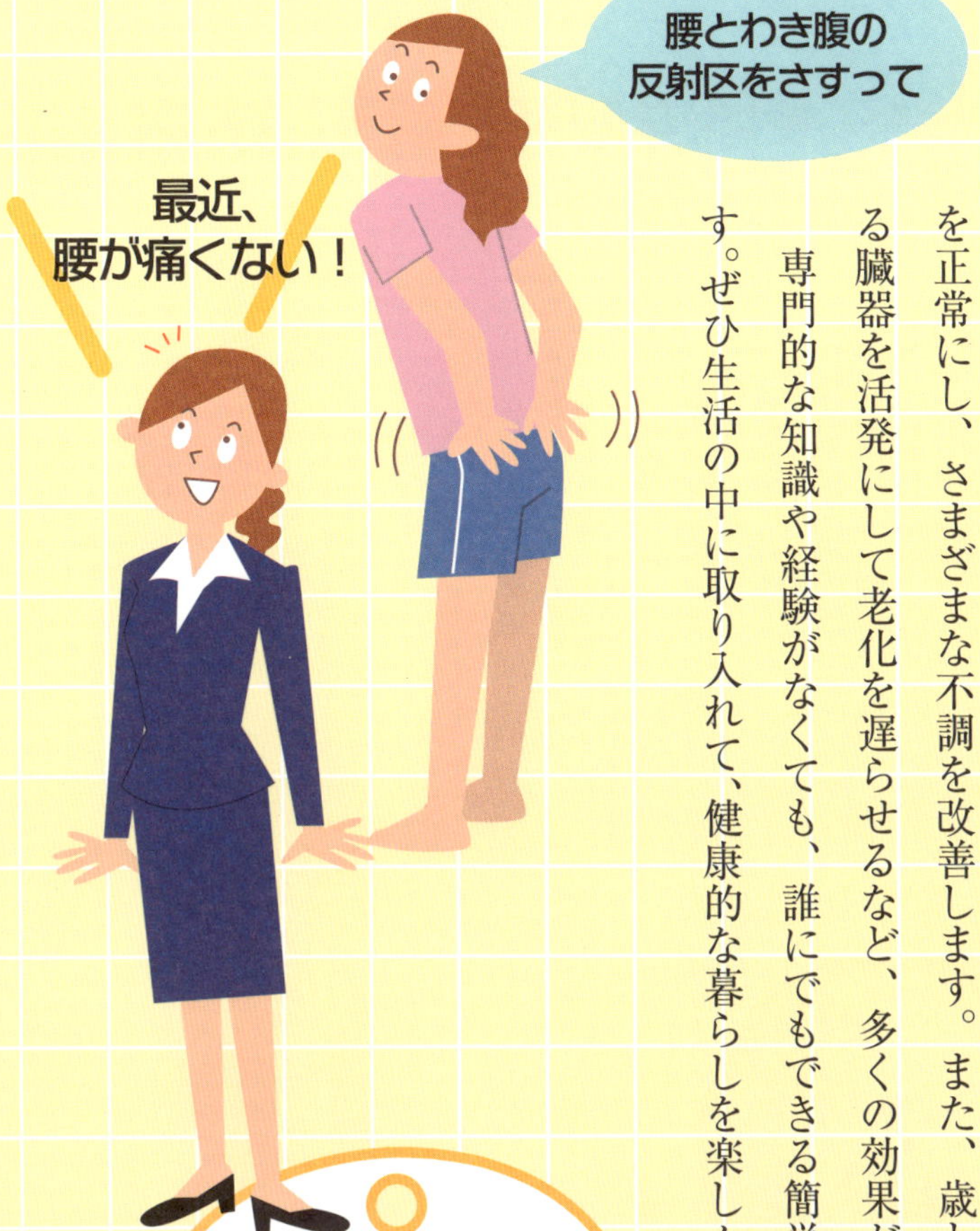

反射区マッサージを行う上での注意点

次のときはマッサージを控えてください。

- 高熱があるとき
- 食事の直後
- お風呂に入る前
- お酒を飲んだとき

医療機関にかかっている方や妊娠中の方は医師にご相談の上行ってください。

また、効果には個人差があります。

さする・もむ！　病気がわかる・効く！　福辻式　反射区《ゾーン》の地図帳

目次

PART 1　病気が見えるカラダの地図帳

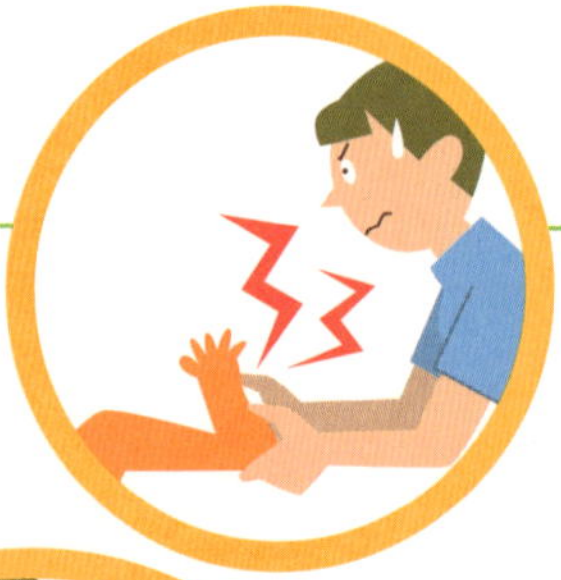

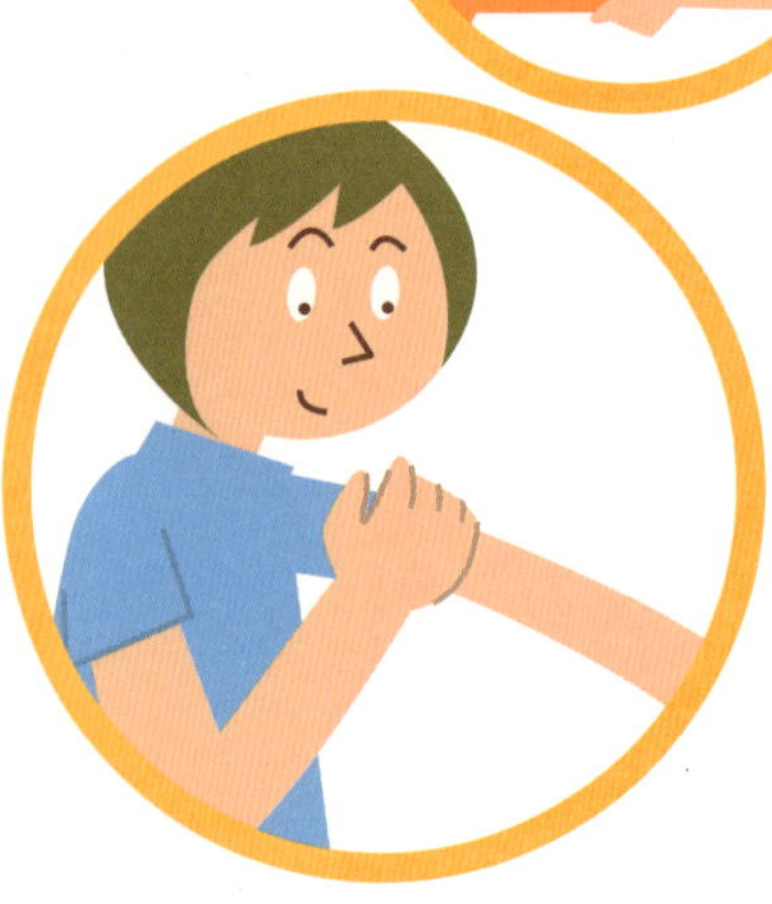

PART 2

カラダの不調に効く！ 症状別反射区マッサージ 35

PART 4 美しくなりたい！ 美容の反射区マッサージ

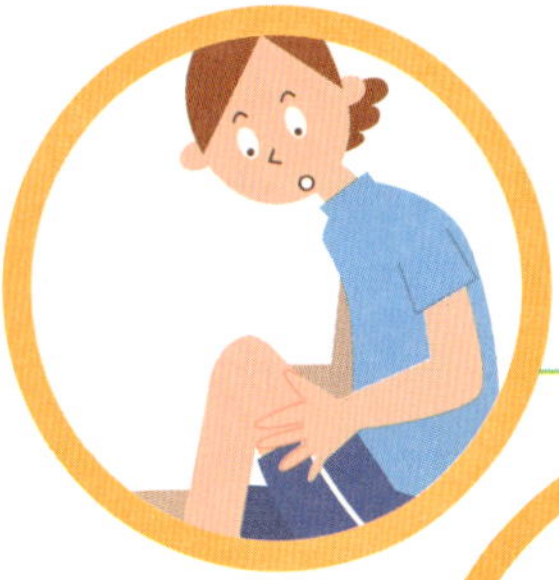

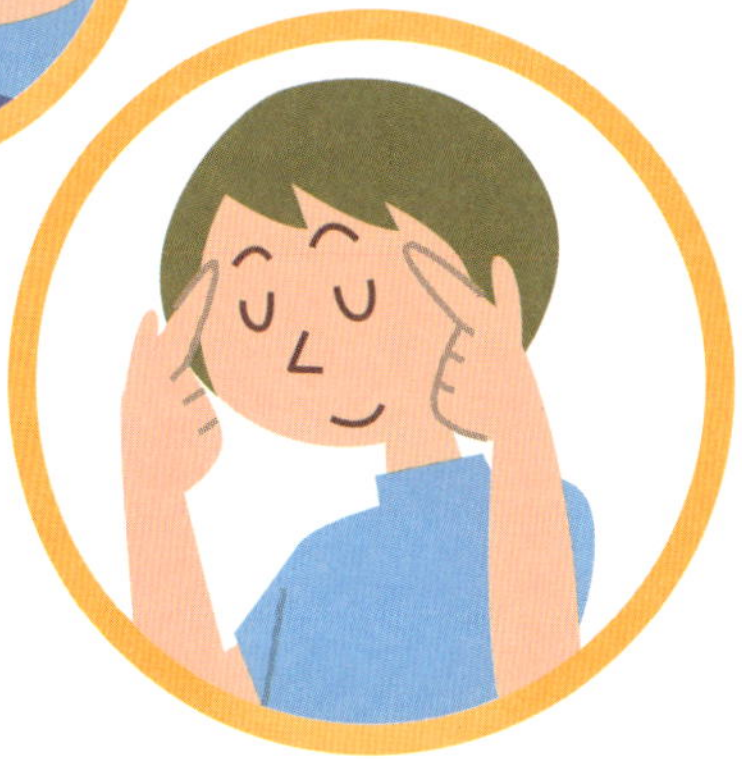

症状別索引

本書で紹介している反射区マッサージを、症状別に探すことができます。24ページからの「反射区マッサージの基本」をよく読んで行ってください。

PART1

病気が見える カラダの地図帳

反射区マッサージは、ちょっとした時間を使って、誰でもできる健康法です。ここでは全身に分布している反射区と、反射区マッサージをする方法を紹介します。まずは、どんな反射区があるのかを知ってください。

カラダの地図帳

人間の全身にはさまざまな反射区が存在します。ここでは体にどんな反射区があるかを紹介します。気づかなかった部位の不調を知るきっかけになります。効果のある反射区をマッサージしてみましょう。

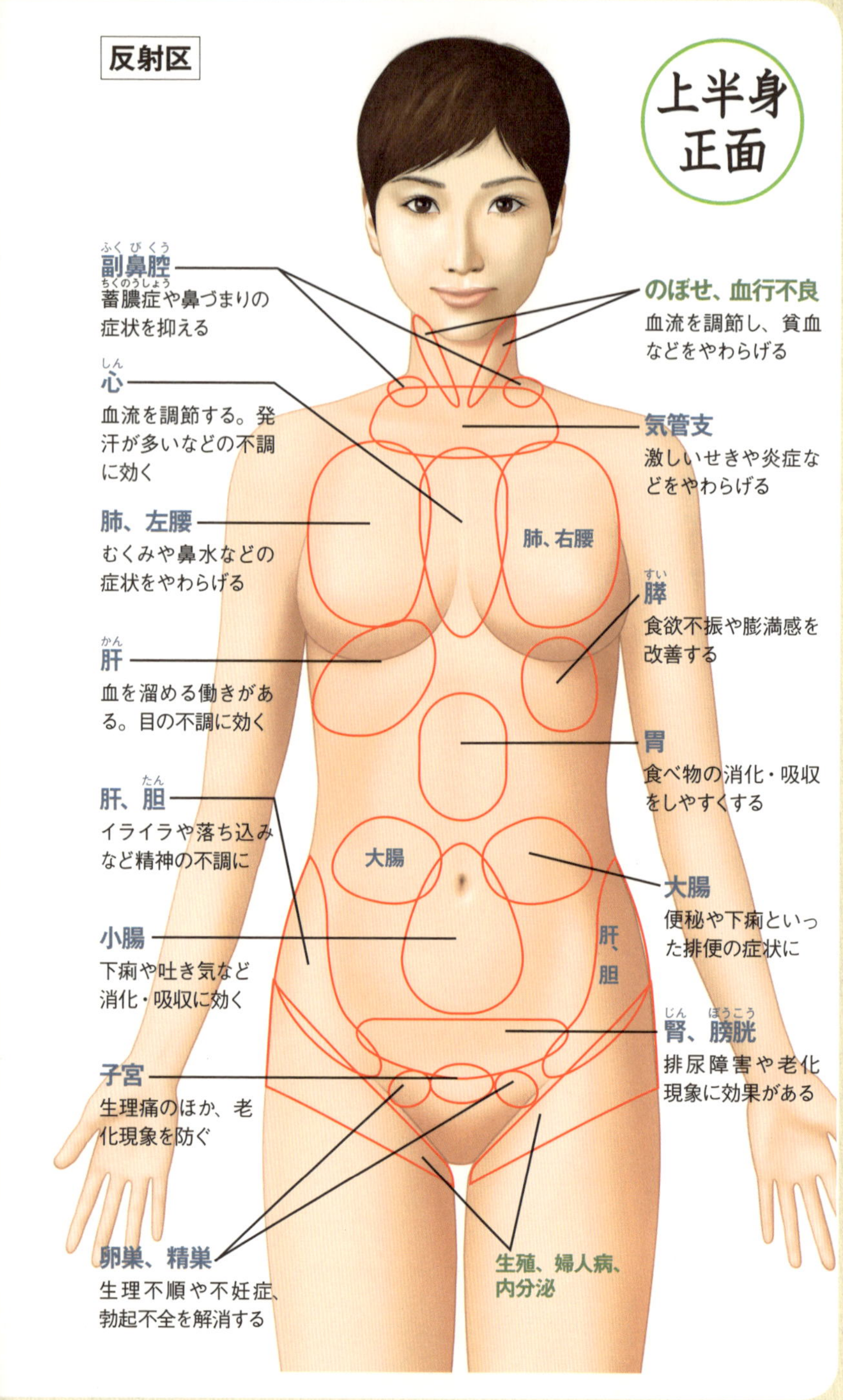

背面

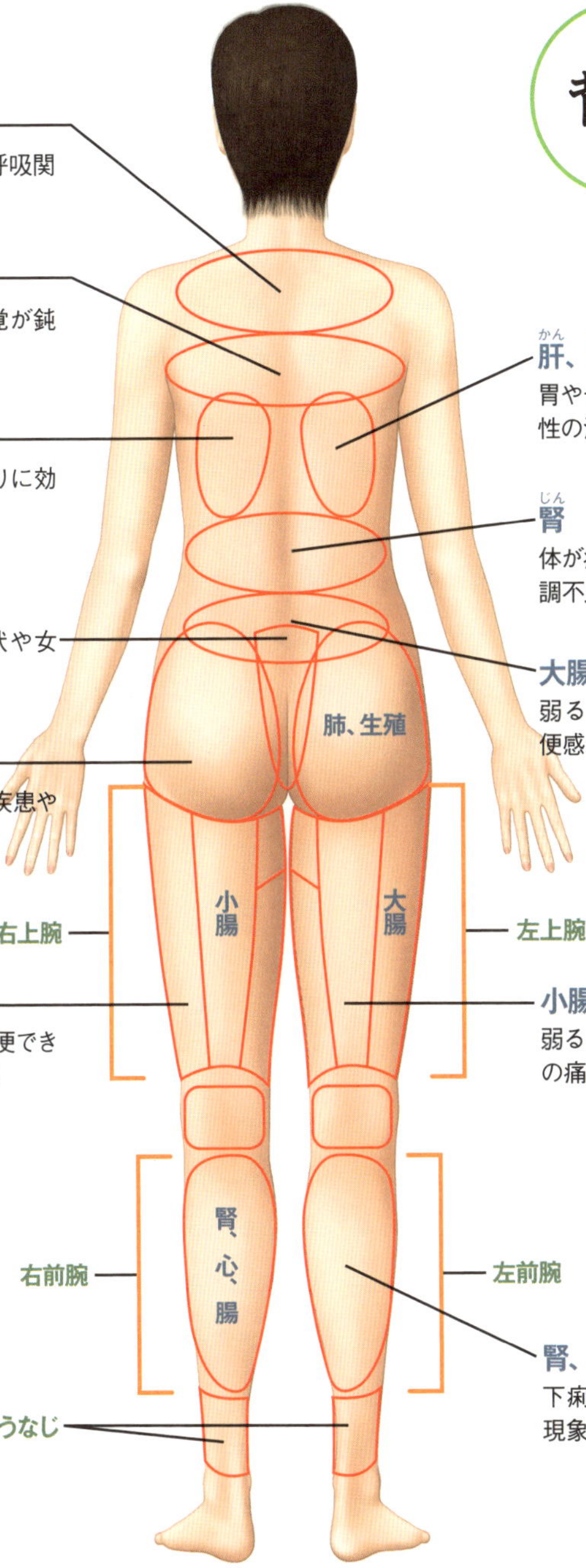

肺
息切れ、せきなど呼吸関連の症状に

心《しん》
舌がもつれる、味覚が鈍いなどの症状に

胃
げっぷやしゃっくりに効果がある

膀胱《ぼうこう》、婦人病
排尿に関する症状や女性特有の病気に

肺、生殖
肌荒れなど、肌の疾患や肺活量アップに

右上腕

大腸
便意があっても排便できない便秘の症状に

右前腕

婦人病、首、うなじ

肝《かん》、胆《たん》
胃や十二指腸のストレス性の潰瘍に効く

腎《じん》
体が疲れやすいなどの体調不良から回復する

大腸
弱ると下痢や便秘、残便感が起こることがある

左上腕

小腸
弱ると下痢や腹痛、排尿の痛みの原因に

左前腕

腎、心、腸
下痢や血行不良、老化現象などに

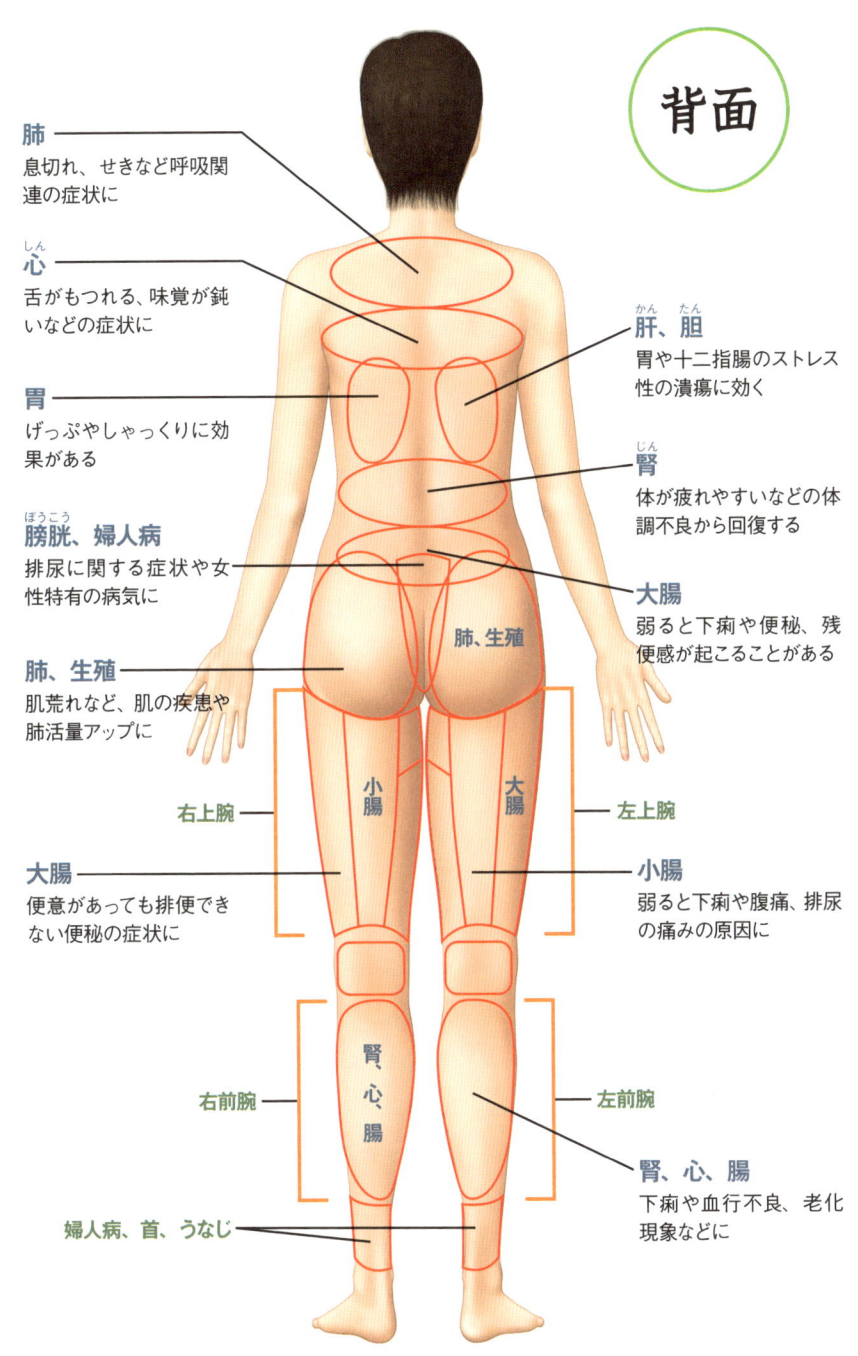

反射区

脚 正面

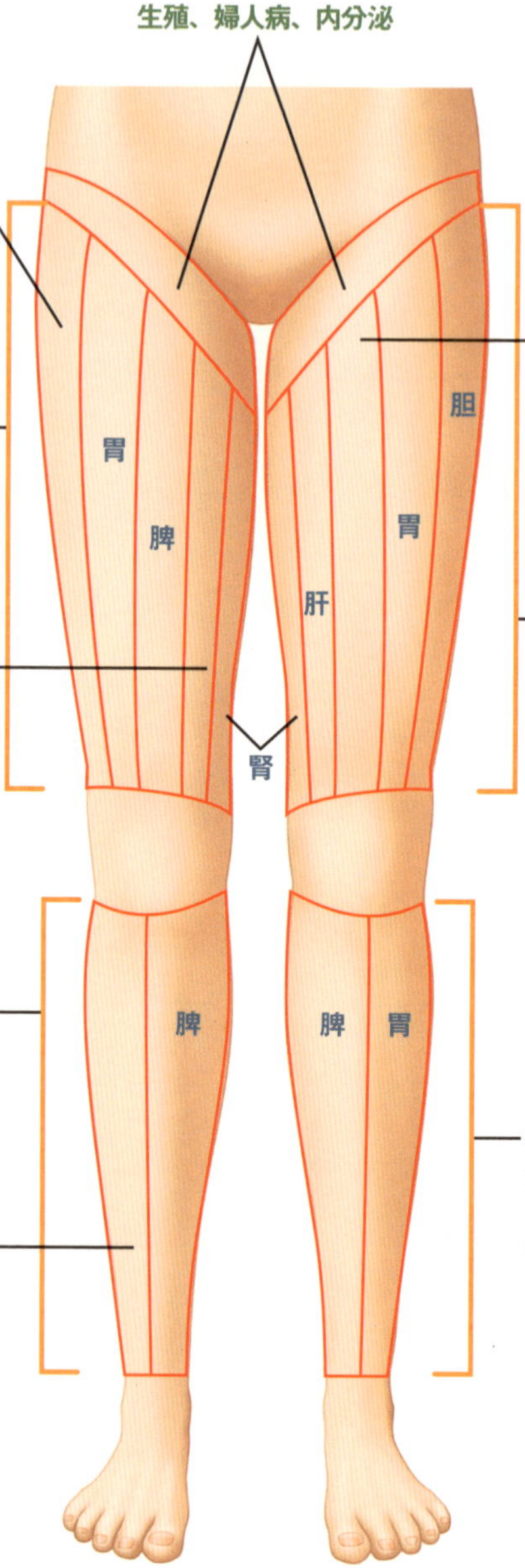

胆《たん》

度胸がない、決断力が鈍い、強い不安感があるなどの気弱さに効く

左上腕

右もも全体が反射区。左の二の腕の腱《けん》や筋肉に痛みを感じたときに

肝《かん》

血や気の流れを調節する。気の流れが過剰になるとイライラしやすい

左前腕

右すね、ふくらはぎ全体が反射区。腕に違和感を感じたときに刺激する

胃

不調になると、消化不良や口臭などの症状があり、これを抑える

脾《ひ》

不調のときに筋肉の衰えが出る。倦怠感や精神的な疲労にも効果がある

右上腕

左もも全体が反射区。右の二の腕の違和感や痛みに効果がある

右前腕

左すね、ふくらはぎ全体が反射区。腕の疲れや筋肉痛などに

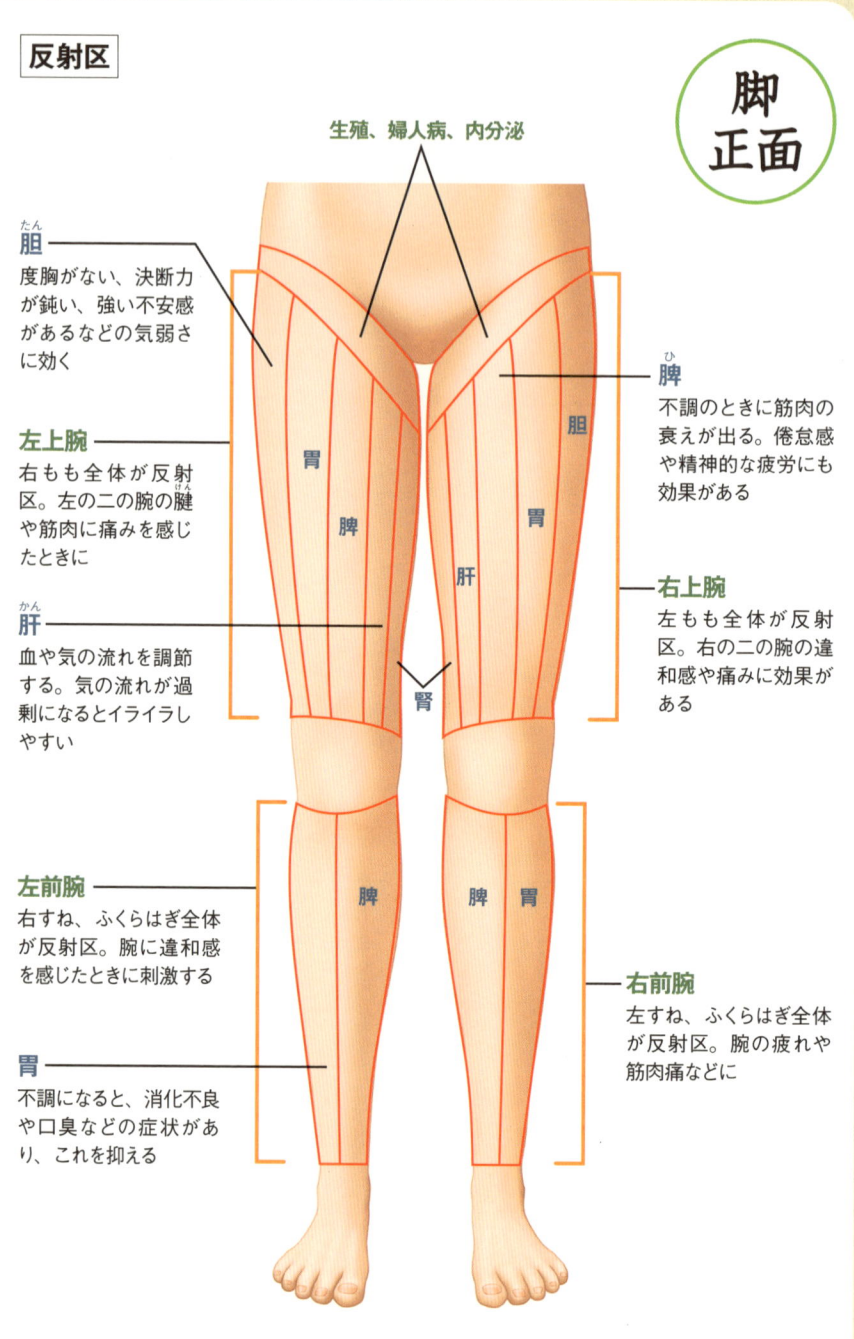

脚 内側

生殖、婦人病、内分泌
性欲の衰えや、生理不順、勃起不全といった生殖関連に効果がある

腎《じん》
老化現象に関係し、弱くなると足腰が悪くなったり、物忘れがひどくなる

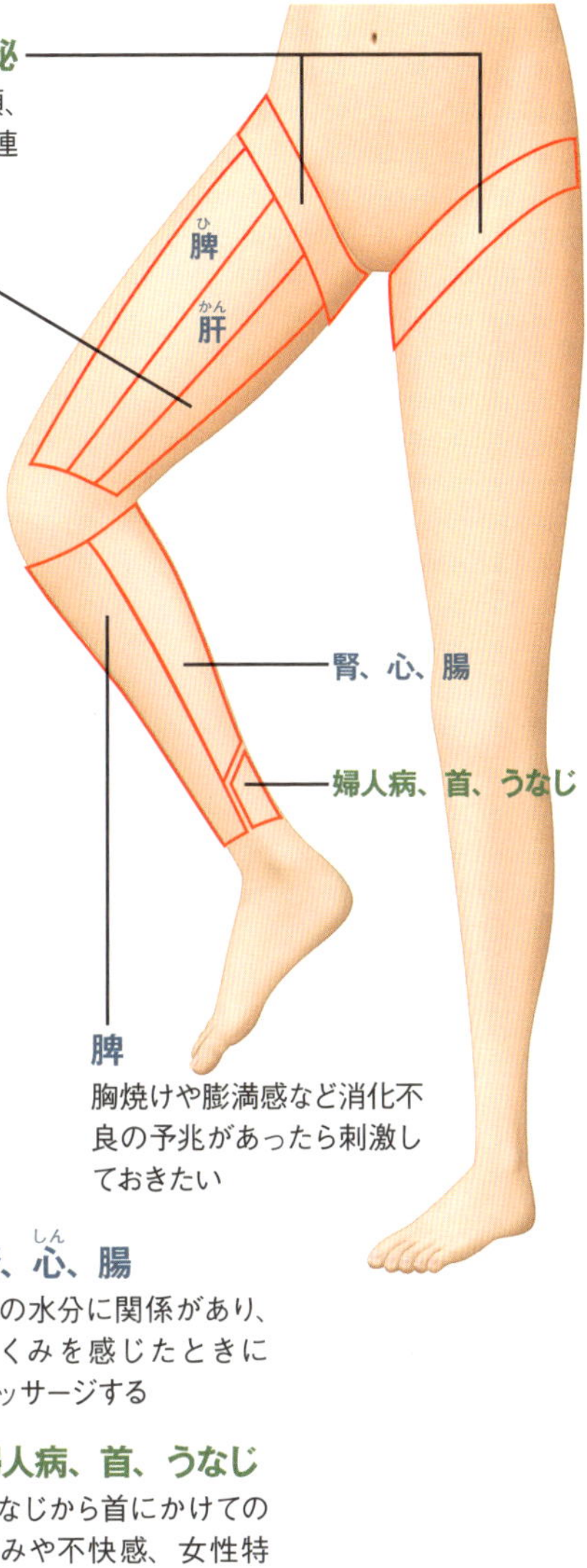

脾
胸焼けや膨満感など消化不良の予兆があったら刺激しておきたい

脚 外側

生殖、婦人病、内分泌

胃
弱ったときは消化不良、食欲不振になり、げっぷが出るようになる

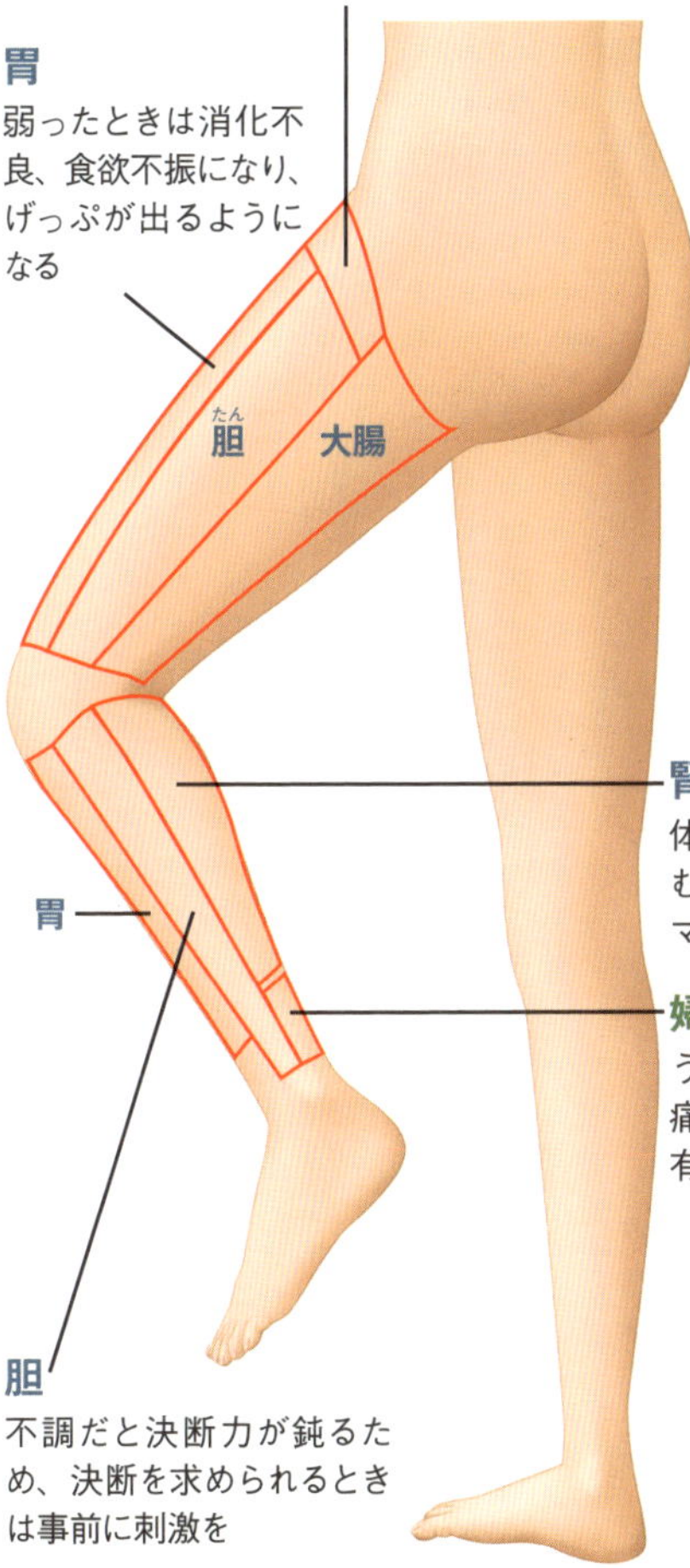

腎、心《しん》、腸
体の水分に関係があり、むくみを感じたときにマッサージする

婦人病、首、うなじ
うなじから首にかけての痛みや不快感、女性特有の病気に効果がある

胆
不調だと決断力が鈍るため、決断を求められるときは事前に刺激を

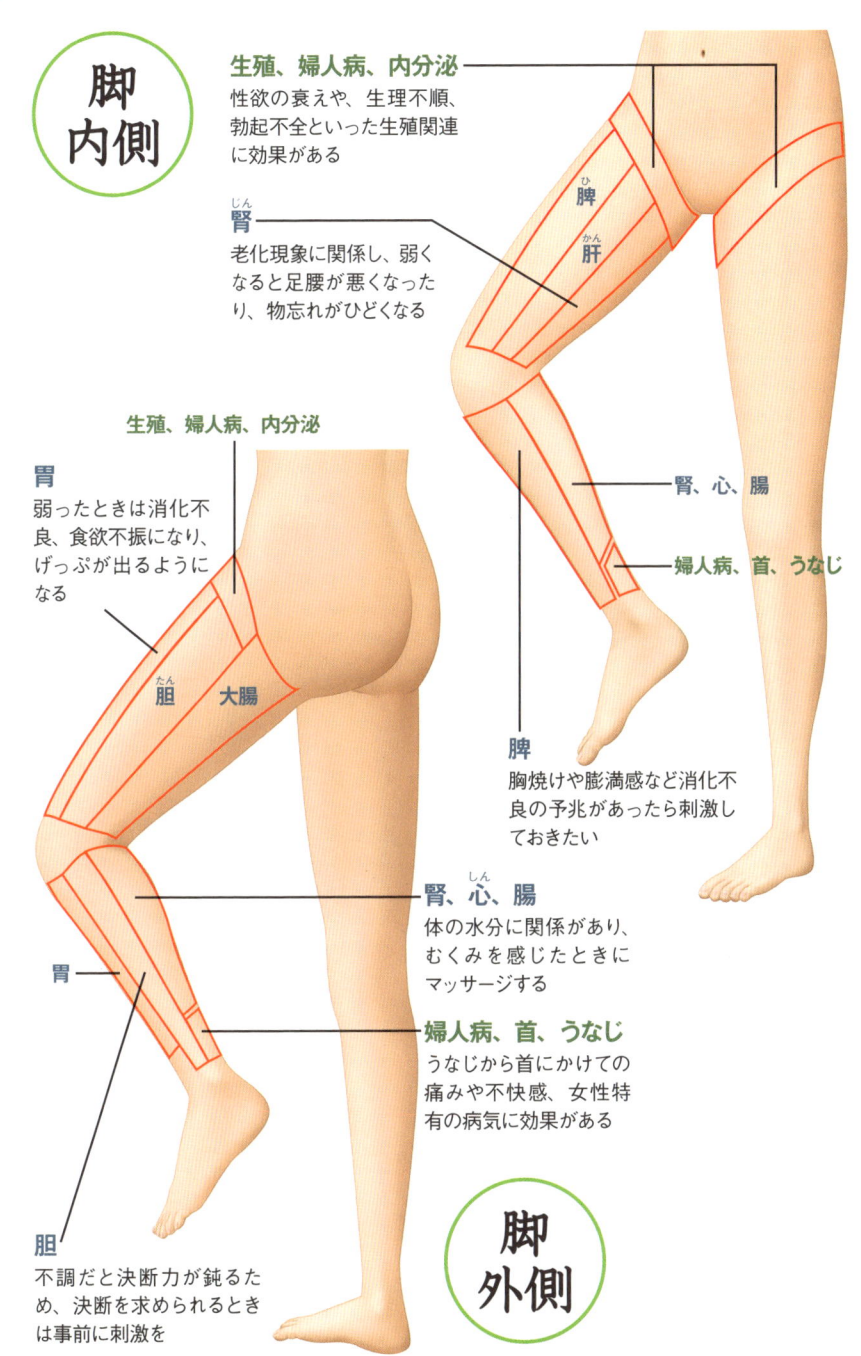

反射区

顔 正面

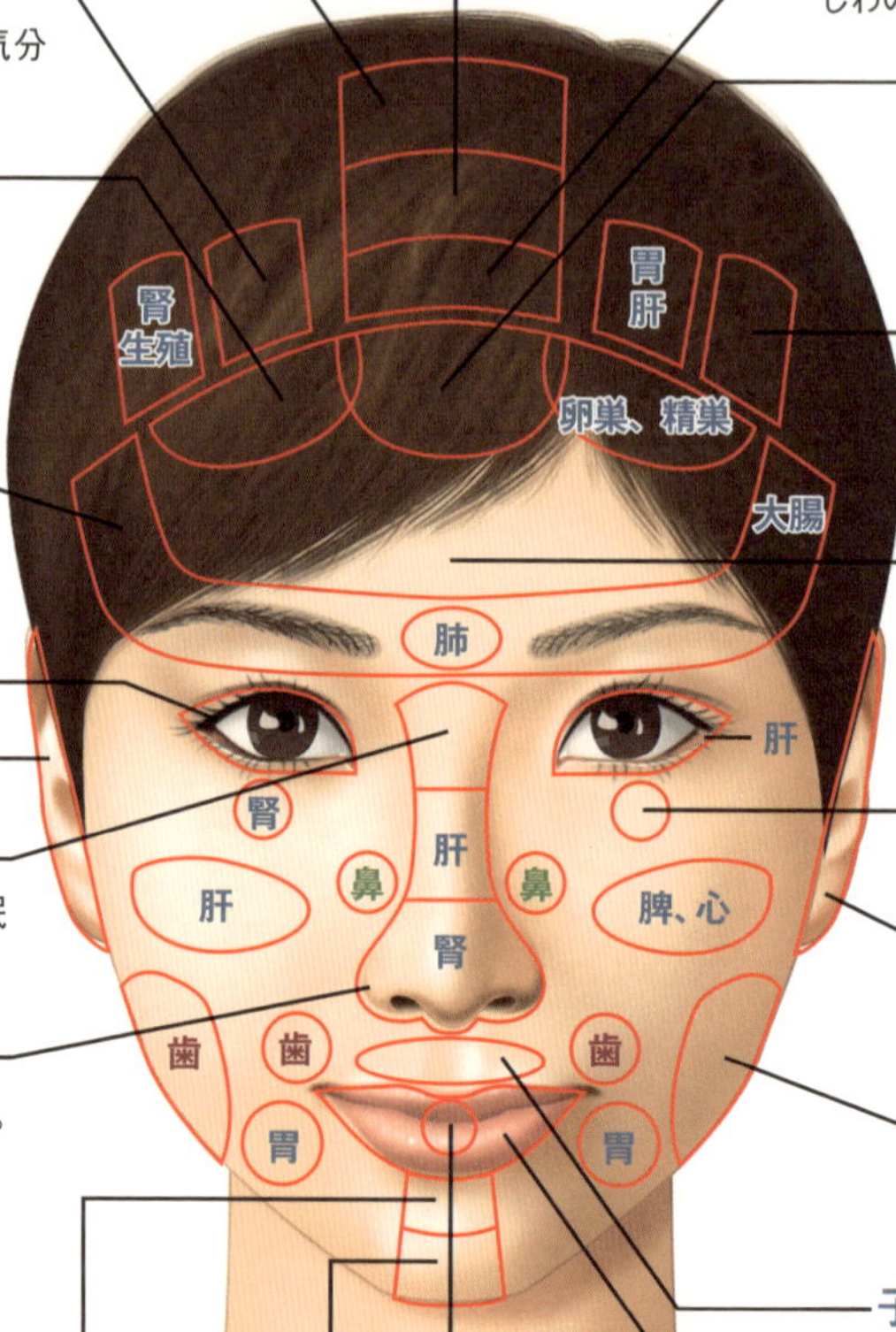

下肢《かし》
脚のこと。だるさや筋肉痛に

上肢《じょうし》
腕のこと。デスクワークの疲れに

顔面
顔の筋肉や肌の不調、しわの対策に

胃、肝《かん》
イライラや焦る気分を抑える

膀胱《ぼうこう》、子宮
排尿や月経の異常に効果がある

卵巣、精巣
不妊など生殖に関する不調を改善

腎《じん》、生殖
精力減退の解消や過剰な性欲を抑制する

大腸
腹痛や便秘、下痢を改善する

小腸
水分を吸収し、下痢を改善する

肝
目の周辺。眼精疲労に効く

腎

腎
乾いた目に潤いを与える

心《しん》
顔色の悪さや不眠を解消する

腎
精力増進、老化予防や排尿障害に

肺
鼻全体が反射区。皮膚疾患に効く

歯
一時的な歯痛を抑える

子宮、膵臓《すいぞう》
消化不良、不妊、生理痛などに

甲状腺
代謝を促進するホルモンを調節

心
舌が反射区。不眠、味覚異常に。指でつまんで刺激する

脾
唇が反射区。腹痛や下痢に効く

のど
のどの炎症やせきを楽にする

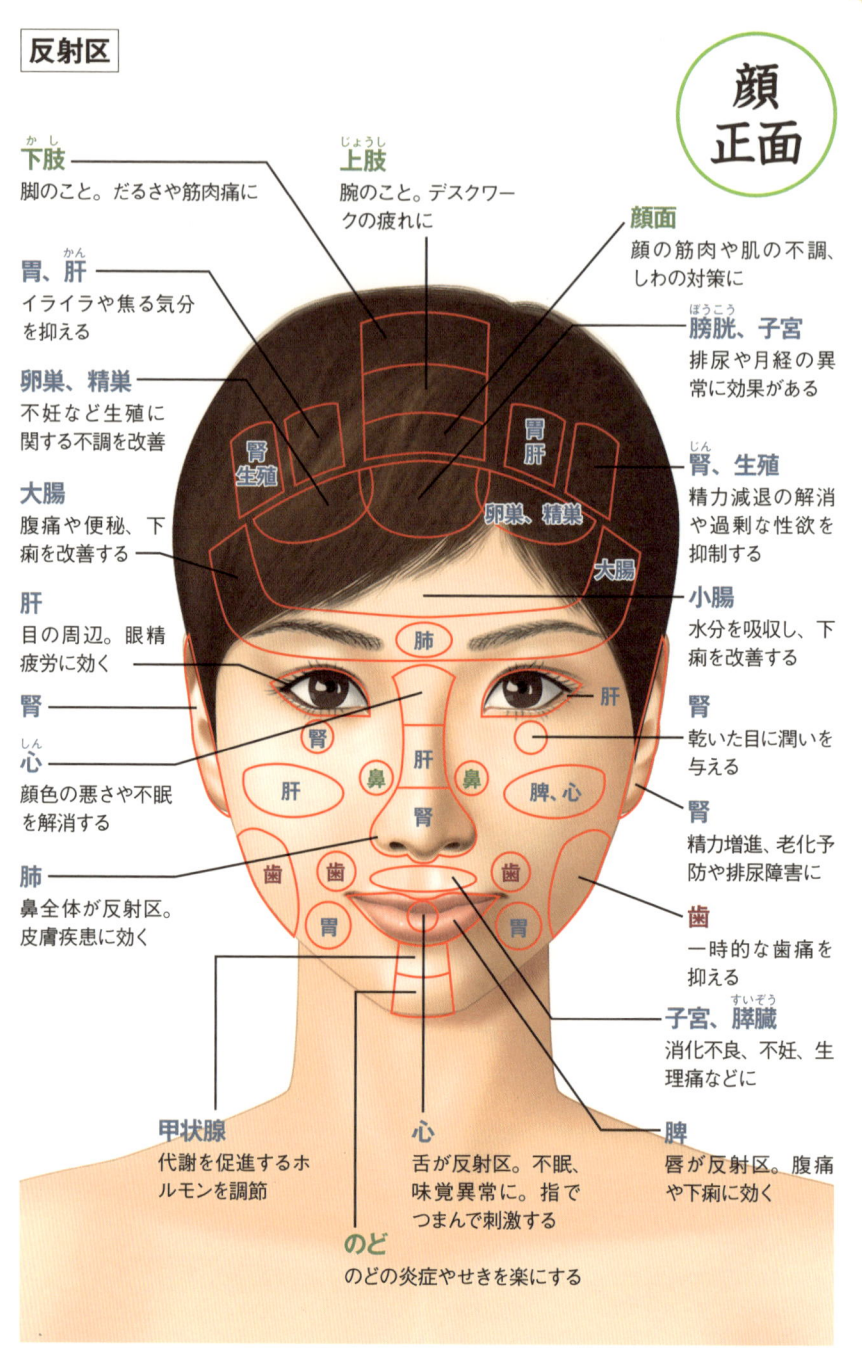

側頭部

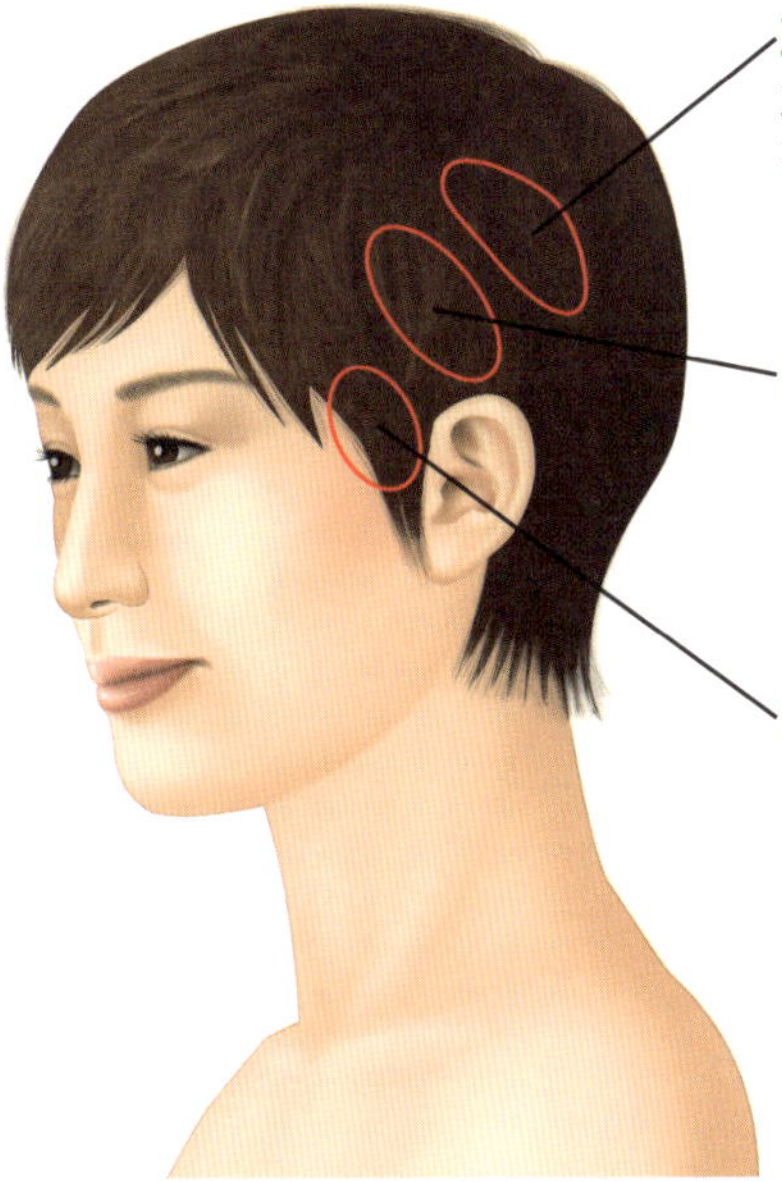

耳鳴り、めまい
耳鳴り、貧血や血流が悪いときに。肝とあわせて刺激すると効果的

目、側頭痛
目の疲れから頭痛になることも。眼精疲労は早めに解消する

歯
歯痛を一時的に抑える。治癒はしないので早めに歯科医へ

後頭部

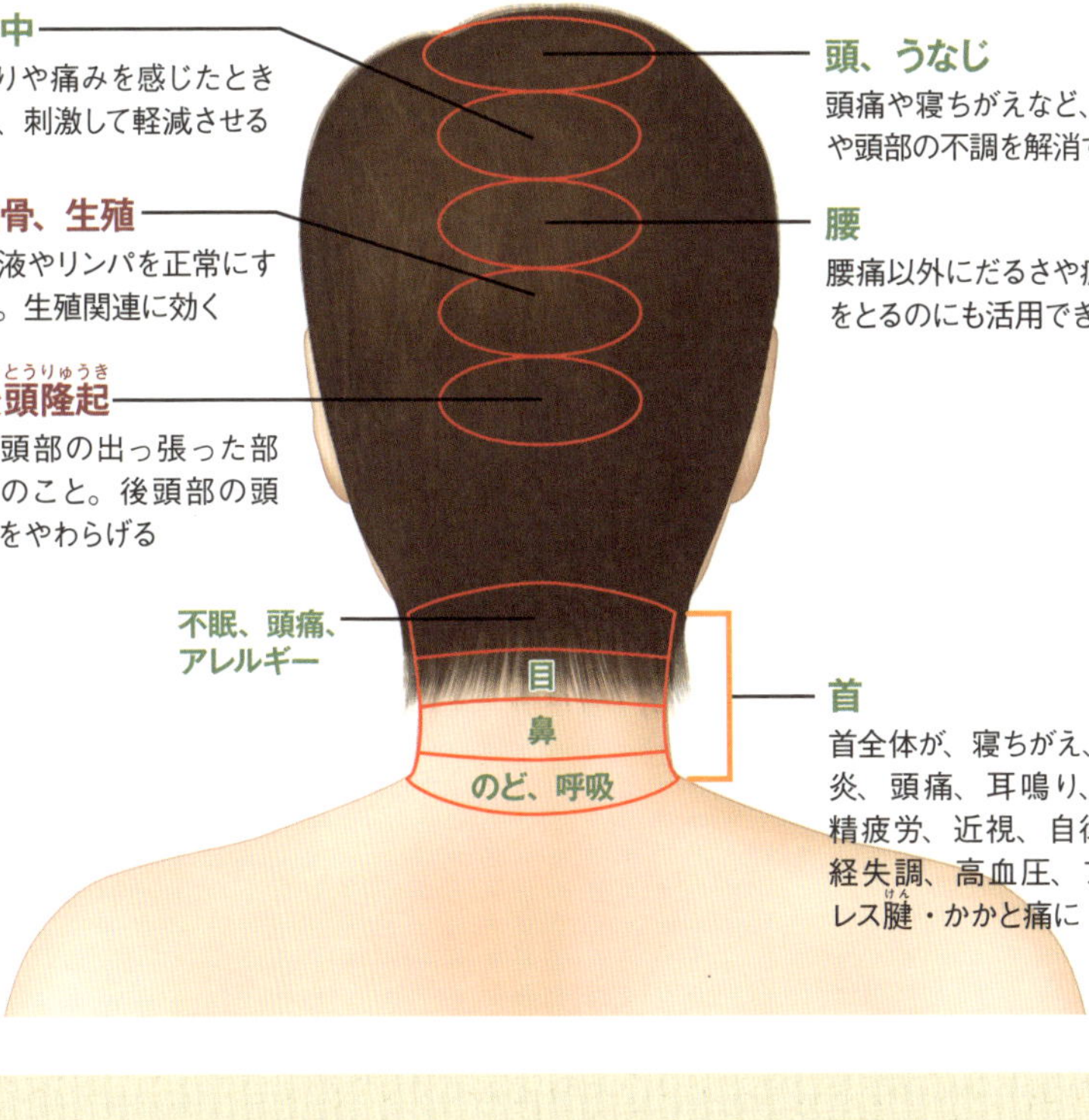

背中
こりや痛みを感じたときに、刺激して軽減させる

仙骨、生殖
血液やリンパを正常にする。生殖関連に効く

後頭隆起《こうとうりゅうき》
後頭部の出っ張った部分のこと。後頭部の頭痛をやわらげる

頭、うなじ
頭痛や寝ちがえなど、首や頭部の不調を解消する

腰
腰痛以外にだるさや疲れをとるのにも活用できる

首
首全体が、寝ちがえ、鼻炎、頭痛、耳鳴り、眼精疲労、近視、自律神経失調、高血圧、アキレス腱《けん》・かかと痛に

反射区

手のひら

右

頭、脳、副鼻腔《ふくびくう》

肝臓

二日酔い、消化不良のほか、体内の毒素を排出する

脾臓《ひぞう》、胆嚢《たんのう》

結腸

回盲弁

腎臓《じんぞう》

排尿の量、においなど尿の異常に効果がある

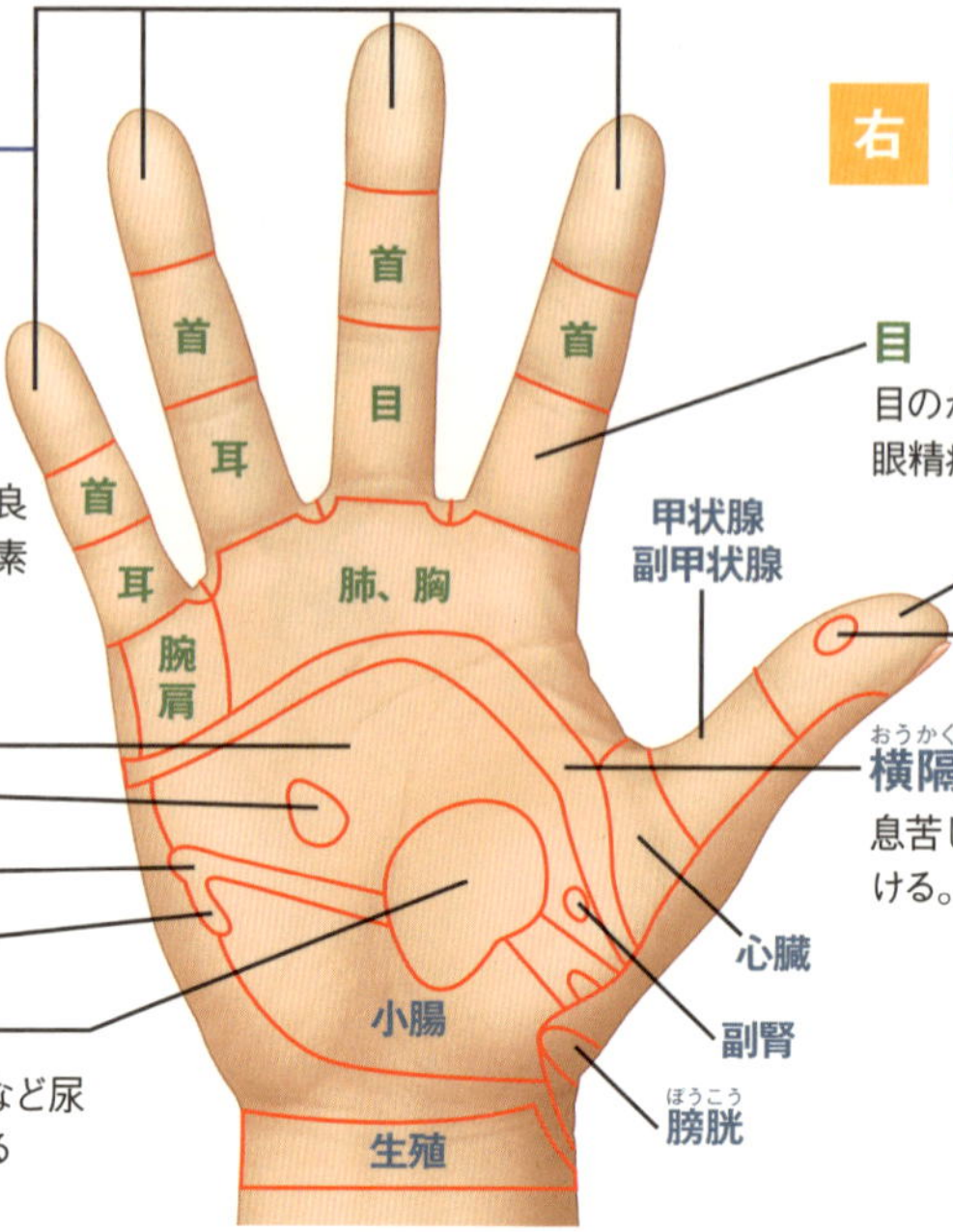

目

目のかすみ、視力の低下、眼精疲労や老眼に

甲状腺
副甲状腺

大脳

脳下垂体《のうかすいたい》

横隔膜《おうかくまく》、太陽神経叢《たいようしんけいそう》

息苦しいときに呼吸を助ける。精神的な疲労にも

心臓

副腎

膀胱《ぼうこう》

左

頭、脳、副鼻腔

精神的不調や頭痛に効果。蓄膿症にも

肺、胸

息苦しい、胸の痛みといった呼吸の異常に

甲状腺
副甲状腺

脳下垂体

大脳

横隔膜、
太陽神経叢

副腎

膵臓

食べすぎたときや、消化不良、腹痛に効果がある

膀胱

S字結腸

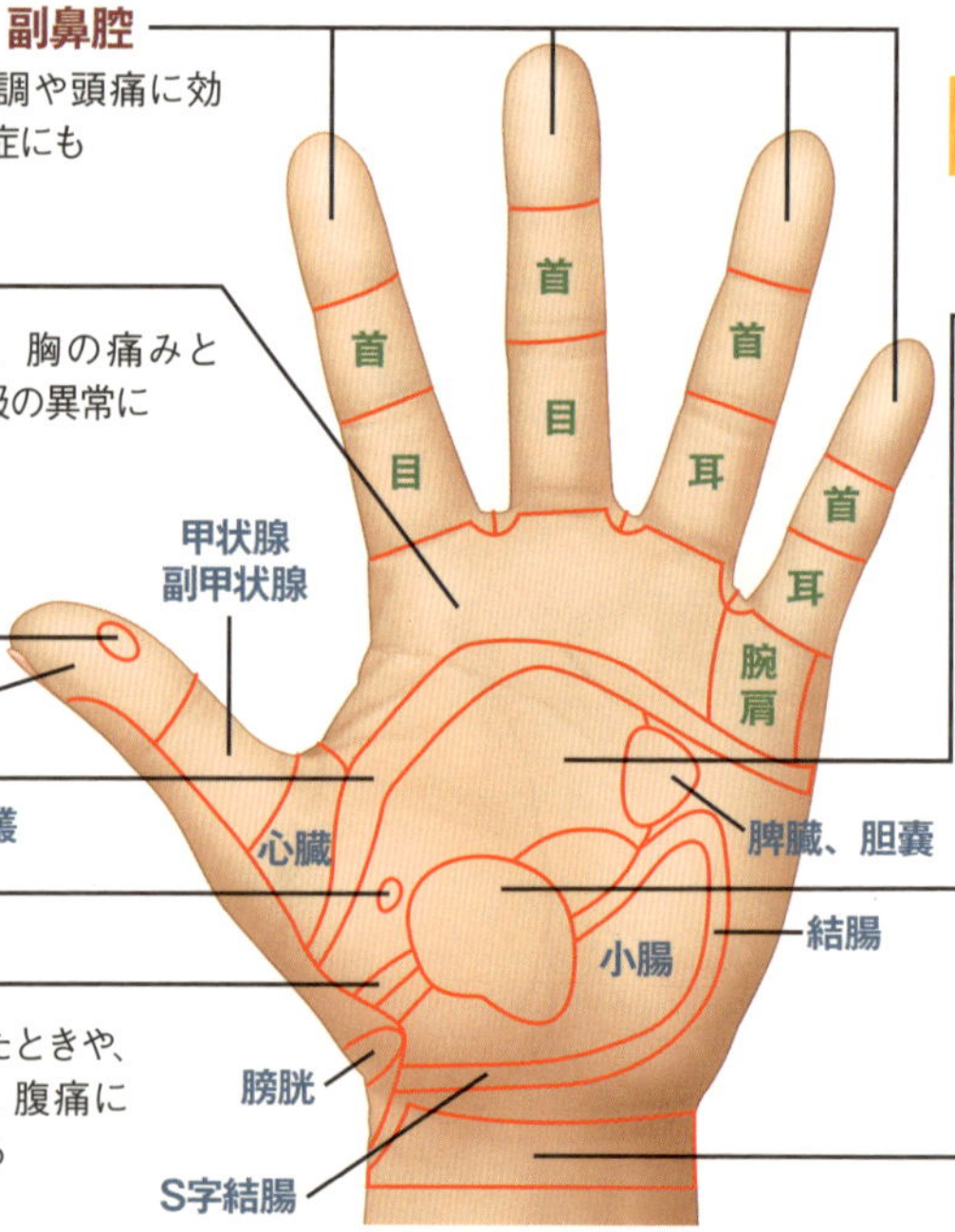

胃

食欲不振、胃痛、胸焼けなど胃腸のトラブルに

脾臓、胆嚢

腎臓

結腸

生殖

性欲がない、生理不順など性に関する症状に

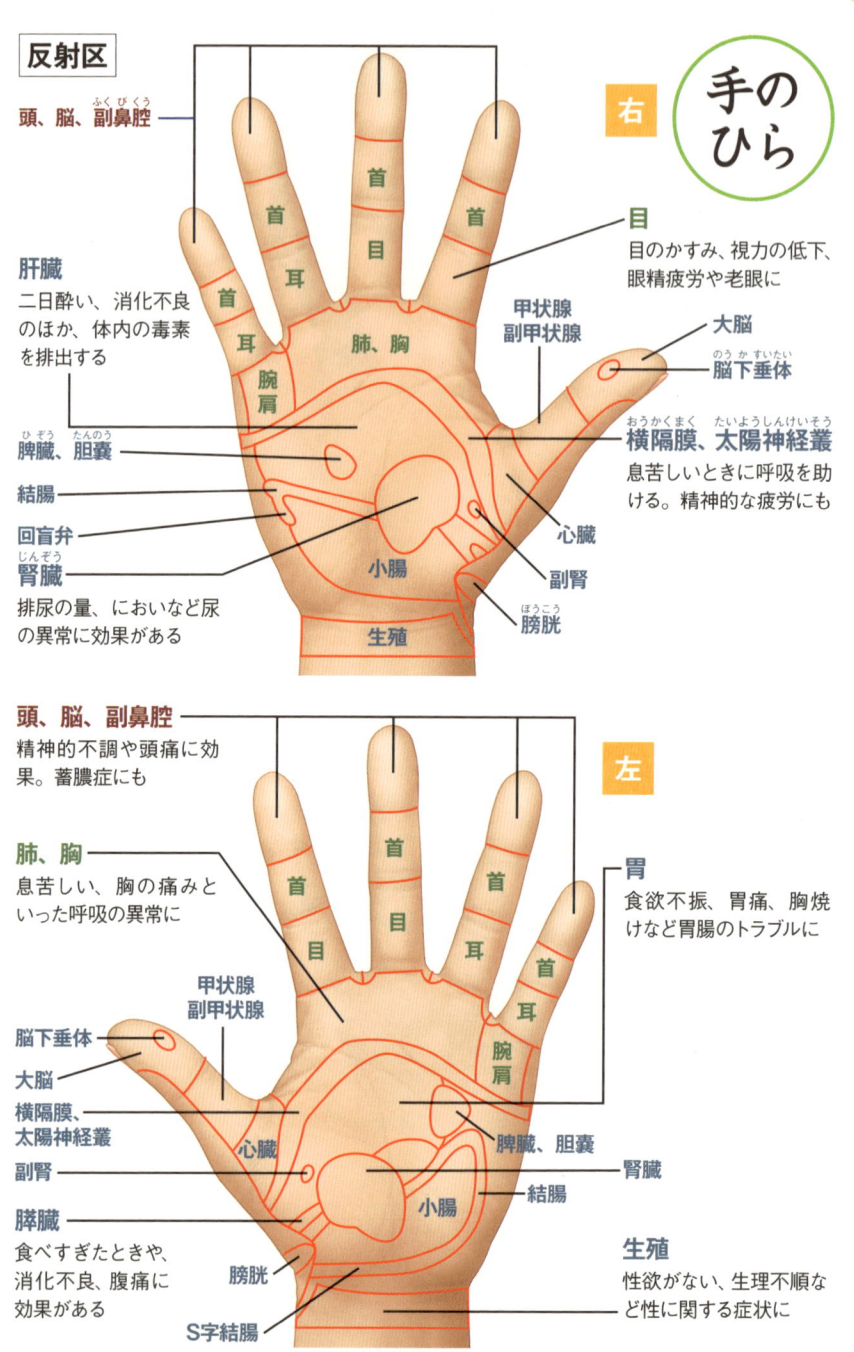

手の甲

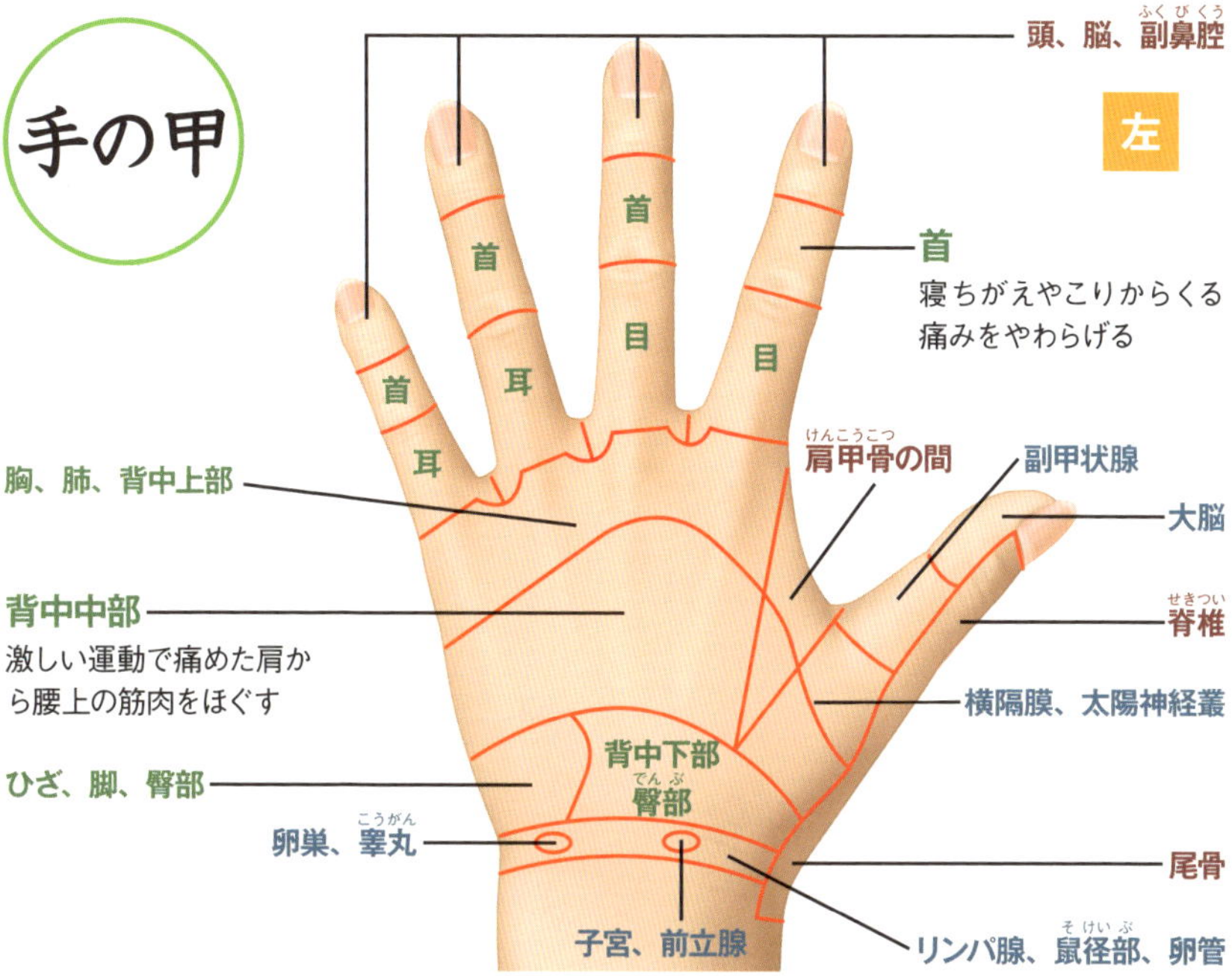
頭、脳、副鼻腔《ふくびくう》
左
首
首
首
首
目
目
耳
耳
目
首
寝ちがえやこりからくる
痛みをやわらげる
肩甲骨《けんこうこつ》の間
副甲状腺
大脳
脊椎《せきつい》
横隔膜、太陽神経叢
胸、肺、背中上部
背中中部
激しい運動で痛めた肩か
ら腰上の筋肉をほぐす
ひざ、脚、臀部
背中下部
臀部《でんぶ》
卵巣、睾丸《こうがん》
尾骨
子宮、前立腺
リンパ腺、鼠径部《そけいぶ》、卵管

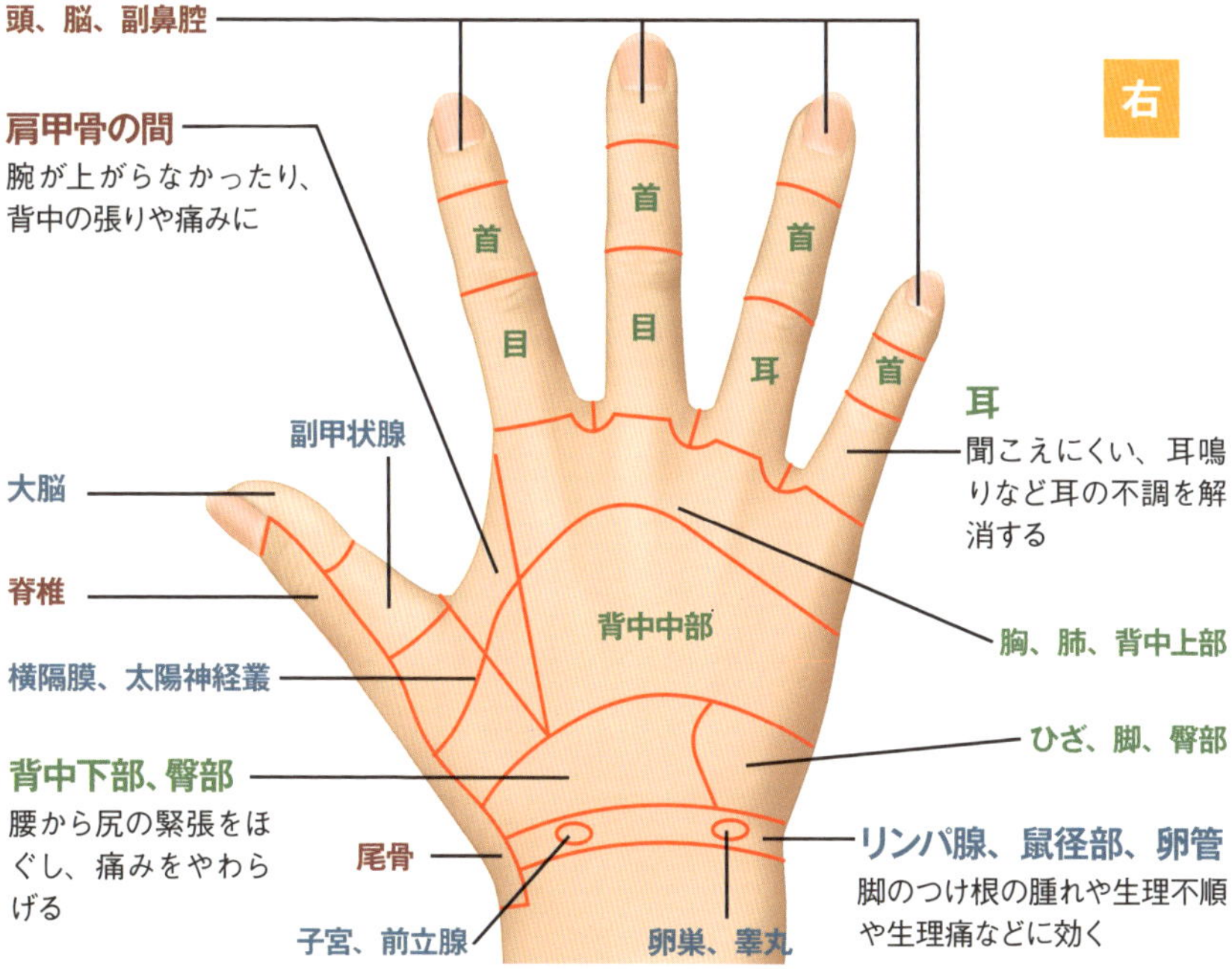
頭、脳、副鼻腔
右
肩甲骨の間
腕が上がらなかったり、
背中の張りや痛みに
首
首
首
首
目
目
耳
耳
聞こえにくい、耳鳴
りなど耳の不調を解
消する
副甲状腺
大脳
脊椎
胸、肺、背中上部
背中中部
横隔膜、太陽神経叢
ひざ、脚、臀部
背中下部、臀部
腰から尻の緊張をほ
ぐし、痛みをやわら
げる
尾骨
リンパ腺、鼠径部、卵管
脚のつけ根の腫れや生理不順
や生理痛などに効く
子宮、前立腺
卵巣、睾丸

反射区

左

足のうら

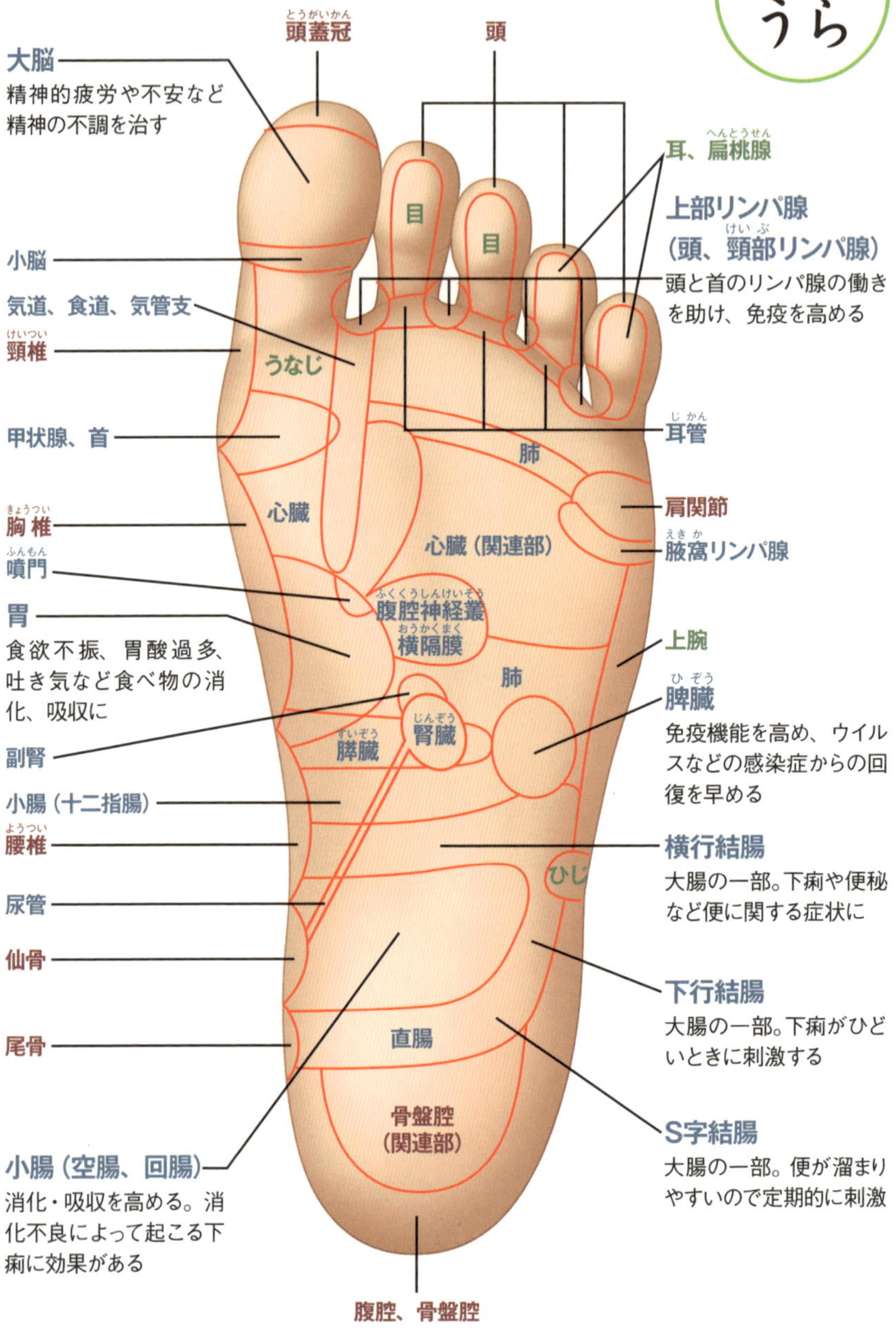
頭蓋冠《とうがいかん》
頭
大脳
精神的疲労や不安など
精神の不調を治す
目
目
耳、扁桃腺《へんとうせん》
上部リンパ腺
(頭、頸部《けいぶ》リンパ腺)
頭と首のリンパ腺の働き
を助け、免疫を高める
小脳
気道、食道、気管支
頸椎《けいつい》
うなじ
耳管《じかん》
甲状腺、首
肺
心臓
肩関節
胸椎《きょうつい》
心臓（関連部）
腋窩《えきか》リンパ腺
噴門《ふんもん》
腹腔神経叢《ふくくうしんけいそう》
横隔膜《おうかくまく》
胃
食欲不振、胃酸過多、
吐き気など食べ物の消
化、吸収に
上腕
肺
脾臓《ひぞう》
免疫機能を高め、ウイル
スなどの感染症からの回
復を早める
副腎
膵臓《すいぞう》
腎臓《じんぞう》
小腸（十二指腸）
腰椎《ようつい》
横行結腸
大腸の一部。下痢や便秘
など便に関する症状に
ひじ
尿管
仙骨
下行結腸
大腸の一部。下痢がひど
いときに刺激する
尾骨
直腸
S字結腸
大腸の一部。便が溜まり
やすいので定期的に刺激
骨盤腔
(関連部)
小腸（空腸、回腸）
消化・吸収を高める。消
化不良によって起こる下
痢に効果がある
腹腔、骨盤腔

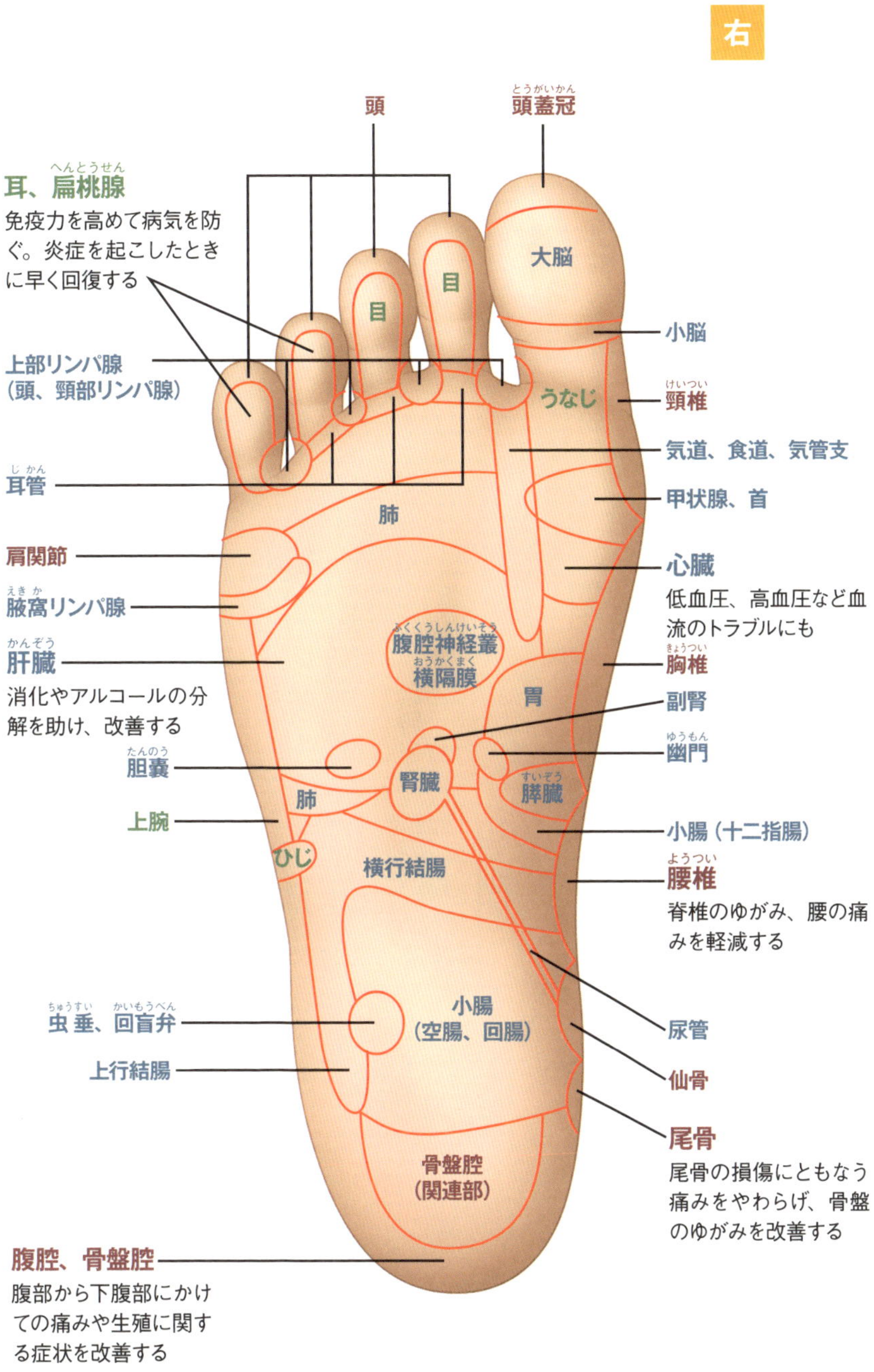
右
頭
頭蓋冠《とうがいかん》
耳、扁桃腺《へんとうせん》
免疫力を高めて病気を防ぐ。炎症を起こしたときに早く回復する
大脳
目
目
小脳
上部リンパ腺
(頭、頸部リンパ腺)
うなじ
頸椎《けいつい》
気道、食道、気管支
耳管《じかん》
甲状腺、首
肺
肩関節
心臓
低血圧、高血圧など血流のトラブルにも
腋窩《えきか》リンパ腺
腹腔神経叢《ふくくうしんけいそう》
横隔膜《おうかくまく》
肝臓《かんぞう》
消化やアルコールの分解を助け、改善する
胸椎《きょうつい》
胃
副腎
幽門《ゆうもん》
胆嚢《たんのう》
腎臓
膵臓《すいぞう》
肺
上腕
小腸(十二指腸)
ひじ
横行結腸
腰椎《ようつい》
脊椎のゆがみ、腰の痛みを軽減する
尿管
虫垂《ちゅうすい》、回盲弁《かいもうべん》
小腸
(空腸、回腸)
仙骨
上行結腸
尾骨
尾骨の損傷にともなう痛みをやわらげ、骨盤のゆがみを改善する
骨盤腔
(関連部)
腹腔、骨盤腔
腹部から下腹部にかけての痛みや生殖に関する症状を改善する

足の外側

反射区

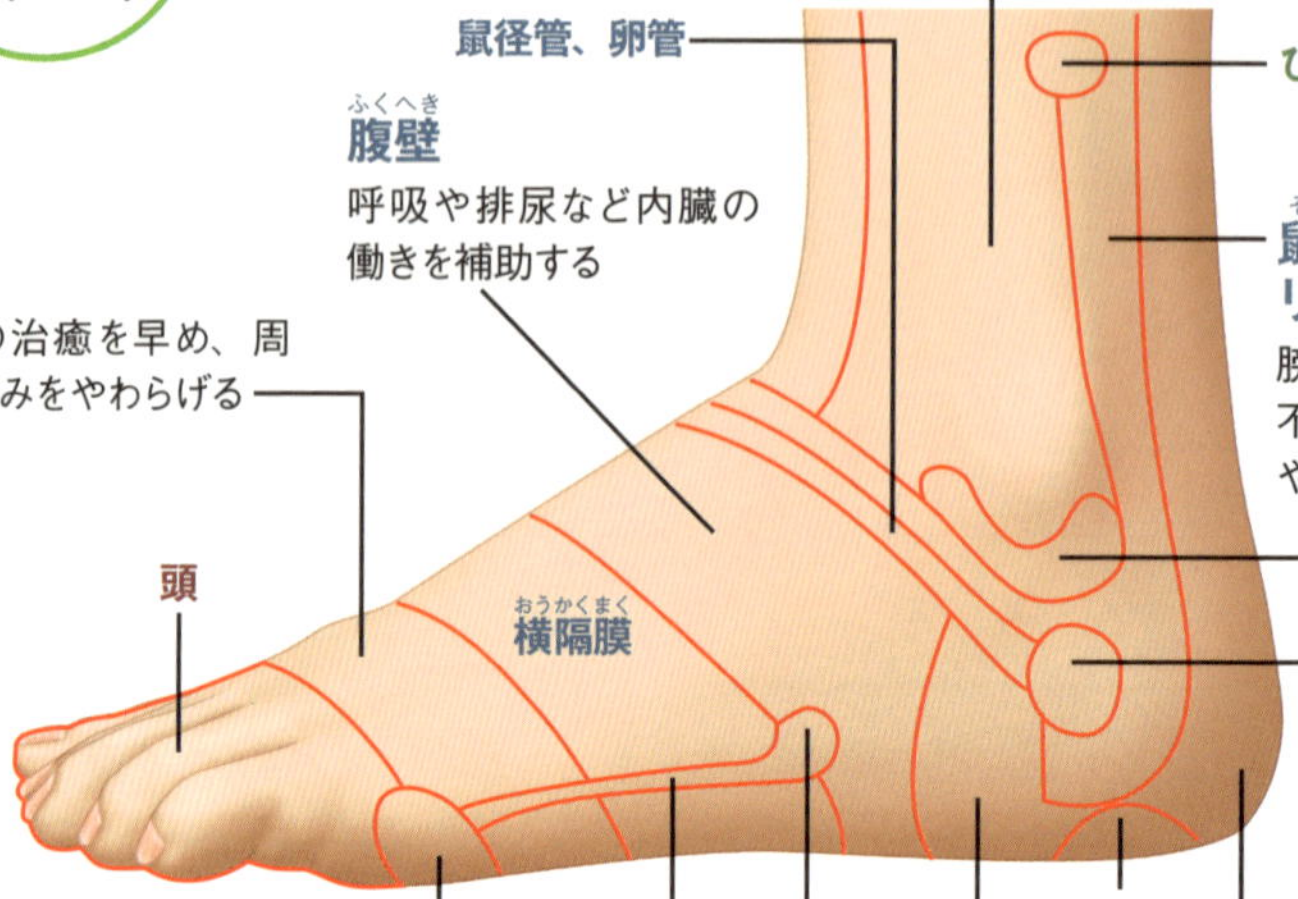
左
大腿部《だいたいぶ》、
骨盤部の筋肉と組織
鼠径管、卵管
ひざ（関連部）
腹壁《ふくへき》
呼吸や排尿など内臓の
働きを補助する
肋骨《ろっこつ》
骨折の治癒を早め、周
辺の痛みをやわらげる
鼠径部《そけいぶ》の
リンパ腺
膀胱や性器の
不調や炎症を
やわらげる
股関節
頭
横隔膜《おうかくまく》
ひざ（関連部）
肩関節
上腕
ひじ
殿筋
卵巣、睾丸《こうがん》（関連部）
不妊症、生理不順など
生殖の不調に

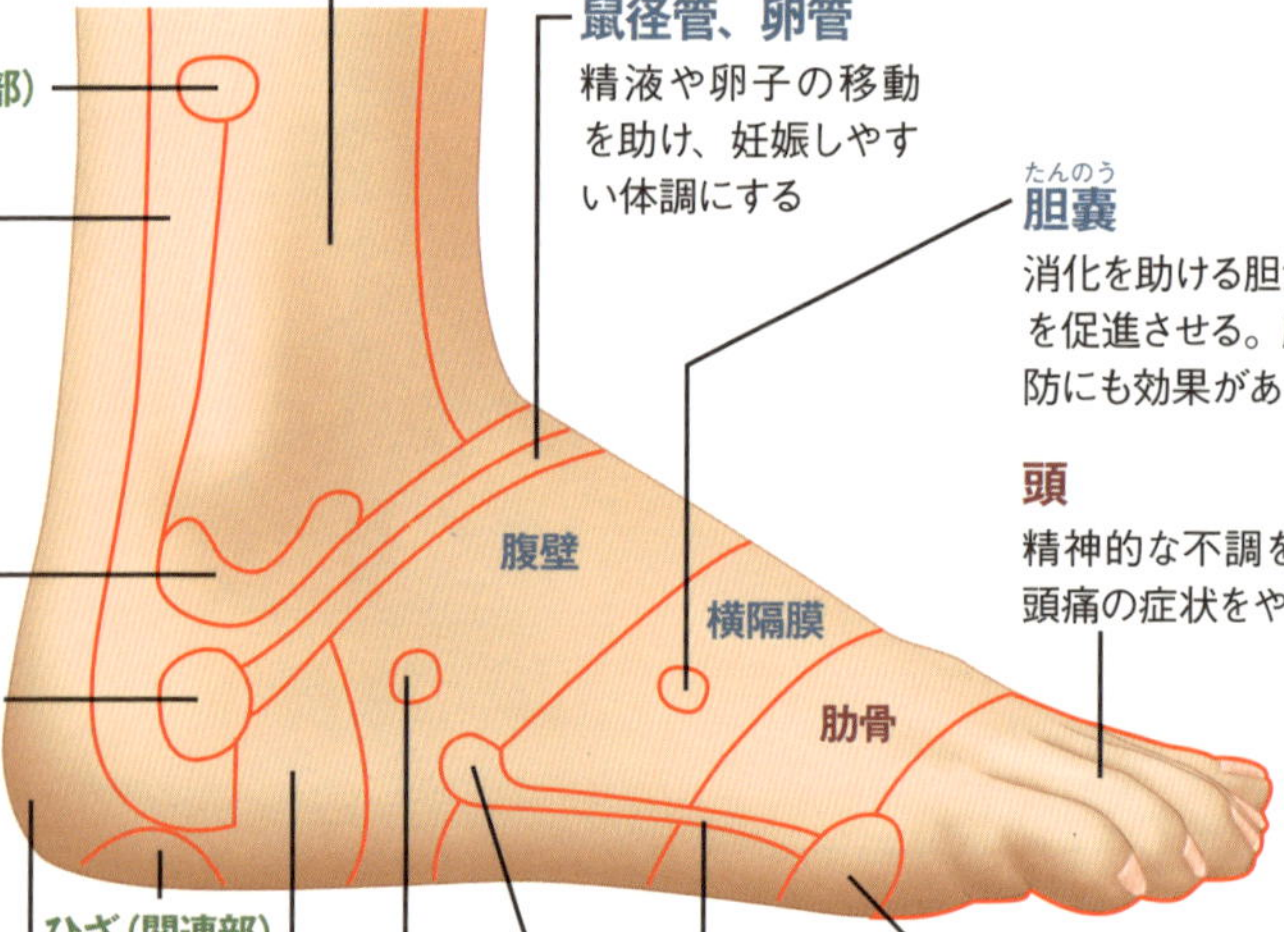
大腿部、
骨盤部の筋肉と組織
太もも、お尻などの筋肉が痛
むときやだるさを感じるときに
右
ひざ（関連部）
鼠径部の
リンパ腺
鼠径管、卵管
精液や卵子の移動
を助け、妊娠しやす
い体調にする
胆嚢《たんのう》
消化を助ける胆汁の分泌
を促進させる。胆石の予
防にも効果がある
頭
精神的な不調を回復し、
頭痛の症状をやわらげる
股関節
腹壁
横隔膜
卵巣、睾丸
（関連部）
肋骨
ひざ（関連部）
殿筋
虫垂《ちゅうすい》
ひじ
上腕
肩関節

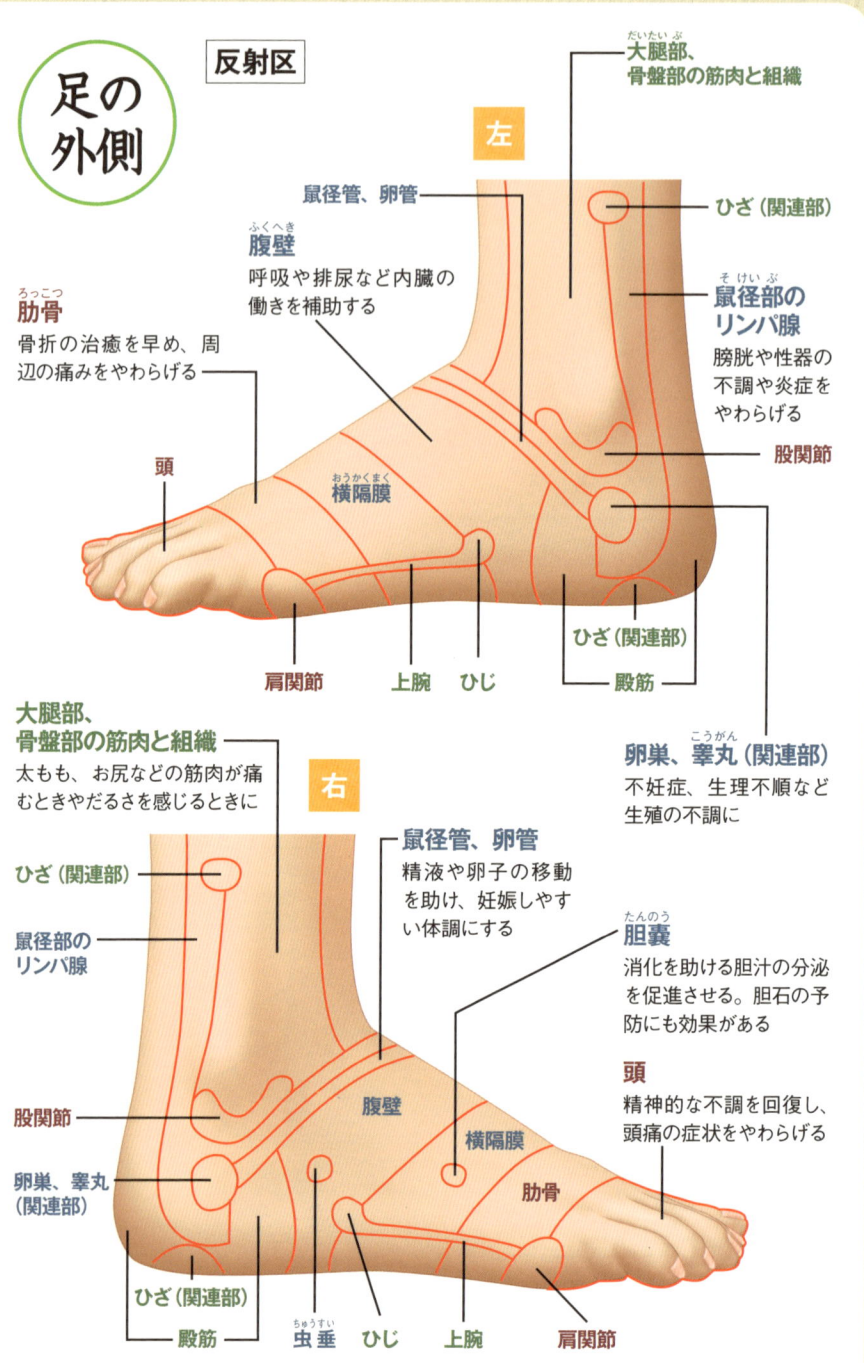

足の内側

右

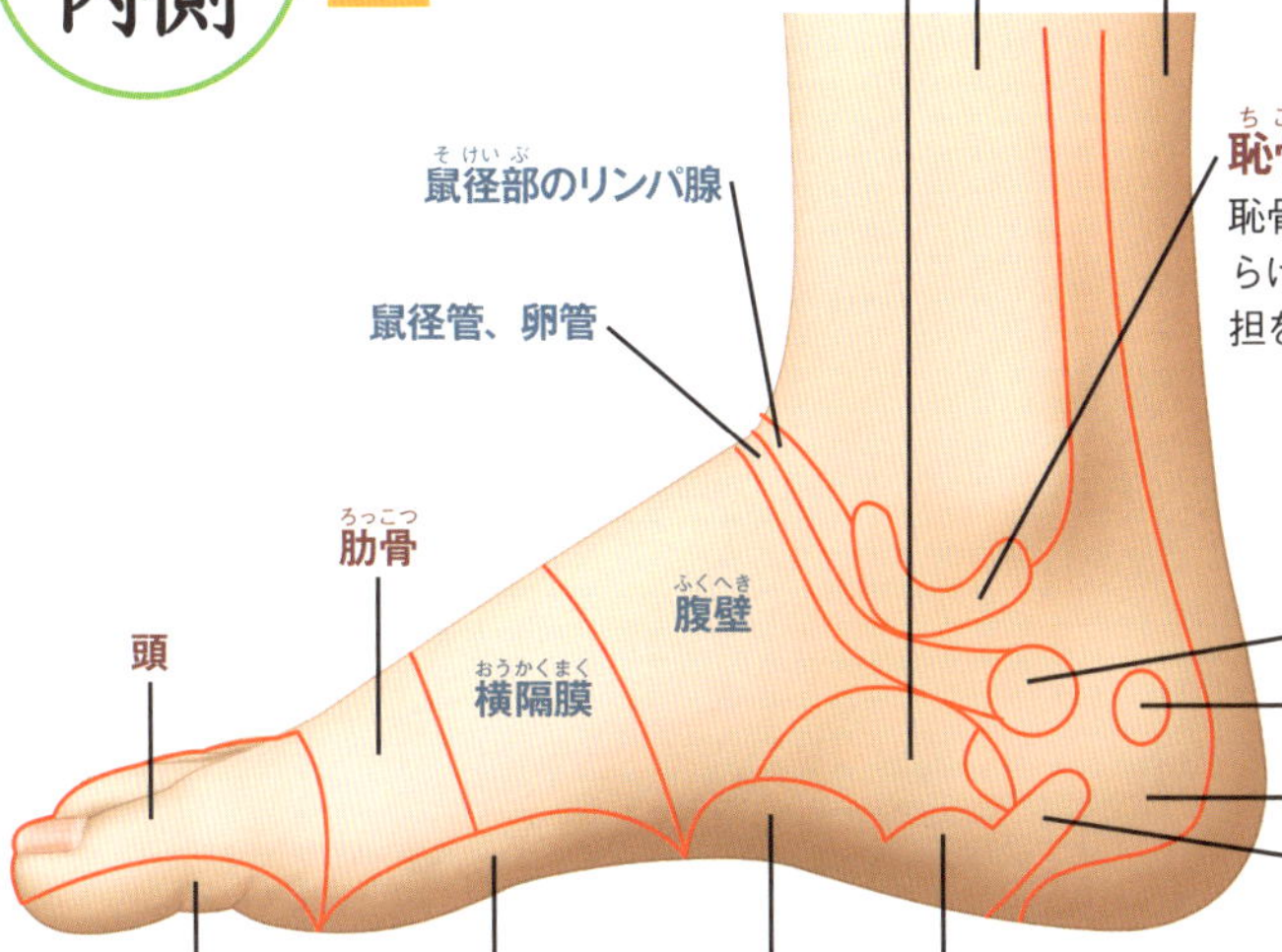
膀胱《ぼうこう》
排尿時に痛みがある、
血尿が出るなど、排尿
の症状に効果的
大腿部《だいたいぶ》、
骨盤部の筋肉と組織
恥骨結合《ちこつけつごう》
恥骨付近の痛みをやわ
らげ、また出産時の負
担を軽減する
鼠径部《そけいぶ》のリンパ腺
鼠径管、卵管
肋骨《ろっこつ》
頭
腹壁《ふくへき》
横隔膜《おうかくまく》
子宮
直腸、肛門
骨盤部
尾骨
頸椎《けいつい》
胸椎《きょうつい》
腰椎《ようつい》
仙骨
腰痛やだるさなど下
半身の不調を改善

左

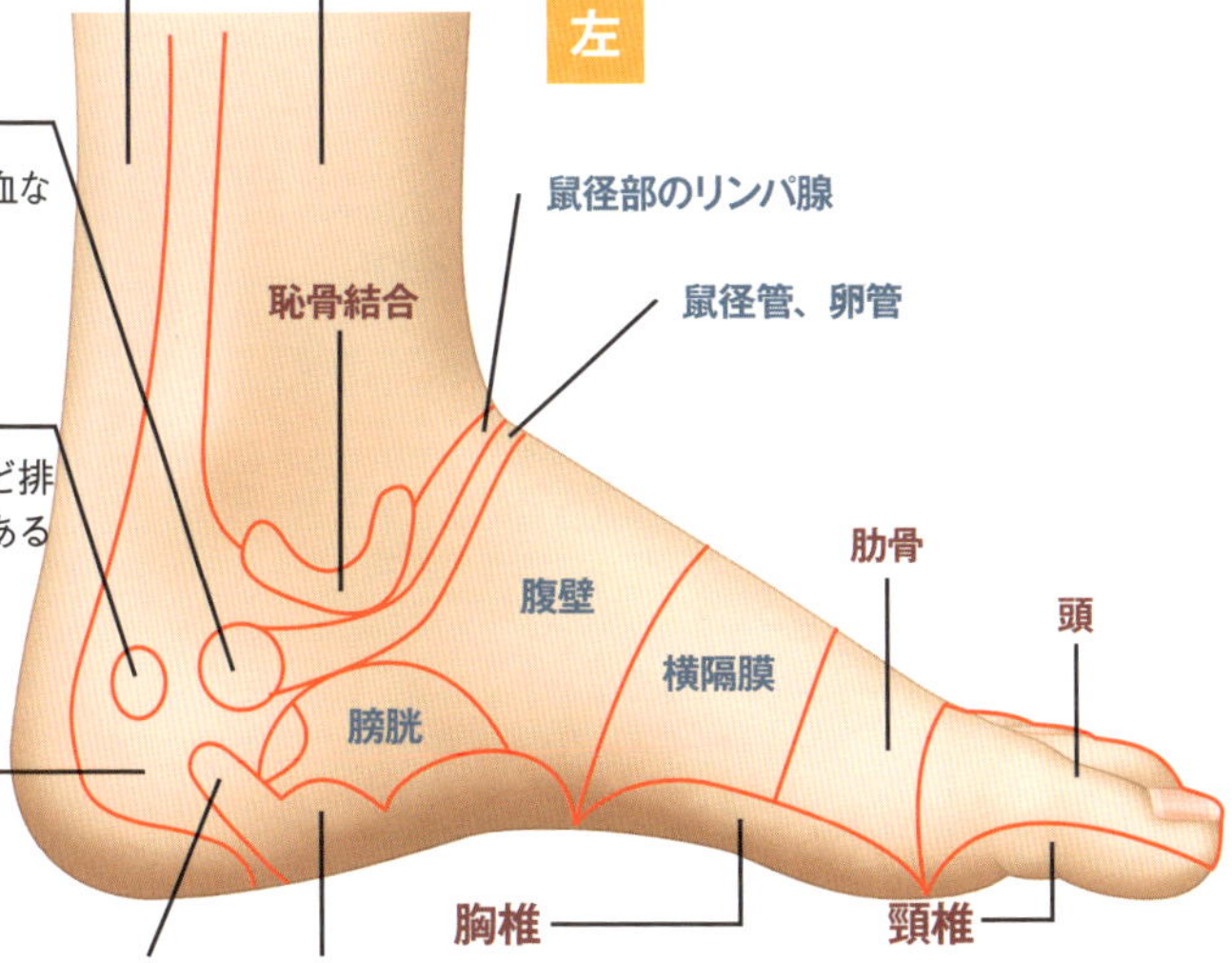
大腿部、骨盤部の
筋肉と組織
子宮
生理痛や多量の出血な
どを軽減する
恥骨結合
鼠径部のリンパ腺
鼠径管、卵管
直腸、肛門
便秘や下痢、痔など排
便の問題に効果がある
腹壁
肋骨
頭
横隔膜
膀胱
骨盤部
胸椎
頸椎
尾骨
仙骨
胸の痛みや呼吸の苦し
さの軽減に効果がある
首上部に痛みや筋肉の
こりなどの違和感を感
じたときに刺激する

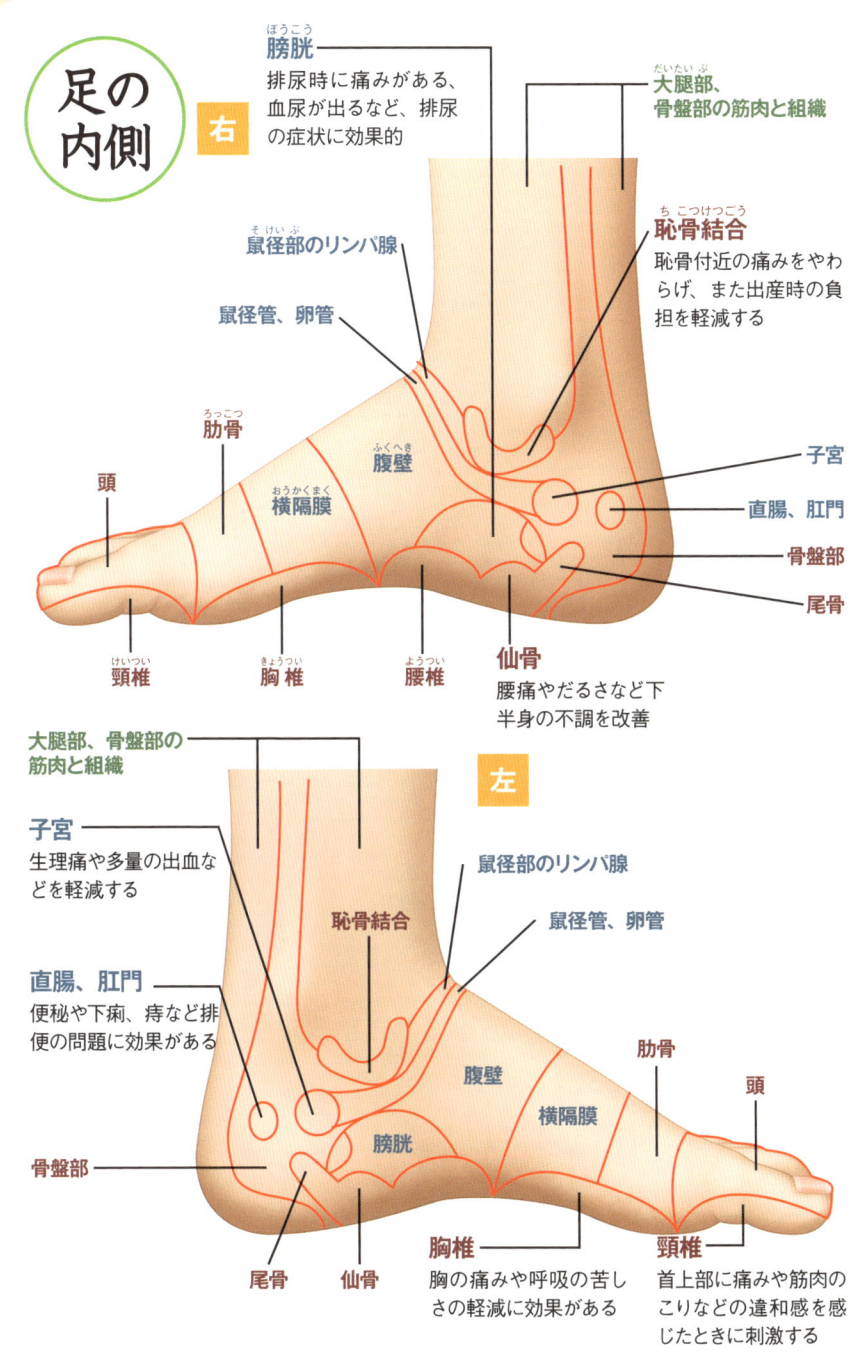

反射区

足の甲

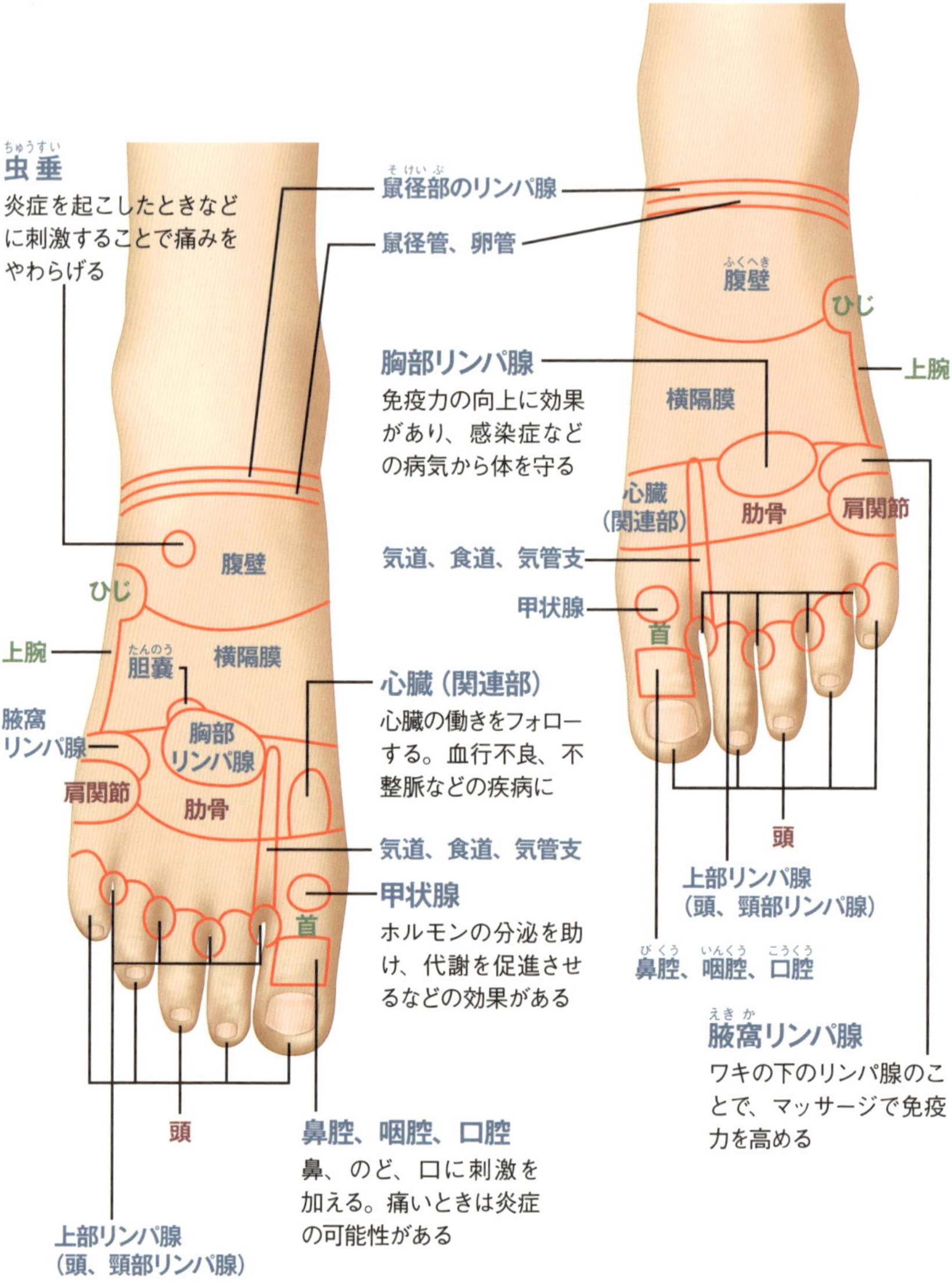
虫垂《ちゅうすい》
炎症を起こしたときなどに刺激することで痛みをやわらげる
鼠径部《そけいぶ》のリンパ腺
鼠径管、卵管
腹壁
ひじ
上腕
胆嚢《たんのう》
横隔膜
腋窩
リンパ腺
胸部
リンパ腺
肩関節
肋骨
心臓（関連部）
心臓の働きをフォローする。血行不良、不整脈などの疾病に
気道、食道、気管支
甲状腺
ホルモンの分泌を助け、代謝を促進させるなどの効果がある
首
頭
鼻腔、咽腔、口腔
鼻、のど、口に刺激を加える。痛いときは炎症の可能性がある
上部リンパ腺
（頭、頸部リンパ腺）
腹壁《ふくへき》
ひじ
上腕
胸部リンパ腺
免疫力の向上に効果があり、感染症などの病気から体を守る
横隔膜
心臓
（関連部）
肋骨
肩関節
気道、食道、気管支
甲状腺
首
頭
上部リンパ腺
（頭、頸部リンパ腺）
鼻腔《びくう》、咽腔《いんくう》、口腔《こうくう》
腋窩《えきか》リンパ腺
ワキの下のリンパ腺のことで、マッサージで免疫力を高める

腕 内側

肺
大胸筋をゆるめるので、肩こりにも効く

左《ひだり》下腿《かたい》※
左脚のすね、ふくらはぎの痛みやだるさをやわらげる

左《ひだり》上腿《じょうたい》※
左脚の太ももの筋肉痛やだるさ、疲れをとる

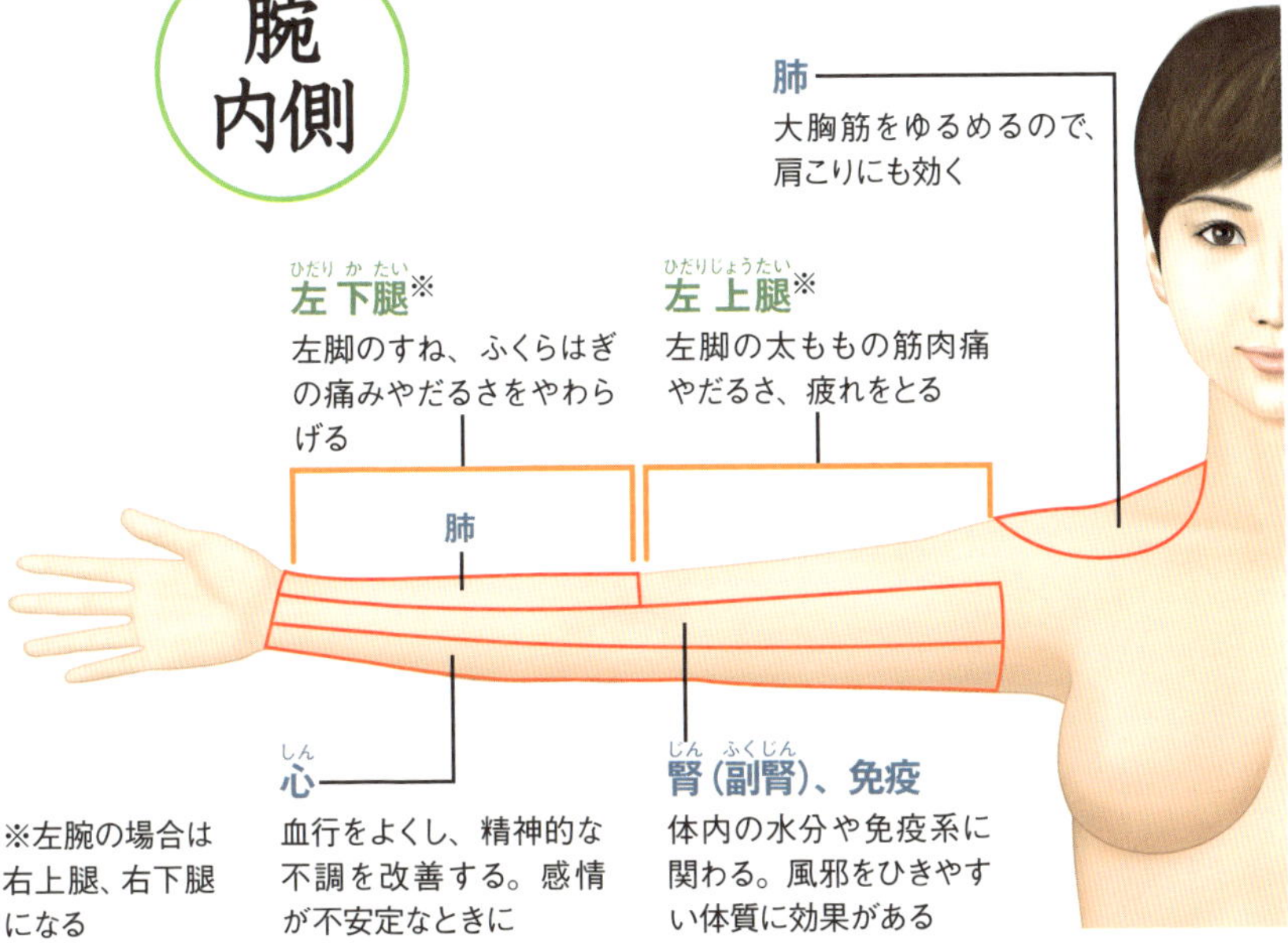

心《しん》
血行をよくし、精神的な不調を改善する。感情が不安定なときに

腎《じん》(副腎《ふくじん》)、免疫
体内の水分や免疫系に関わる。風邪をひきやすい体質に効果がある

※左腕の場合は右上腿、右下腿になる

腕 外側

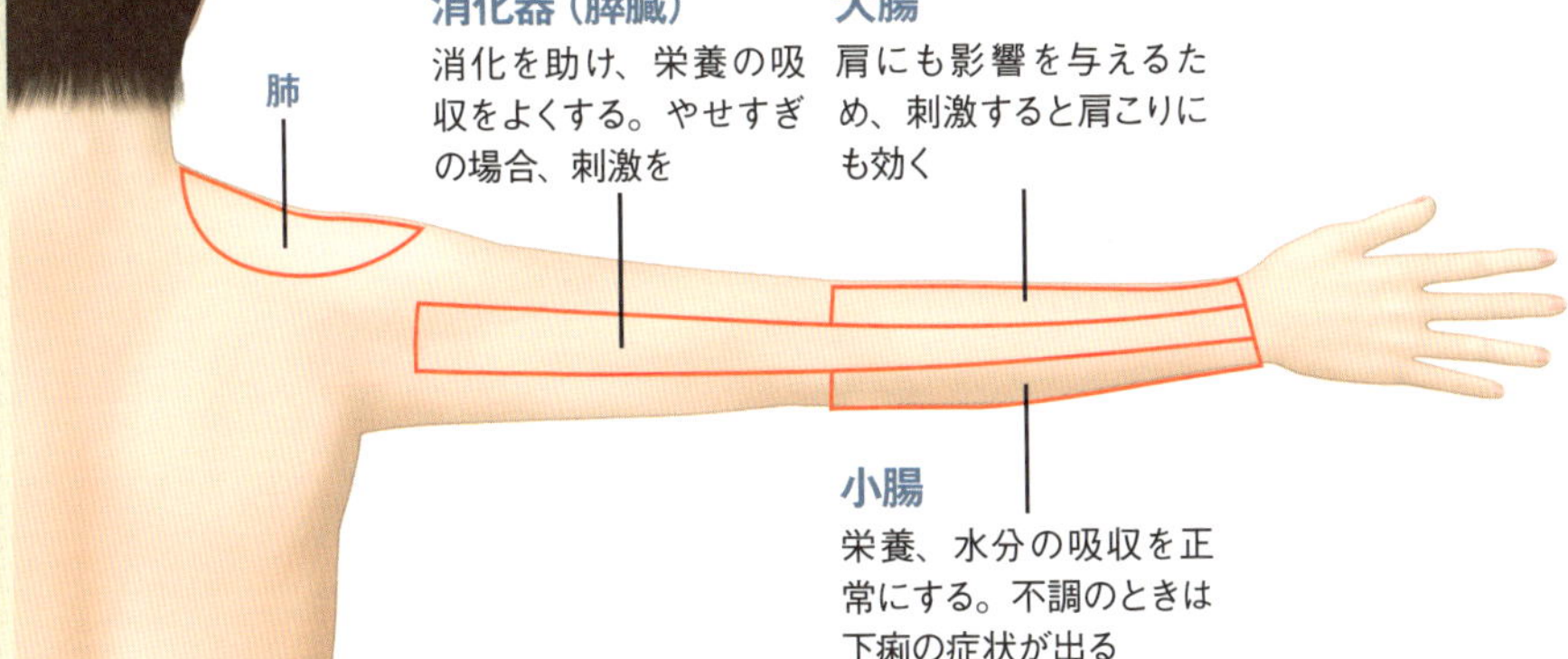

消化器(膵臓《すいぞう》)
消化を助け、栄養の吸収をよくする。やせすぎの場合、刺激を

大腸
肩にも影響を与えるため、刺激すると肩こりにも効く

小腸
栄養、水分の吸収を正常にする。不調のときは下痢の症状が出る

反射区マッサージの基本

反射区マッサージは、簡単で手軽にできる治療法です。
反射区をよく知れば、より効果の高い治療をすることができます。

反射区を刺激すると健康を促進する

10ページから23ページのイラストは、体中の反射区の場所を示しています。イラストの赤い線で囲まれている部分を反射区といい、ここを刺激することで、内臓に影響を与えることができます。

たとえば、冷え性や貧血の症状があるときは、血液の流れに影響を与える「心《しん》」の反射区を刺激することで、体の血流を正常にしようと働きます。

反射区を刺激することで、いわゆる「ツボ押し」のような効果を得ることができるのです。

反射区マッサージは誰でも簡単にできる

反射区マッサージは、ツボ押しとは違い、刺激する範囲が広いので、専門的な知識や経験がない人でも簡単に行うことができます。さらに、特殊な技術や器具も必要ないので、どこにいても施術できます。このように**反射区マッサージは、自分ひとりで行うのに適した治療法**なのです。

また、たとえば内臓などに不調があるとき、反射区にしこりや痛みなどが現れます。反射区マッサージをすることで、自覚症状が出るまでに病気を見つけることもできるのです。

反射区マッサージのメリット

- 範囲が広く、ツボほどの正確さが不要
- 専門的な知識や技術が必要ない
- いつでも好きなときにできる
- 事前に病気の予兆が見つかることもある

反射区マッサージは東洋医学がベース

反射区マッサージは、東洋医学をもとに構成されています。そのため、私たちが病院で受けている西洋医学とは病気に対する考え方や、治療方法に異なる点があります。ここでは、東洋医学の基本となる五臓について簡単に紹介します。

五臓がわかると、調子が悪いときにどの反射区を刺激すればいいか自分で考えられるようになります。

反射区の基本 五臓六腑とは

五臓というと、五臓六腑《ごぞうろっぷ》という言葉が浮かんでくる人もいるでしょう。この五臓六腑とは、一般的には内臓を指しています。

五臓が「心《しん》」「肺《はい》」「脾《ひ》」「肝《かん》」「腎《じん》」。六腑が「小腸」「大腸」「胃」「胆《たん》」「膀胱《ぼうこう》」「三《さん》焦《しょう》」を指しています。西洋医学の臓器と名前は似ていますが、機能によって分けられており、まったく同じものではありません。ちなみに三焦は、消化・吸収作用や内分泌（ホルモン）作用といわれており、対応する実在の臓器はありません。

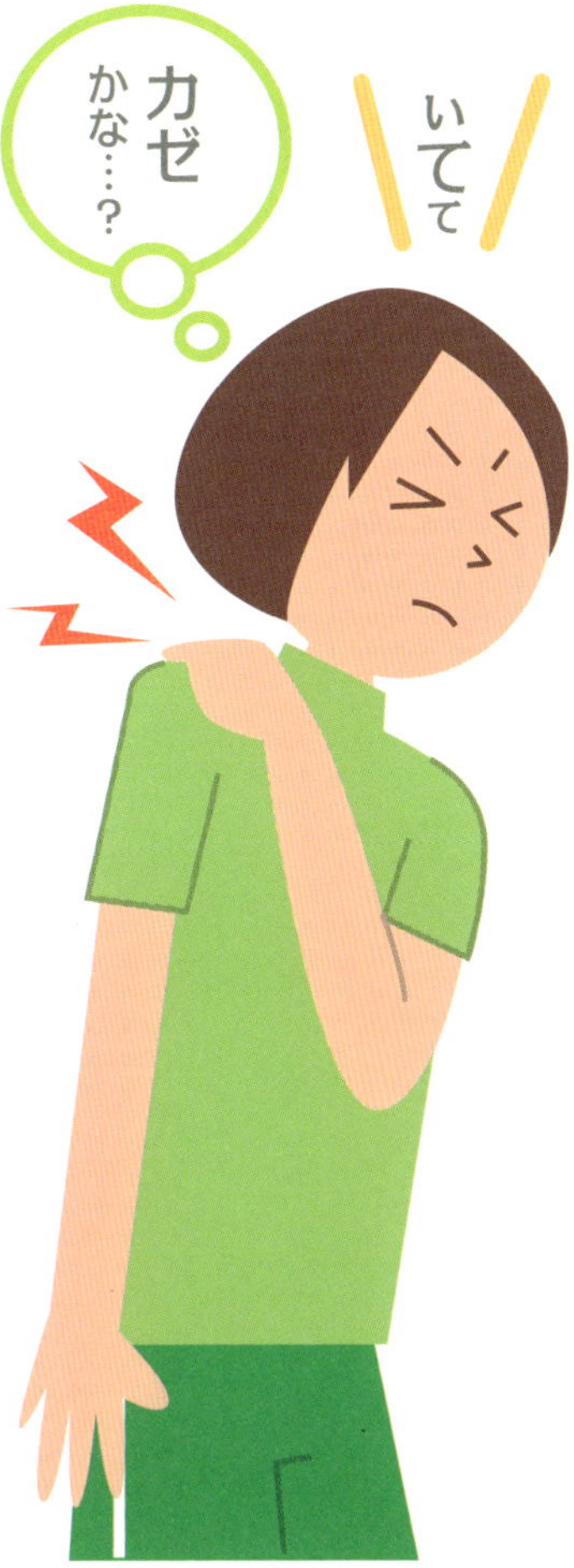

反射区を意識してマッサージすると、意外な病気が発見できることも。

臓器の調子を整える反射区マッサージ

臓器が調子を悪くすると、体に異変が出てきます。体に現れた症状から、どこの臓器の調子が悪くなっているのかを調べて探します。この体に異変を起こしている臓器の調子を整えるのが、反射区マッサージです。

また、**自覚症状がなくても、反射区にマッサージをすると、しこりや痛みなどを感じる**ことがあります。これは体が不調になりつつある兆《きざ》しです。本格的に体の調子を悪くする前に、反射区に刺激を与えて、内臓などの調子を整えましょう。

心《しん》

血を全身に送り 精神や感情をつかさどる

心は、血を全身に送り出す役割を持ち、また人間の精神や感情などもつかさどっています。そのほか、体や内臓をあたためる働きがあります。

心の状態が悪くなると、血流が不足して顔色が悪くなったり、精神状態が悪くなって考えがまとまらなくなるなどの症状が出てきます。何もしていないのに汗をかくのも、心の不調が原因です。

喜びの感情と関係があり、適度な喜びは調子をよくしますが、過剰になると、調子を悪くします。

不調で出る症状

- **舌の働きが悪くなる**
  発音がうまくできない、味覚が鈍くなるなど
- **顔色が悪くなる**
  顔が青白くなり、唇も紫色になる
- **気分が落ち着かなくなる**
  落ち着きがなくなったり、不眠になる

関係の強い器官

小腸　消化物を栄養分と不要物に分ける。栄養物は脾へ、不要物の水分は腎、固形物は大腸へ送る

舌　心の調子が反映されやすい。心の不調で味覚や発音に異常が出る

肺《はい》

気を体に取り込み 汚れた気を外に吐き出す

肺は、呼吸によって新しい気を取り込み、汚れた気を外へと吐き出します。ほかにも、気や水分を体中へ送る役割も持っています。ちなみに気は、生命活動のエネルギーになるもので、不足すると病気がちになります。

肺は乾燥に弱く、不調になると風邪をひきやすく、せきや鼻水などの症状が出ます。体内の水分の流れも悪くなるので、むくんだり、汗が出なくなります。

憂《うれ》いの感情と関係があり、頻繁に悩んだり、苦しんだりすると調子を悪くします。

不調で出る症状

- **水分の流れが悪くなる**
  むくみが起こったり、鼻水がよく出る
- **風邪をひきやすくなる**
  皮膚が弱り、気温の変化に弱くなる
- **呼吸が弱くなる**
  ぜんそくになったり、息苦しくなる

関係の強い器官

大腸　小腸から送られた不要物から水分を吸収し、便をつくる。水分は腎へ送る

皮膚　調子が悪いと、肌の色が悪くなる

体毛　調子がいいときは、つやや張りがある

肝《かん》

血や気の流れを調節し スムーズに流す

肝は、気や血の流れを調節しています。気や血の流れをスムーズにすることで、内臓は調子よく働きます。また、血を貯《たくわ》える働きもあり、心《しん》に各臓器へ適切な量の血を送らせます。

肝の調子が悪くなると、血や気の流れが滞ったり、血が貯えられなくなるため、皮下出血や生理不順などの症状が起こります。

怒りの感情と関係があり、激しい怒りによって肝が調子を悪くすることがあります。ほかにも、イライラや強い不安感は、肝の不調によると考えられています。

不調で出る症状

- **手足がふるえる**
血が不足し、手足にふるえの症状が出る
- **イライラや不安感が出る**
肝の働きが過剰なときはイライラし、不調なときは不安感が強くなる
- **生理不順になる**
血を貯える機能の低下で、生理不順が起こりやすい

関係の強い器官

胆《たん》　胆汁を貯え、排出して消化を助ける
筋（腱《けん》、靭帯《じんたい》）　血が不足すると、運動能力が落ちる
目　多くの血を必要とし、肝の不調で見えにくくなる

脾《ひ》

消化・吸収を制御し エネルギーをつくる

脾は、食べ物の消化・吸収を制御し、取り出したエネルギーを全身へと送る役割を持っています。また、内臓が下へ落ちてくるのを防いでいます。ちなみに、脾と膵《すい》（膵臓）は同じものと考えられています。

脾が不調になると、消化・吸収がうまくできなくなり、食欲不振や下痢の症状が出ます。口に影響が出やすく、味覚異常にもなります。また、内臓を支えられなくなり、胃下垂や脱肛になることもあります。

考えすぎによって、調子を悪くします。

不調で出る症状

- **食欲がなくなる**
そのほか、下痢や膨満感など消化器系の症状が出る
- **胃下垂、脱肛になる**
内臓を支える働きが弱くなる
- **筋力が落ちる**
筋肉が落ちてきて、やせてくる

関係の強い器官

胃　食べ物を消化し、脾へと送る
肌肉《きにく》（筋肉）　筋肉の肉の部分のことで、不調だとやせてくる
口、唇　不調で唇の色が悪くなったり、味覚異常が起きる

腎《じん》

水分の代謝と成長をつかさどる

腎には、水分の代謝を制御する働きがあり、尿や汗の排泄にも関わっています。そのほか、精を腎に溜める働きがあります。精は成長や生殖のエネルギーとなるもので、これが不足すると老化の症状が出てきます。

腎の不調で膀胱《ぼうこう》に異常が起こり、頻尿や排尿困難の症状が起こります。また、精を貯えられないと、老化が進んだり、足腰が弱くなります。子どもの場合は、成長の遅れが出ます。

恐怖の感情と関わりがあり、強い恐怖を感じると腎が不調になります。

不調で出る症状

●**排尿に障害が出る**
膀胱の働きに異常が出て、排尿困難や頻尿になる

●**足腰が弱くなる**
精の不足によって、転びやすくなったりする

●**体にだるさを感じる**
精の不足でスタミナが落ち、疲れやすくなる

関係の強い器官

膀胱　腎から送られた不要な水分を蓄え、排泄する

耳　腎の不調により、耳鳴りなどが起こる

生殖器　精の不足で、性欲の減退などが起こる

五腑《ごふ》

五臓《ごぞう》と密接に関わりあう臓器

本書では、六腑のうち三《さん》焦《しょう》をのぞいた五腑を主に扱っています。五腑には、五臓と密接に関わりがあり、五臓の不調の影響を受けます。五腑には、次のような特徴があります。

小腸
食べ物を栄養と不要物に分ける。不要物は水分と固形物に分けられ、それぞれ腎と大腸に送る。不調になると、下痢や腹痛が起こる。

大腸
小腸から送られてきた不要物から水分を吸収して腎へ送り、便をつくる。不調になると、水分をうまく吸収できず、便秘や下痢が起こる。

胆《たん》
肝からの指令を受けて、消化・吸収を助ける胆《たん》汁《じゅう》を分泌する。不調になると、黄疸《おうだん》が出たり、決断力が鈍くなる。

胃
食べ物を消化し、小腸へと送る。不調になると消化不良や食欲不振、胸焼けなどの症状が出る。

膀胱
腎から送られてきた余分な水分を尿として貯え、排泄する。不調になると、頻尿になったり、逆に尿が出なくなる。

反射区のもみ方

反射区の基礎がわかったら、実際にマッサージをしてみましょう。ちょっとしたルールさえ守れば誰でも簡単にできます。

反射区マッサージはとても簡単

反射区のマッサージには、特に定まった方法はありません。好きな方法で、好きなときに反射区に刺激を与えてください。気軽で、簡単なのが、反射区マッサージなのです。

だからここでは、マッサージの基礎や、効率よくマッサージをする方法、マッサージを行う上で、知っておきたい知識について紹介します。

マッサージを始める前の準備

マッサージをはじめるにあたって、特別な準備は必要ありません。

ただ、33ページで紹介しているようなときは、反射区マッサージを避けてください。

反射区マッサージを行うときは、あまり厚着をせずに、Tシャツやジャージなどの軽装になってください。布の上から刺激して、肌でその感触がわかればOKです。特別な服装や、裸になる必要はありません。

また、マッサージは手があたたかいほうが効果があるので、冷えているときはこすり合わせてあたたかくしましょう。

マッサージするのは効果の高い反射区

体には、同じ内臓へ刺激を与えられる反射区が複数あります。たとえば、肺は胸にも背中にも反射区が

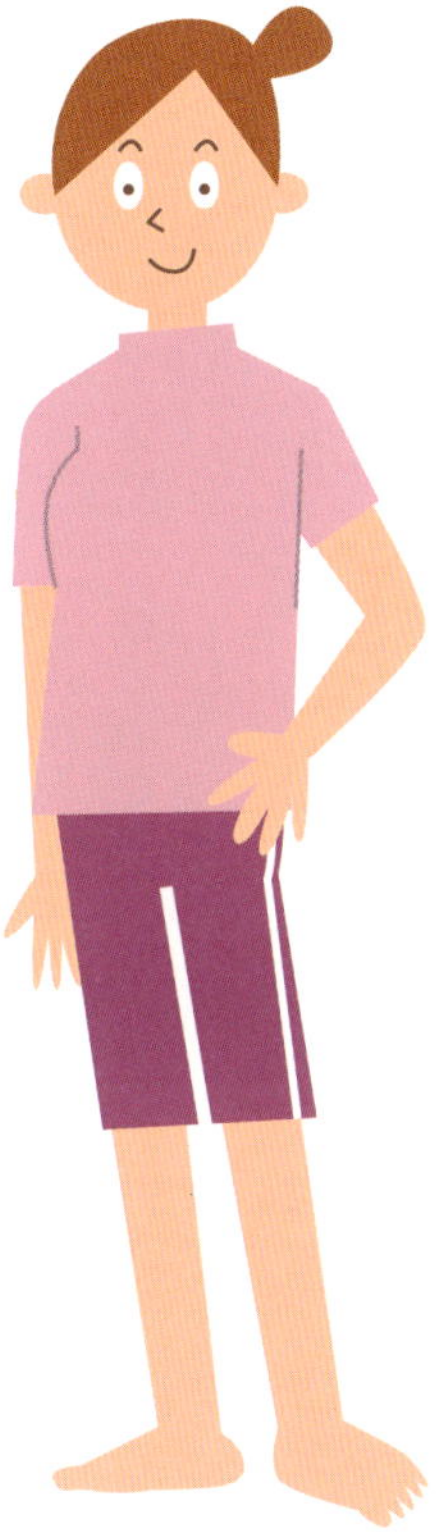

反射区マッサージを行うときの格好は自由。ただし、マッサージの刺激が布を通しても伝わらなくてはいけないので、何枚も重ね着すると効果減。

あります。そういうときは、効果の高い反射区のほうを刺激しましょう。

効果の高い反射区とは、もんだときに、気持ちよかったり、しこりや痛みを感じる反射区のことです。これはその反射区が、内臓の不調を特に反映している証拠なのです。

マッサージをするときのポイント

マッサージをするときは、リラックスして、気分を落ち着けてからはじめましょう。そして、いざマッサージをするときは、気持ちを込めて、丁寧にもんでください。気持ちを集中したほうが効果があります。

マッサージにかける時間は、1か所につき2～3分ほど。マッサージをしすぎて肌が真っ赤になったり、荒れたりしないようにしてください。

一部、効果の早いマッサージ方法も紹介していますが、基本的に、すぐに結果を求めるのではなく、ある程度期間をかけて様子を見ていきましょう。

反射区を刺激する4つの方法

刺激を与えたい反射区を決めたら、マッサージをはじめましょう。

反射区をマッサージするときは、次の4つの方法が一般的です。刺激を与える場所や、そのときの状況によって、あった方法でマッサージしてください。

ただし、痛みが強いときは、ほかのあまり痛みを感じない方法に変えるなど、状況に応じて対応してください。

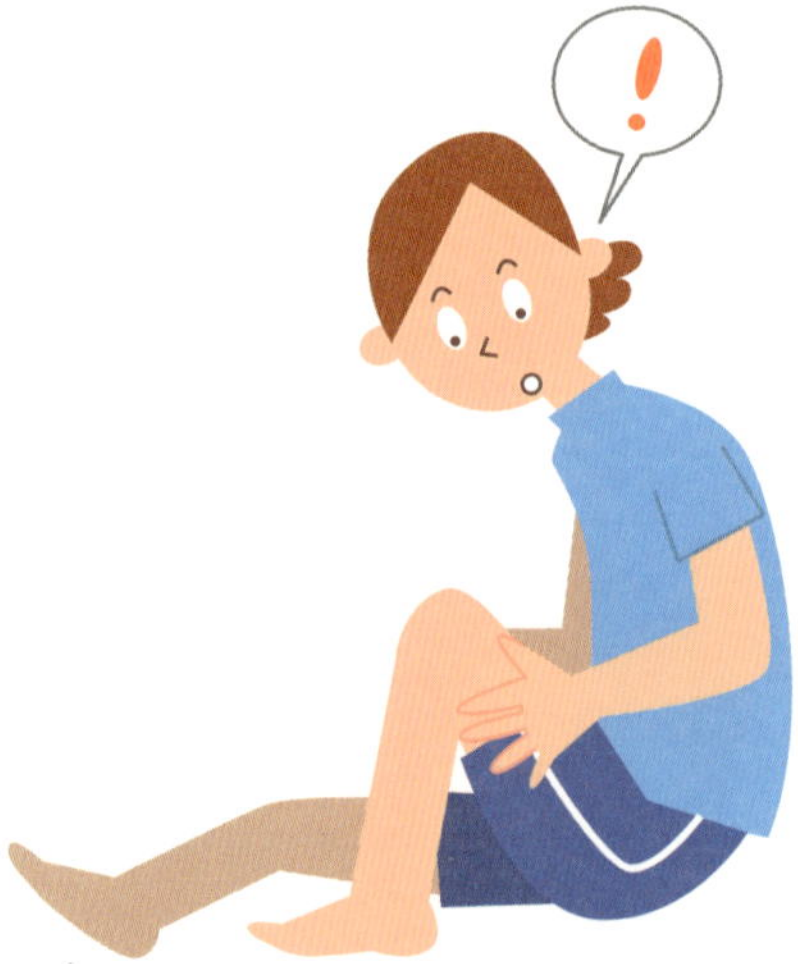

マッサージしたときに、しこりや痛みを感じたら、そこが効果の高い反射区。特に念入りにマッサージを。

反射区マッサージの基本

- マッサージをするときはなるべく薄着で
- マッサージをする手はあたためておく
- 痛みやしこりのある反射区は効果が高い
- マッサージする時間は、1か所2～3分程度
- 場所に合ったマッサージ方法を選ぶ

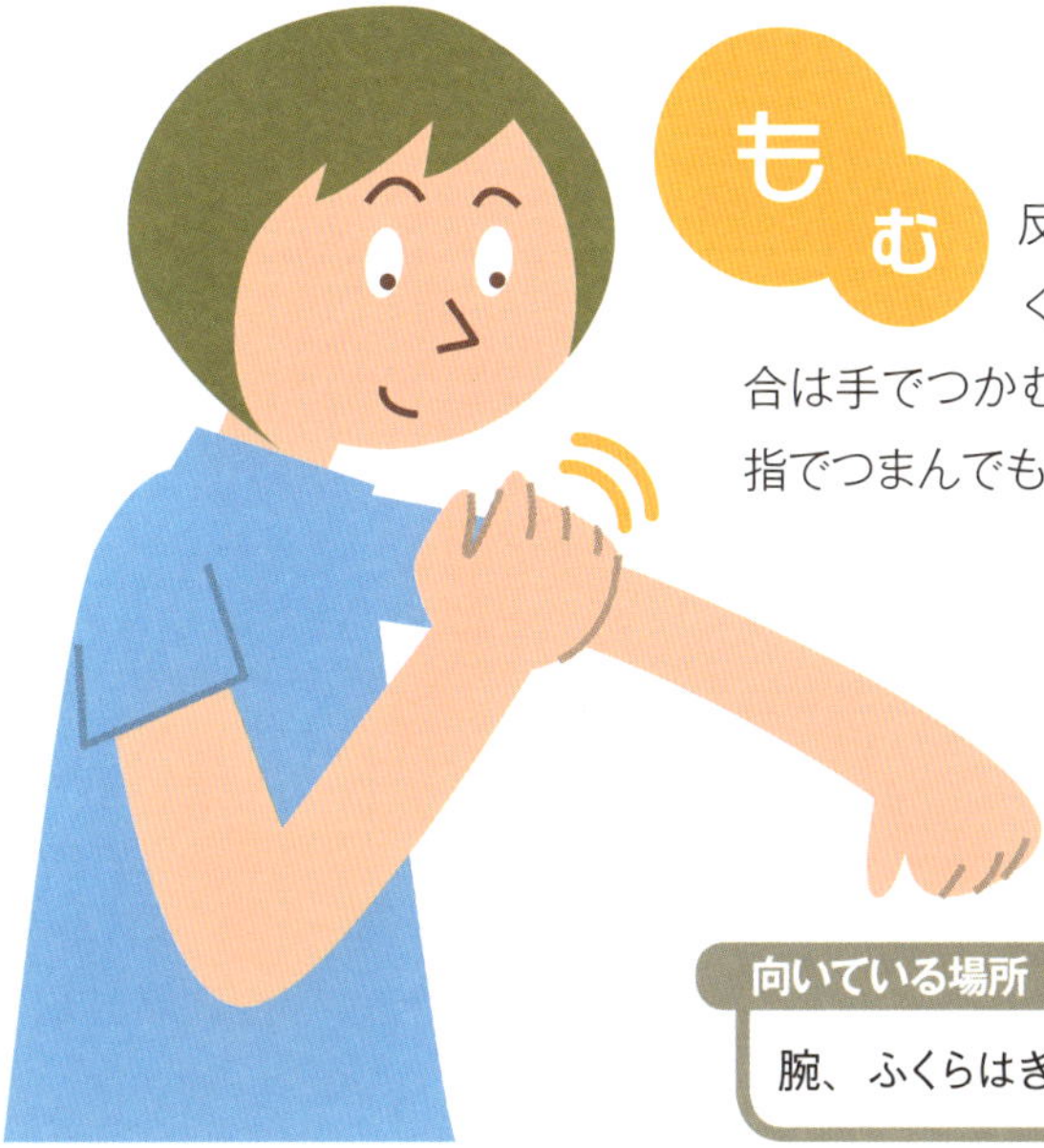

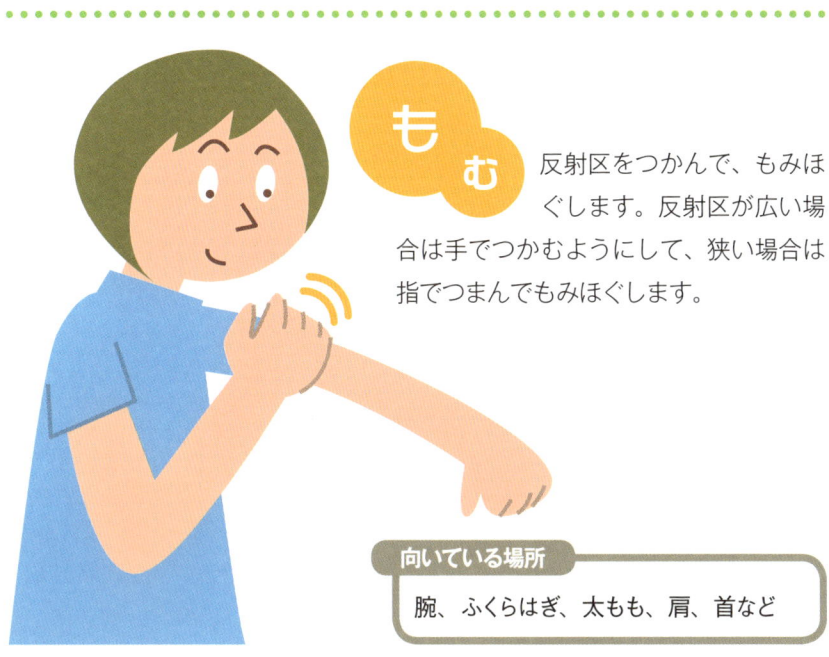

もむ

反射区をつかんで、もみほぐします。反射区が広い場合は手でつかむようにして、狭い場合は指でつまんでもみほぐします。

向いている場所

腕、ふくらはぎ、太もも、肩、首など

さする

もめるほど肉がなかったり、デリケートな場所は、さすって刺激を与えましょう。ごしごしと強くこするのではなく、軽く力を込めて、手のひらでやさしくさすってください。

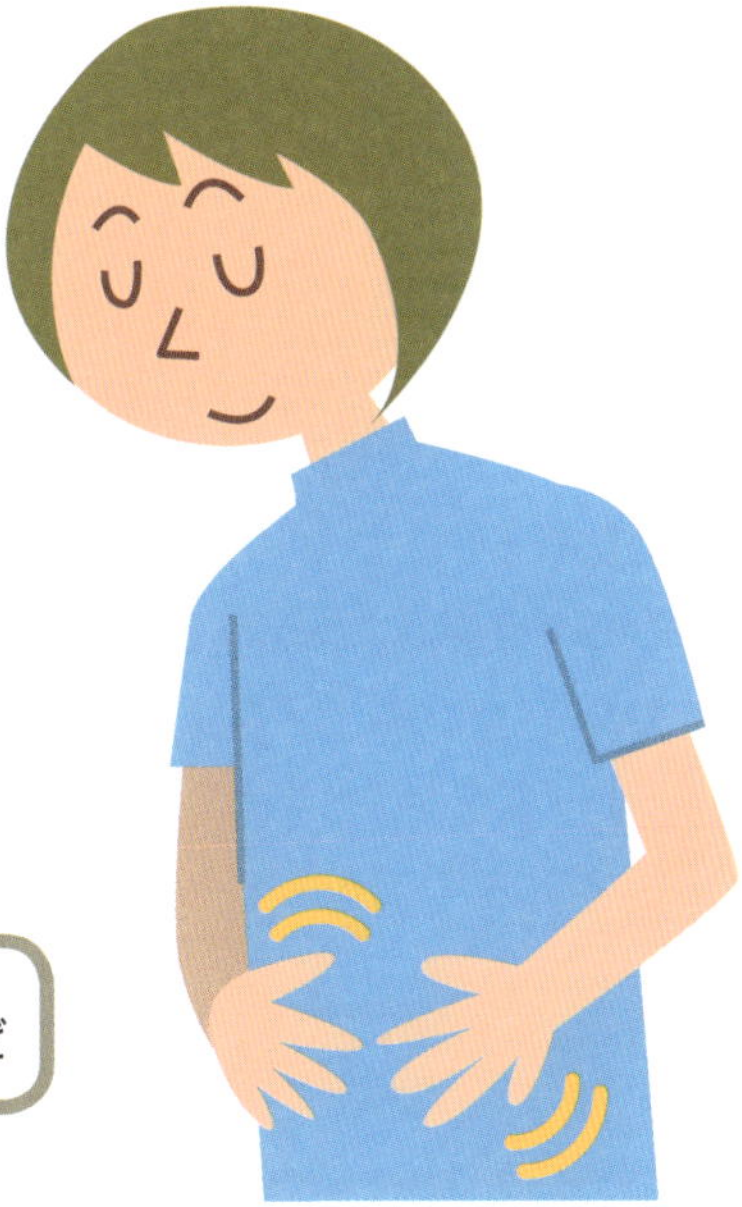

向いている場所

お腹、胸、背中、腰、首、腕、太ももなど

押す

指先や手のひらで、反射区に圧力をかけます。痛みで悲鳴をあげるほど、力を入れる必要はありません。適度に圧力を感じる程度の力で行いましょう。

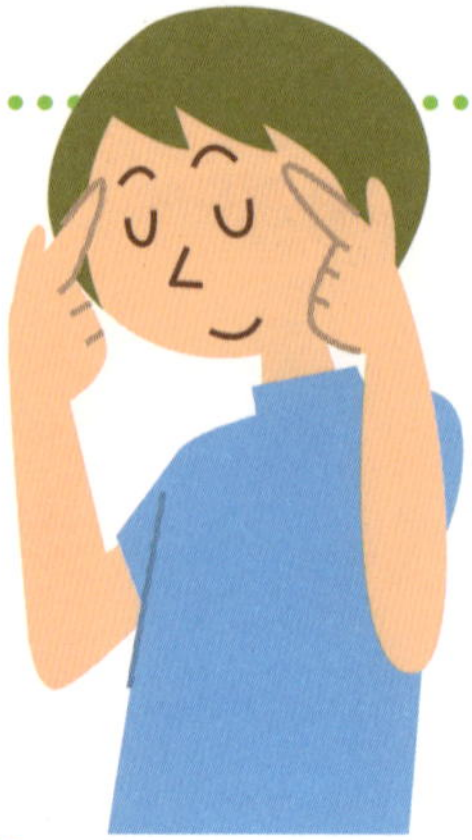

向いている場所

足うら、手のひら、顔、頭、うなじなど

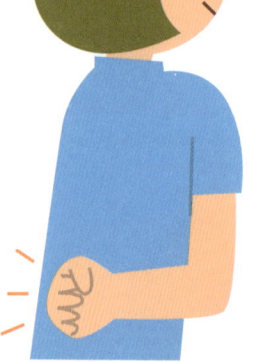

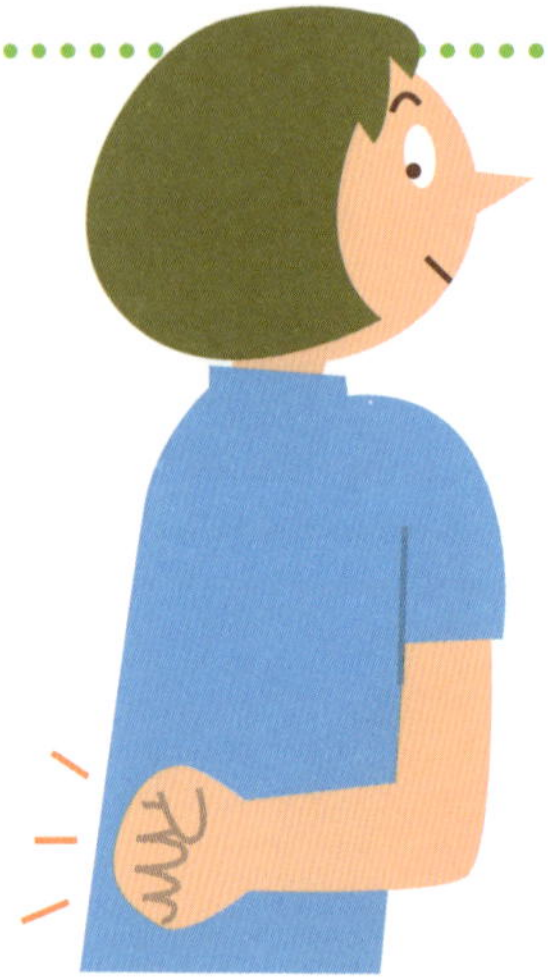

たたく

反射区をたたいて刺激します。手が届きにくい場所や、範囲が広い場合に向いています。肌が真っ赤になるほど、勢いよくたたく必要はありません。こぶしや手のひらなどたたきやすい方法でかまいません。

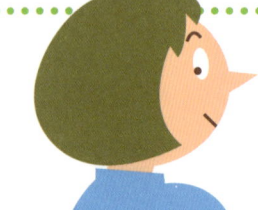

向いている場所

背中、腰、太もも、ふくらはぎ、腕など

そのほか

●あたためる

手のひらを反射区に置いたり、カイロをあてたりして、熱で反射区を刺激します。カイロを使うときは、低温やけどに気をつけましょう。

向いている場所

お腹、腰、ふくらはぎ、うなじなど

●器具を使う

紹介した以外に、マッサージ器具を使って刺激しても大丈夫です。また腰は、丸めたタオルや枕を下に敷いて、あお向けに寝るだけでも刺激できます。

向いている場所

背中、足うら、手のひら、腰など

こんなときはマッサージを控える

反射区マッサージは、いつでも自分の好きなときに行ってもいいのですが、できれば、次に紹介しているようなときは避けるようにしてください。無理にマッサージをすることで、かえって症状を悪化させてしまうことがあります。

どうしてもマッサージをしたいときは、少し時間をおいて、体調が平常時に近くなってから行うようにしましょう。それでも、あまり時間をかけずに、簡単なマッサージ程度にとどめてください。

✕ 高熱があるとき

頭が高熱でボーッとしているときは、うまくマッサージができません。また、体の自然治癒機能が働いているときなので、反射区マッサージをすると、内臓の働きをじゃましてしまうことがあります。ただし、微熱程度なら大丈夫です。

✕ 食事の直後

消化・吸収のために臓器が働いているため、反射区マッサージをすると、そのじゃまになります。また、マッサージを行うと、気分が悪くなることがあります。食後30分ほど時間を空けてください。

✕ お風呂に入る前

マッサージによって血行がよくなった状態でお風呂に入ると、血流が増大して、血管や心臓に強い負担がかかります。お風呂に入っているときや、出たあとに軽いマッサージをしましょう。

✕ お酒を飲んだとき

お酒を飲んで酔っている状態では、正しく反射区をマッサージできない可能性があります。また、臓器がアルコールの分解に機能を集中させているときなので、反射区を刺激するとその働きのじゃまになります。

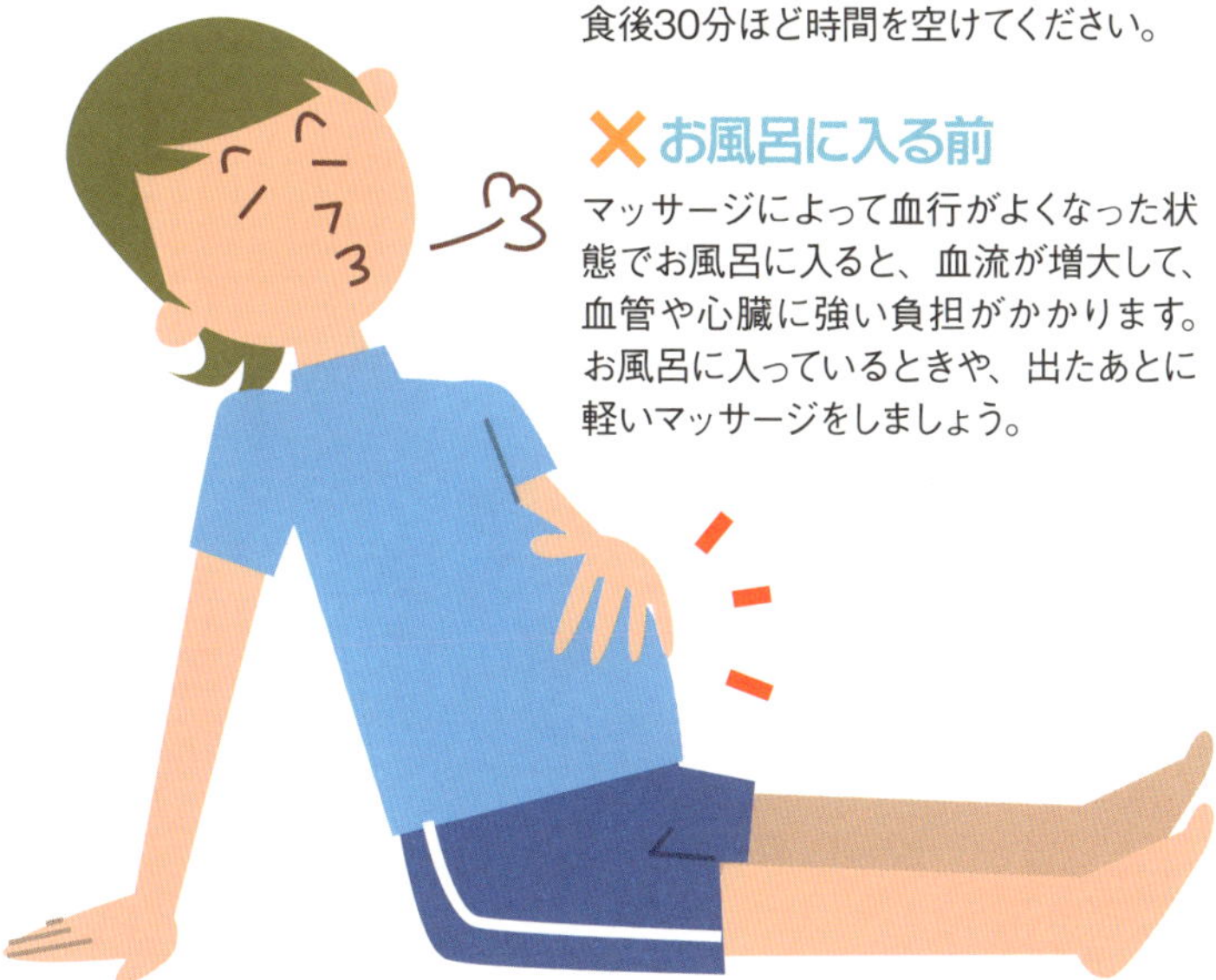

逆効果になるマッサージに注意

反射区マッサージをしていると、つい夢中になってしまって、逆効果になることをやってしまうときがあります。

次のことは、かえって症状を悪化させたり、マッサージの効果を弱くしてしまうので、気をつけてください。

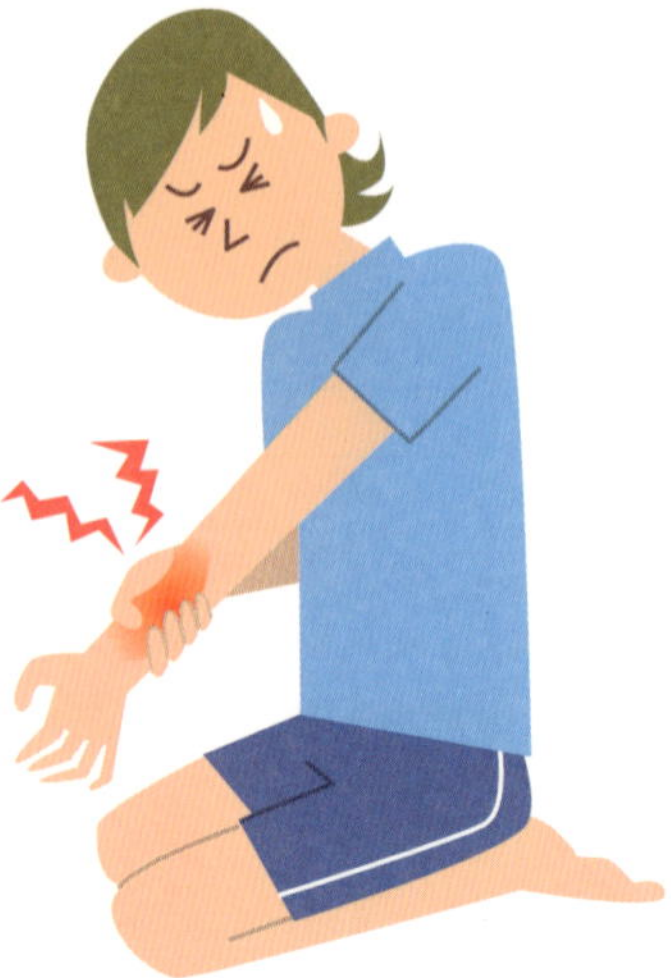

✕ 傷や発疹のあるところは刺激しない

反射区に傷や発疹、腫れがあるときは、その反射区を刺激しないでください。マッサージすることで、傷や発疹が悪化する可能性があります。10ページ～の「カラダの地図帳」を参考にして、別の反射区を刺激しましょう。

✕ 激痛がするほど強く刺激する

テレビで悲鳴をあげるほど痛い足うらマッサージをしていることがありますが、ここまで強い刺激は必要ありません。マッサージの感触を感じる程度に力を込めれば、充分に効果があります。

✕ 長時間マッサージする

早く症状を軽くしたい一心で、長時間マッサージしてしまうことがありますが、それは逆効果です。刺激しすぎは、かえって臓器を疲れさせてしまい、不調にさせてしまいます。基本の2～3分程度を守ってください。

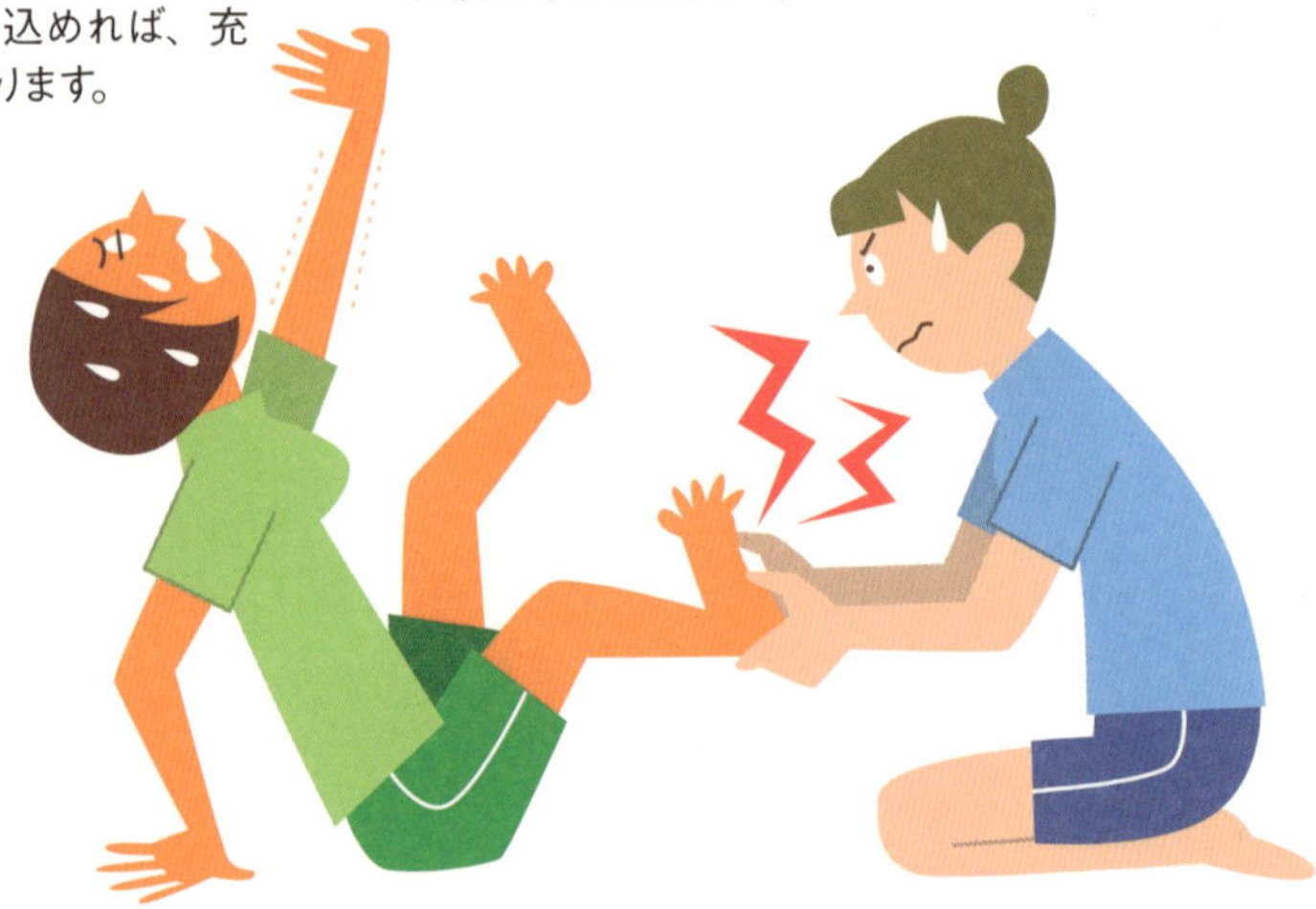

PART2

カラダの不調に効く！
症状別
反射区マッサージ

ちょっと痛いけど病院に行くほどではないし……そういうときは、自分ひとりでできる反射区マッサージがおすすめ。慢性的な病気や精神的な不調、女性特有の症状も、マッサージの習慣化で高い効果を得られます。

体の不調を治す

原因がわからないけど、調子が悪い。そういう症状に最適なのが反射区マッサージです。症状の軽いうちからマッサージを続けているとより高い効果を実感できます。

便秘

症状

- 3日以上排便がない
- いきんでも便が出ない
- 便がいつも硬い
- 便が溜まってお腹が張る

3日以上排便がなかったり、便が出にくいことを、便秘といい、肌荒れやにきびなどの原因となります。

便は大腸に溜まっているので、大腸の反射区を刺激して腸の働きを正常にし、排便を促します。

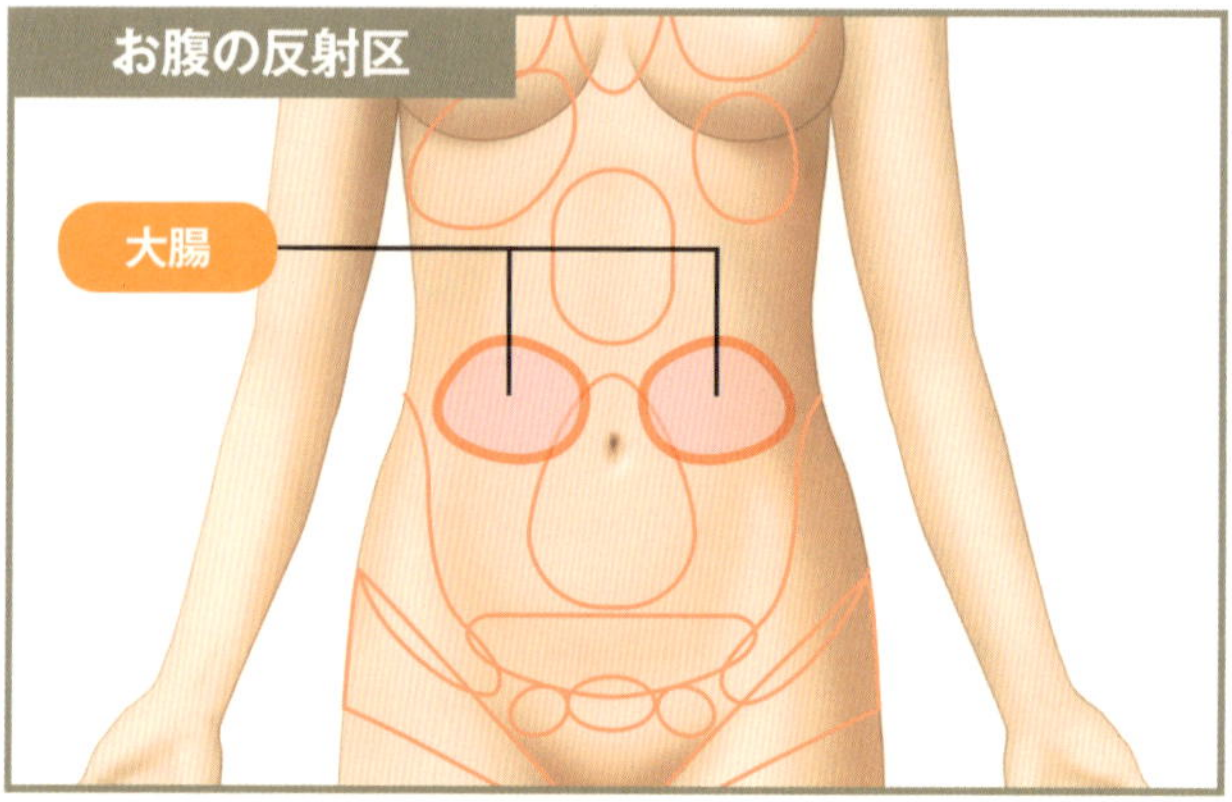

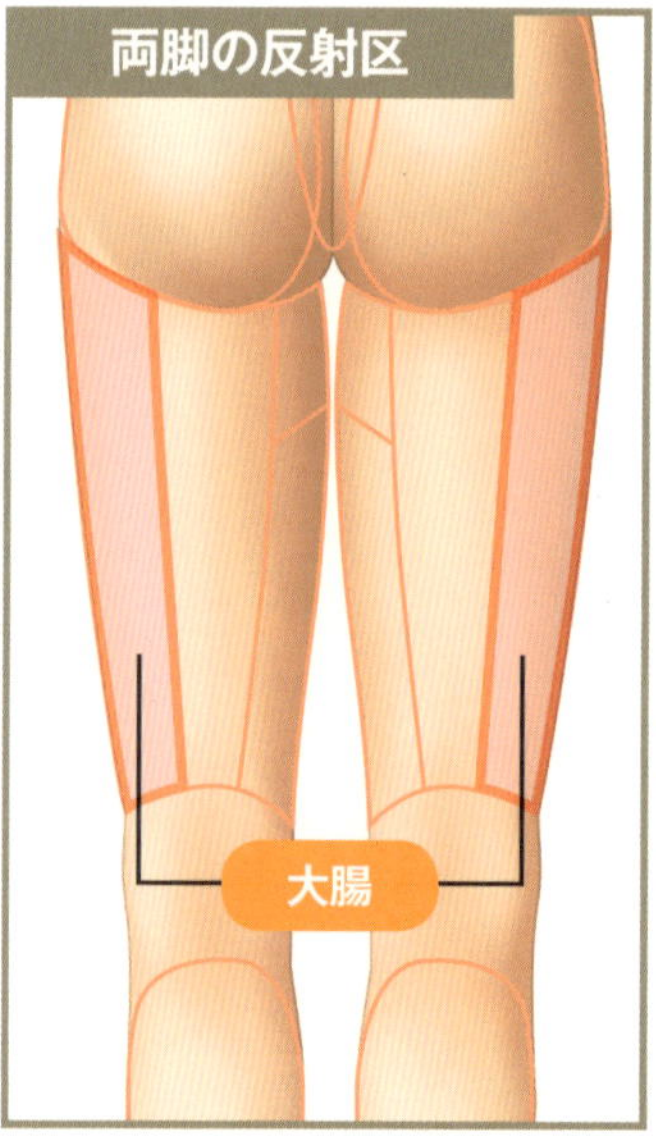

2～3本の指で圧力をかけるように

指先で軽く押して、腸が便を押し出す運動を助けます。強く押さずに、指2～3本で圧力をかけるように刺激しましょう。

イスに座ってやや強く刺激を与える

太ももの反射区は、イスに座ると刺激しやすいです。強い刺激にも耐えられる場所なので、手のひらに力を込めて押しましょう。

腰痛

症状

- 腰に痛みを感じる
- 伸びをすると痛みがある
- あお向けで寝ると腰が痛い
- 腰全体にだるさがある
- 猫背になっている

腰が痛いとき、大きく2つの原因が考えられます。1つは筋肉が緊張によって硬くなり、痛みを感じるもの。もう1つは、骨格のゆがみなどが原因となって起こるものです。

大腰筋《だいようきん》と腸骨筋《ちょうこつきん》の緊張をほぐすことで筋肉の腰痛を、背中の腎《じん》をマッサージすることで骨格のゆがみからくる腰の痛みをやわらげます。

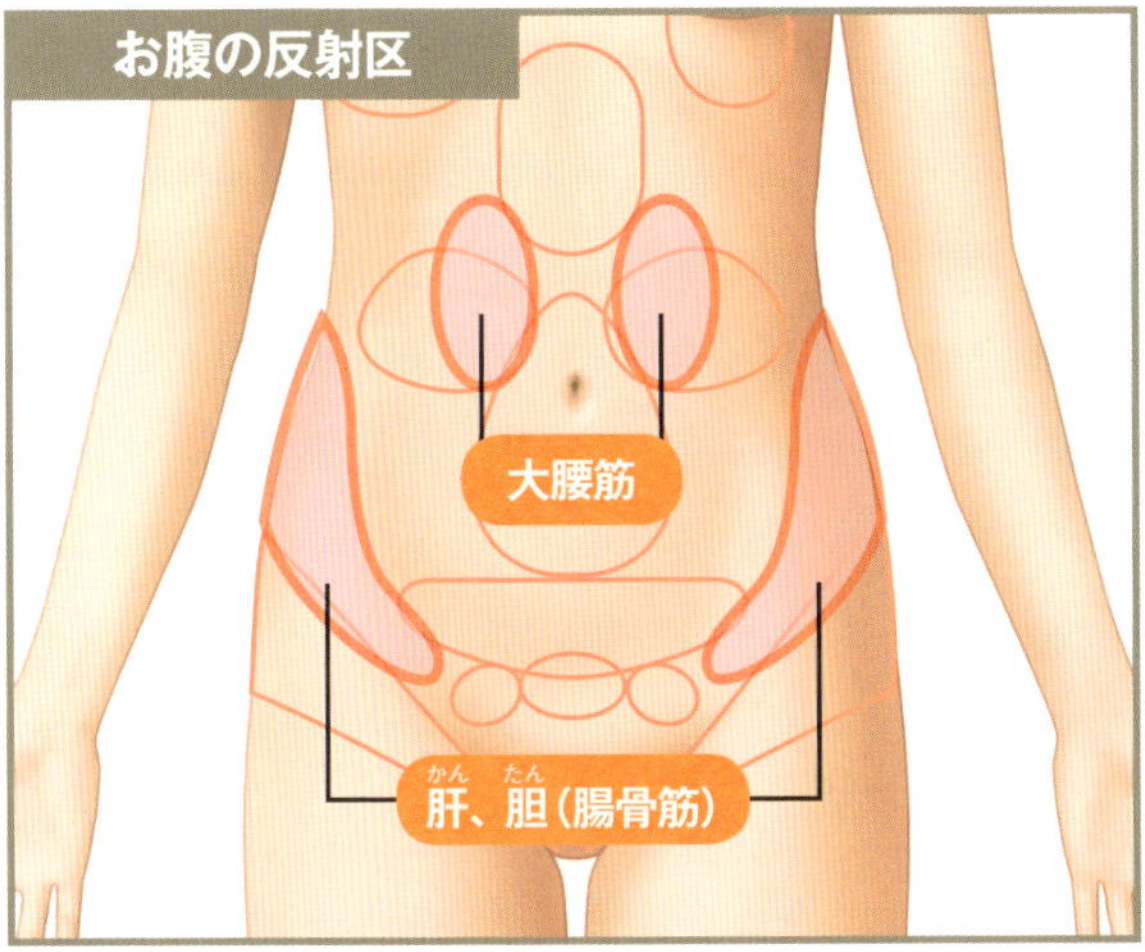

体内の筋肉へはちょっと強めに

大腰筋と腸骨筋は体内にある筋肉なので、刺激が届くように、痛みを感じない程度に指先に力を入れて押しましょう。

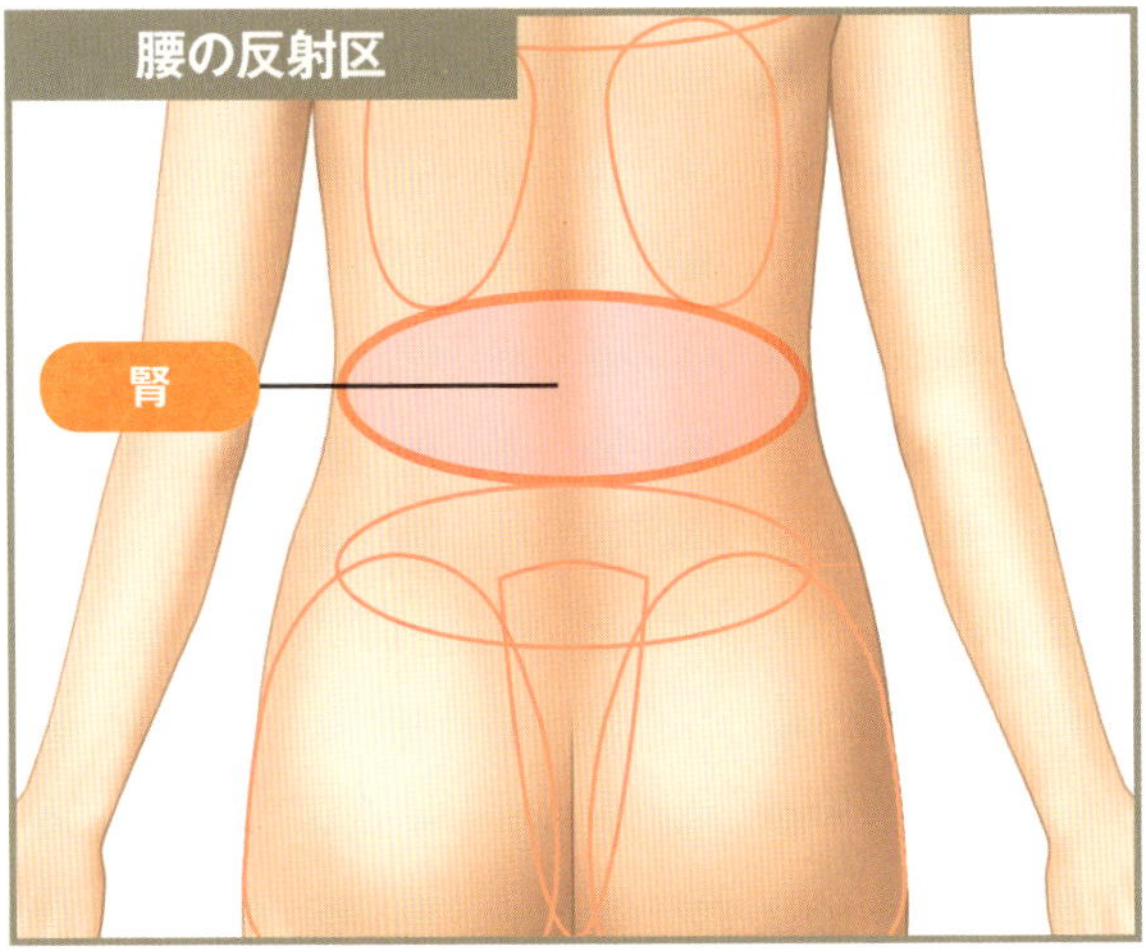

ぎっくり腰の治療法は、94ページにあります。

押しにくい場所はグッズで対応

腰の上にある腎は、骨格のゆがみによる腰痛に効果的です。押しにくい場所なので、マッサージグッズなどを活用しましょう。

ひざの痛み

症状

立つとひざが痛い
長時間歩くのがつらい
ひざを曲げると関節が鳴る

ひざの痛みは、太ももの筋肉の緊張がひざの筋肉へと緊張を伝えるために起こっています。そのため、ひざの筋肉をほぐしても痛みはとれません。太ももの筋肉も一緒にほぐす必要があります。

また、ひざの痛みは、腎《じん》が弱って、老化が進んでいるときに感じやすくなります。筋肉だけでなく、腎もあわせて刺激しておきましょう。

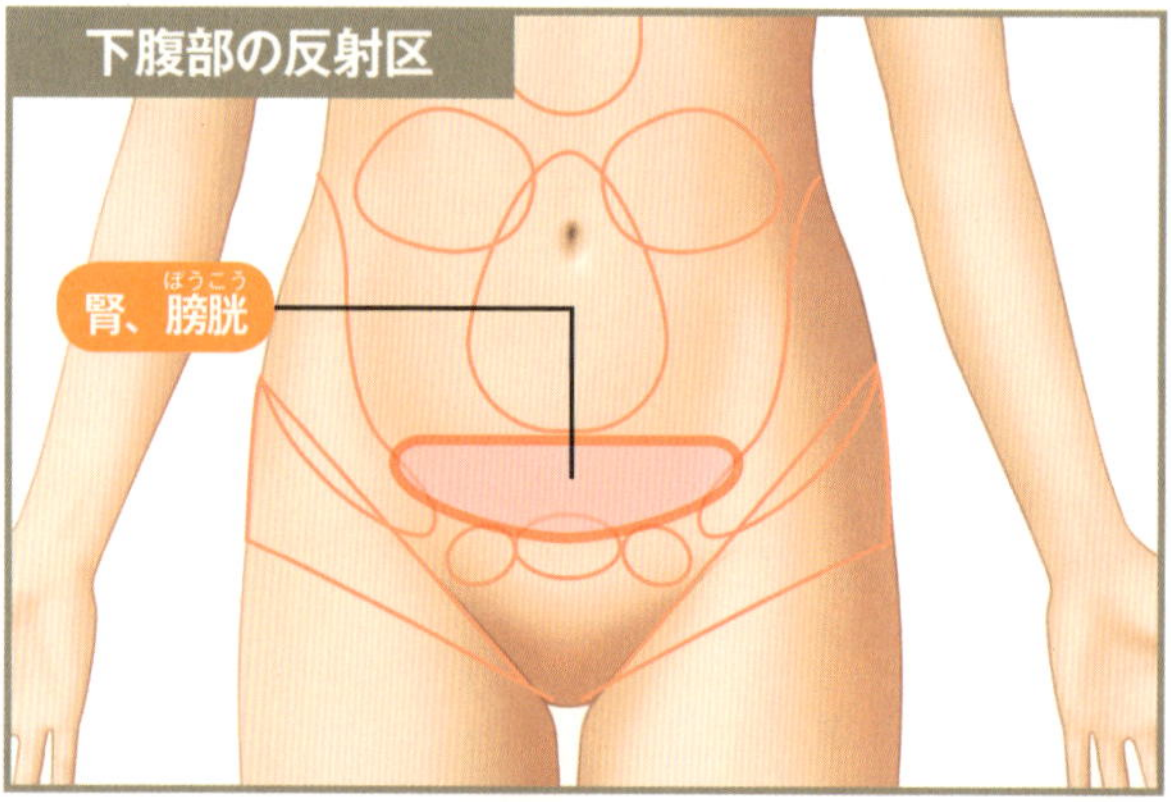

ひざの痛みは腎の不調から

腎が弱ると足腰やひざが悪くなり、転びやすくなります。転倒予防に長期的な腎の反射区マッサージもあわせて行いましょう。

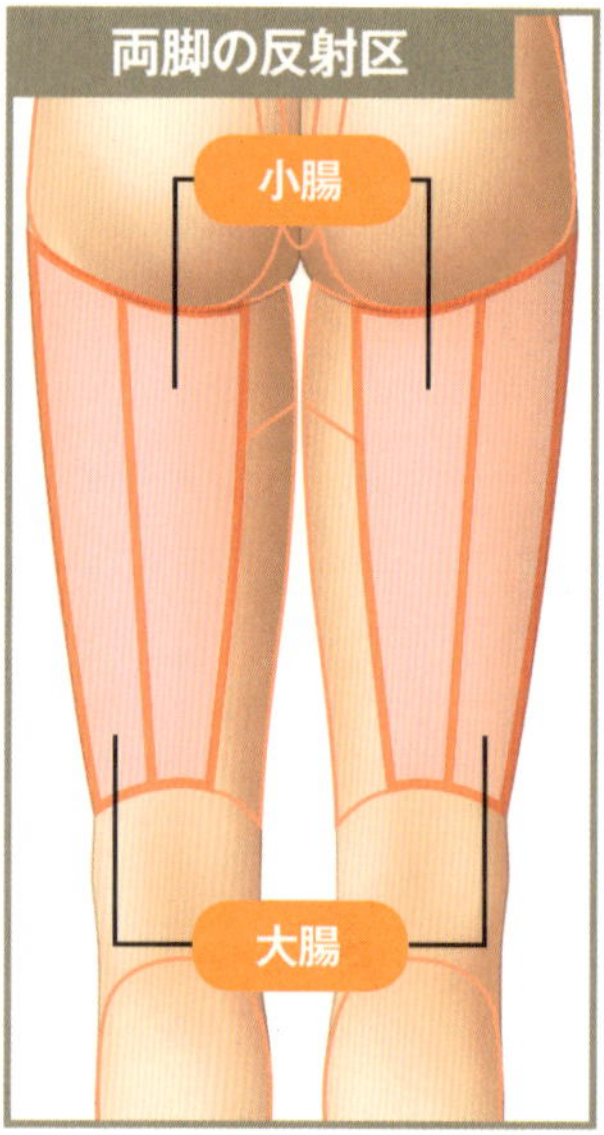

太もも全体をもみほぐす

手で肉をつかんで、太もも全体をもみほぐしましょう。力を入れても大丈夫ですが、あとで痛みが残らない程度に。

ひざうらの痛みは太ももうらを

痛みがひざの裏側に出るようなときは、そこへつながる、太ももの裏側をほぐすことで、ひざの筋肉の緊張がとれます。

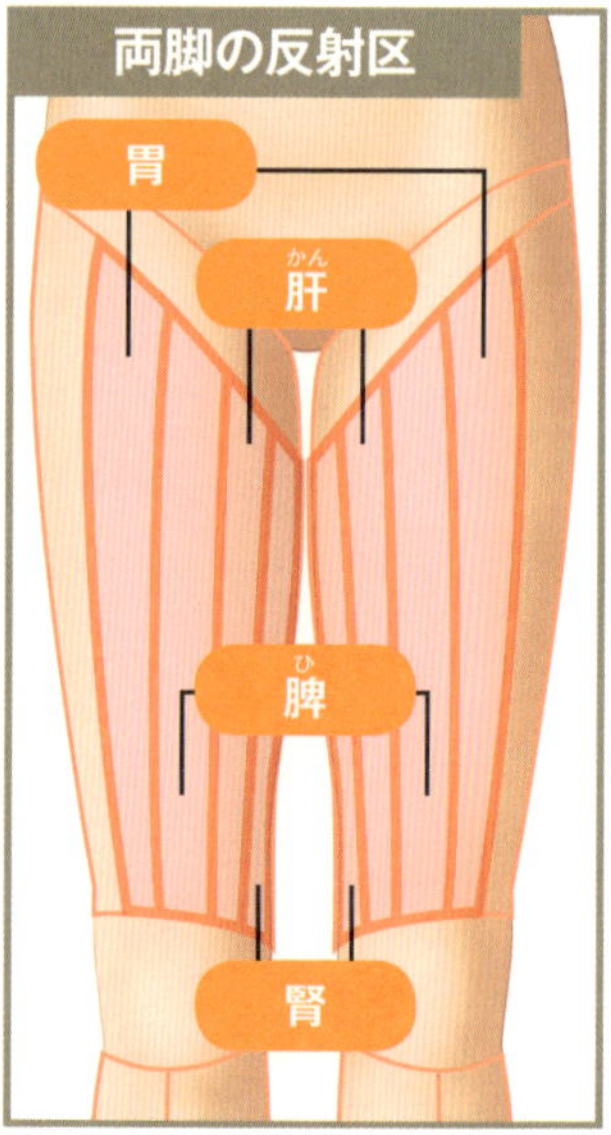

歯痛

症状

- 歯がズキズキと痛む
- 虫歯が進行した
- 歯がしみる
- 歯ぐきが腫れている

食事は楽しめないし、集中力も落ちてくる歯痛は、本当につらいものです。しかも、突然発症することが多く、事前に対処できません。そういうときこそ、反射区をもんで痛みを抑えてしまいましょう。

ただし、一時的に痛みが治まっても、虫歯などは自然治癒しません。症状が悪化する前に、歯科医の治療を必ず受けてください。

両手の甲の特効穴《とっこうけつ》

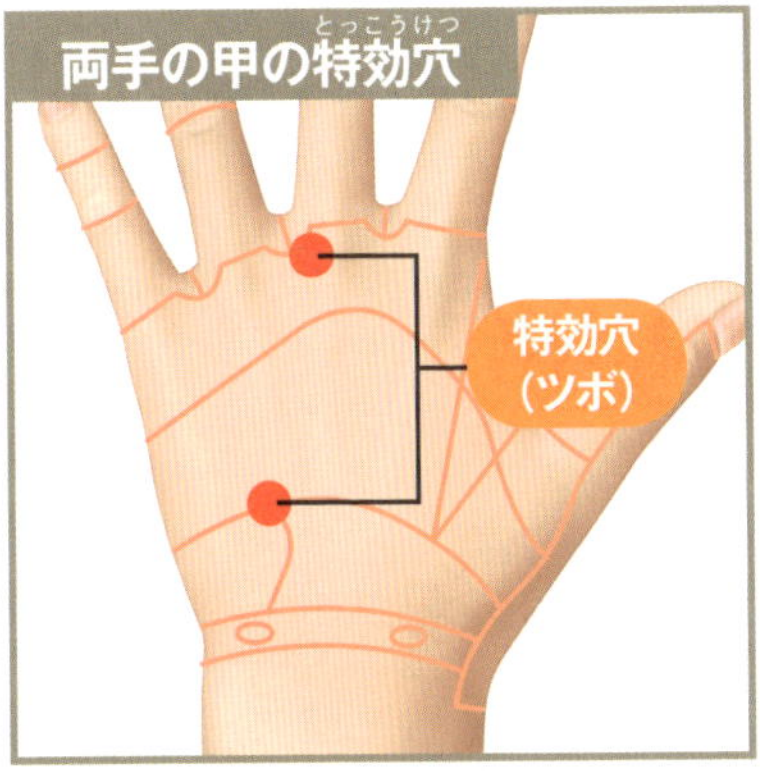

ツボの力で歯痛を抑える

特効穴は、特定の症状に高い効果があるツボのことです。手の甲の中指と薬指の間、中心から小指よりの2か所あります。

側頭部の反射区

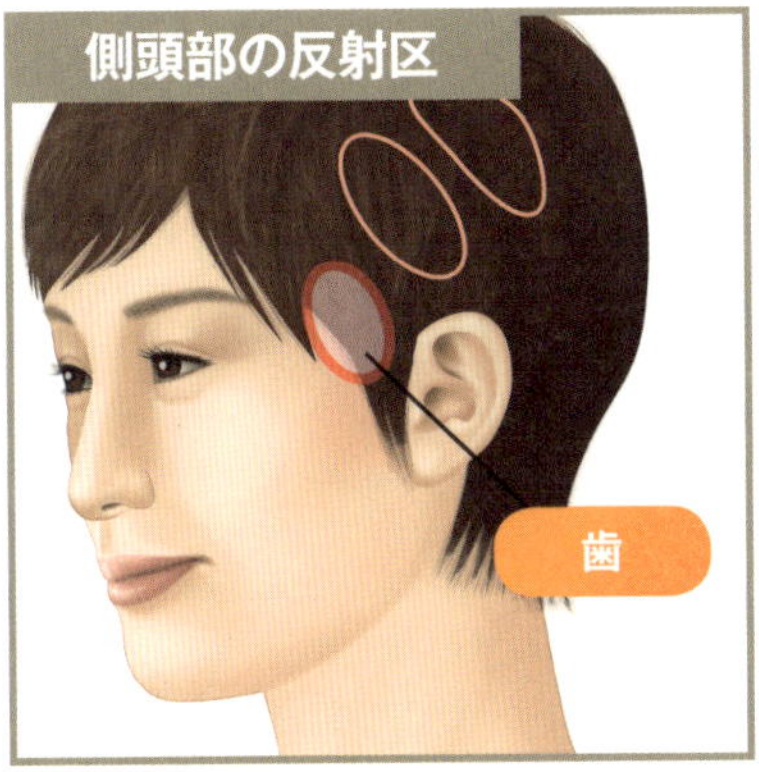

強すぎないように軽く押す

強く押したからといって、効果が早く出るわけではありません。指の力を感じるくらいの軽い刺激でいいです。

顔の反射区

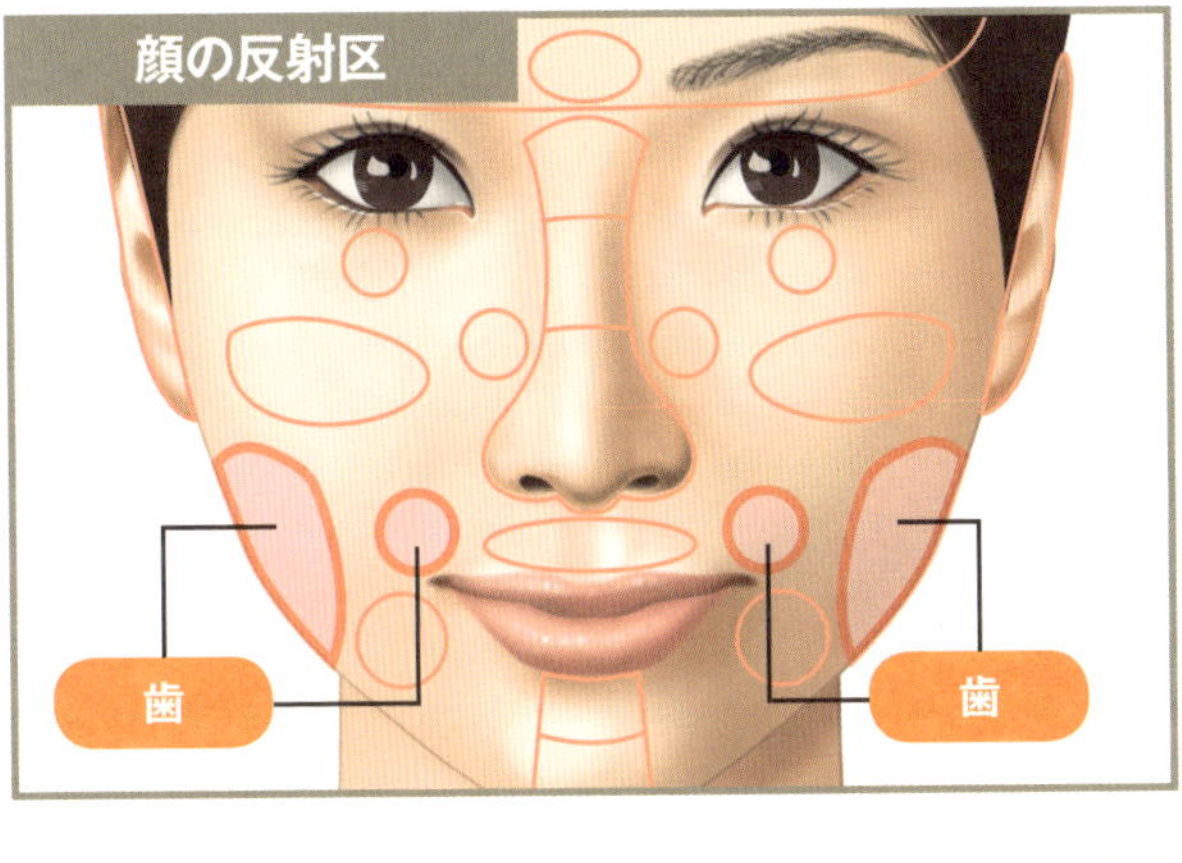

適度な刺激で痛みを抑える

指先で軽く反射区を押して、ぐりぐりと刺激を与えます。必要以上の刺激は避けてください。

花粉症

症状

特定の季節に症状が出る
鼻水が止まらない
目がかゆい

国民病ともいわれる花粉症は、スギの花粉が主ですが、ヒノキ、ブタクサでも発症することがあり、1年を通して、くしゃみ、鼻水、目のかゆみなどの症状が出る可能性があります。

花粉症はアレルギーによるものなので、治療には時間がかかります。そのため、早めの反射区マッサージで症状をやわらげます。鼻や目の症状を抑えると、かなり楽になります。

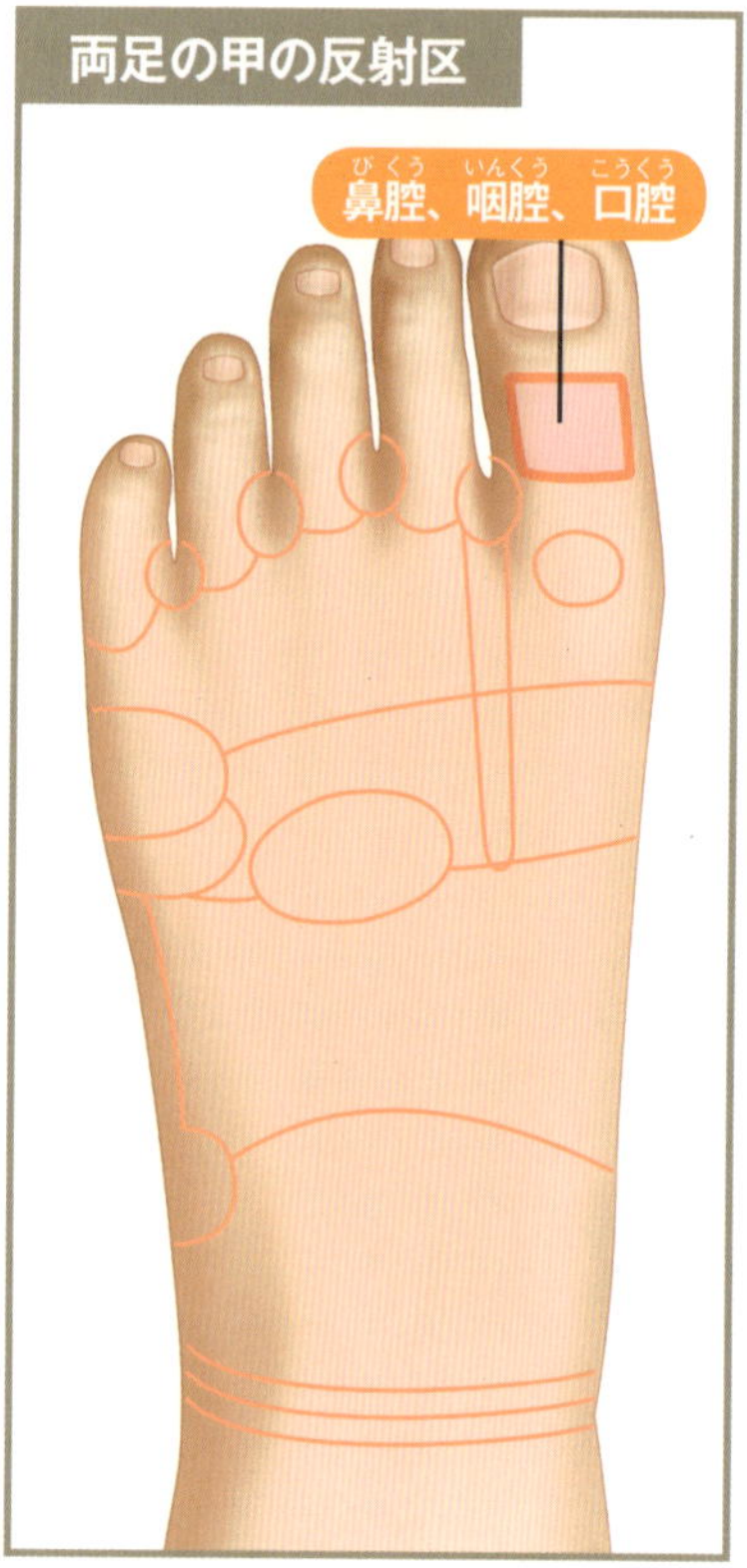

足の親指をつまんでもむ

足の親指を手の指でつまんでもみます。靴下は脱がなくても大丈夫です。厚い靴下のときは、少し強めにもみましょう。

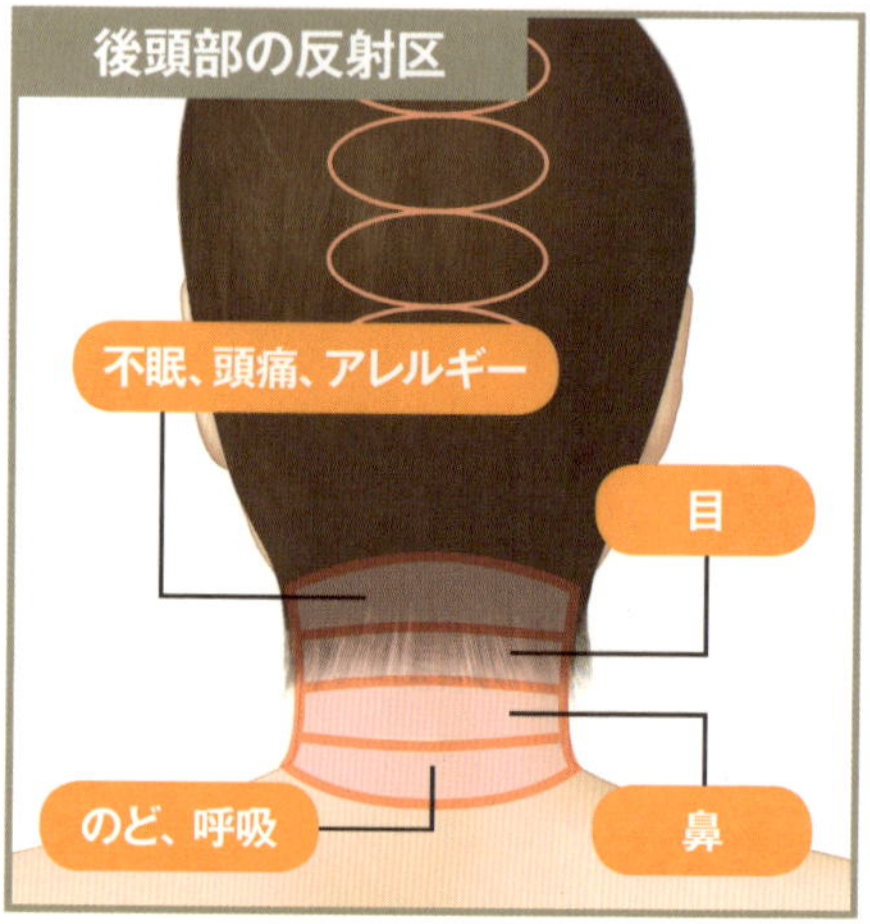

両手の指を使ってうなじ全体に刺激

うなじ全体が反射区になっています。両手の指を使って、全体を一度に刺激しましょう。手の熱であたためてもいいでしょう。

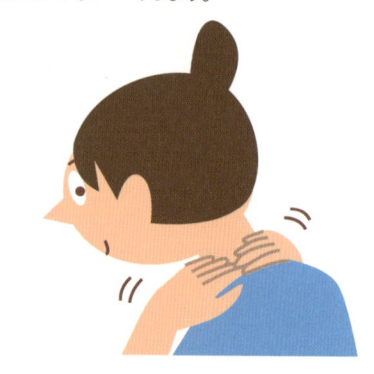

鼻水・鼻づまり

症状
鼻がつまって苦しい
鼻水が止まらない

電車の中や飲食店など、鼻をかみづらい場所も多いのに、やたらと鼻水が出て困るときは、反射区マッサージで、鼻水の分泌を抑えるようにしましょう。

鼻水は、鼻の中に入った細菌などを洗い流すために分泌されています。つまり、大量に鼻水が出るのは、風邪などの病気にかかっている可能性もあるのです。症状を抑えるだけでなく、病気の治療もあわせて行うようにしましょう。

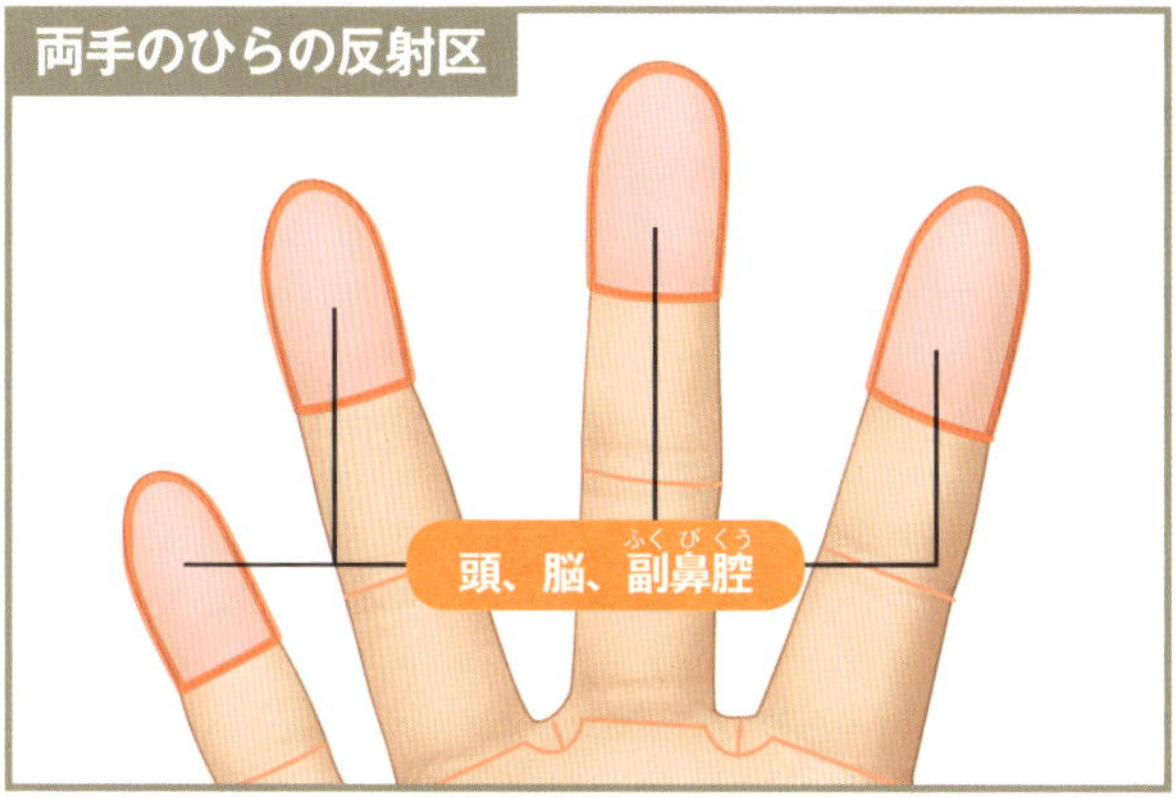

軽くつまんで指先を刺激

指先を軽くつまんでもみます。4～5回もんだら、別の指に変えてと繰り返し、3～4分ほどマッサージしてください。

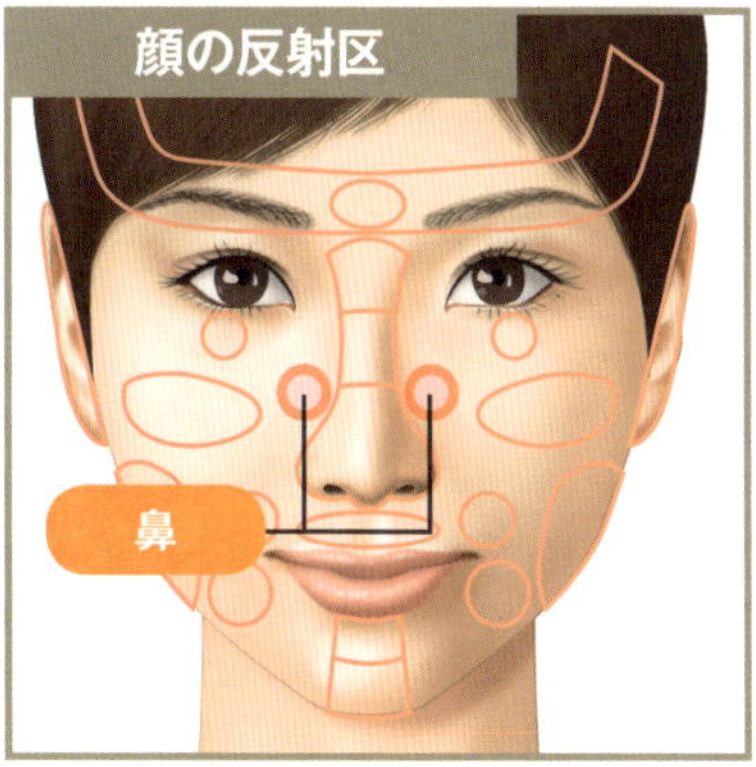

指先で軽く繰り返し刺激

指先で反射区を軽く何度か押すと、鼻の通りがよくなっていくのを感じます。2～3分繰り返し押しましょう。

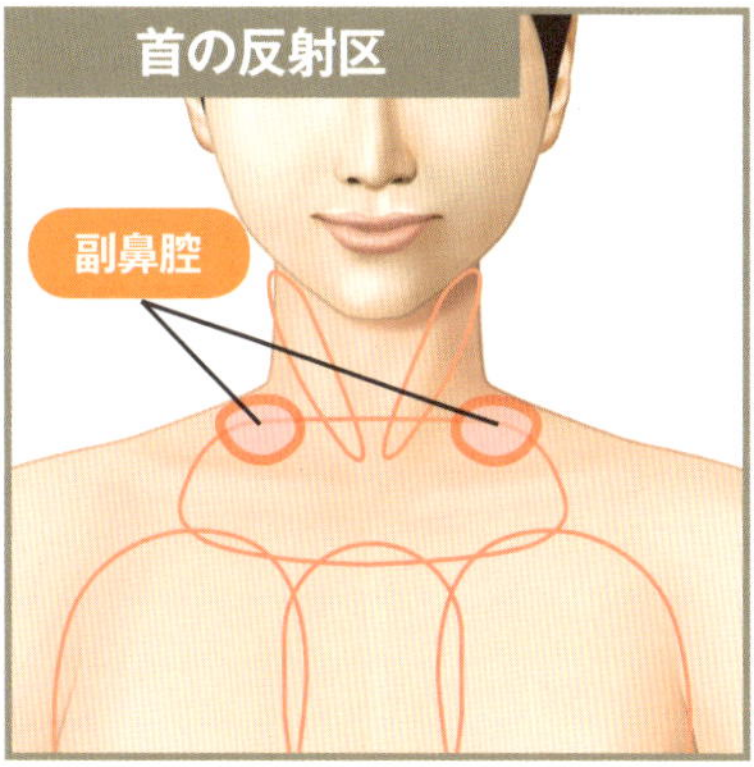

片手の指で首をつまむように

手の親指と人差し指で、2か所同時に首の根元を刺激します。息苦しさを感じる場合は、力の入れすぎです。

ドライアイ

症状

まばたきに違和感がある
目が疲れやすい
目に潤いが少ない

ドライアイは、涙が蒸発して目の表面が頻繁に乾燥する病気です。まばたきの回数が少ない、コンタクトレンズをつけている、部屋が乾燥しているなどのために目から水分が失われて発症します。目が乾いているため、まばたきのたびに違和感や痛みを生じます。

目だけでなく、水分の代謝を促進させる腎《じん》の反射区にも刺激を与え、涙の分泌を促します。

側頭部の反射区

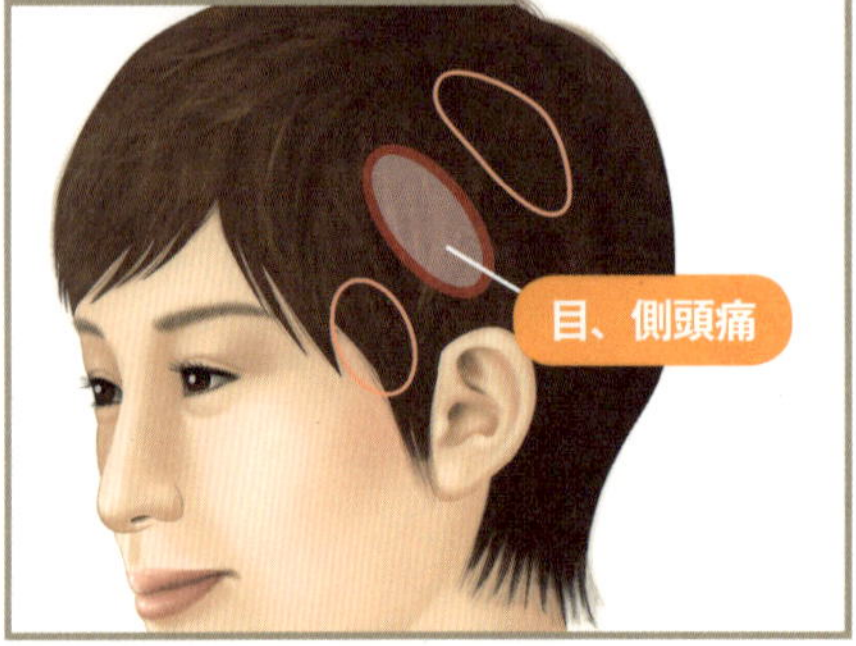

軽く押してマッサージ

反射区を指先で軽く押しながらなでます。左右同時に3～4分程度続けてください。

顔の反射区

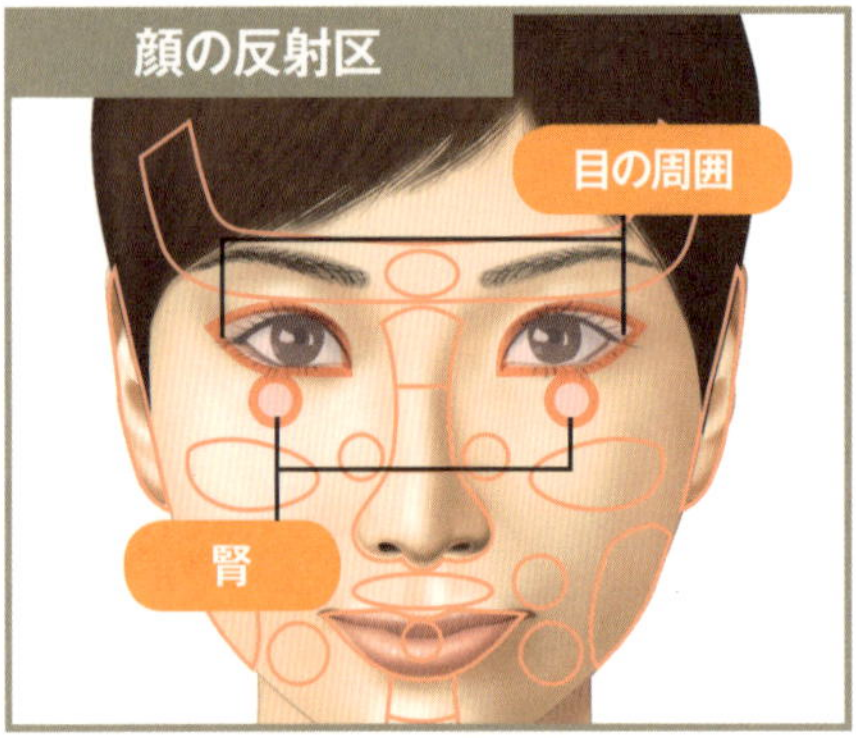

軽く目の周りをさするように

目の周りを押さずに軽くさすると、涙が出て目が潤います。腎も軽く押すだけにします。

両足うらの反射区

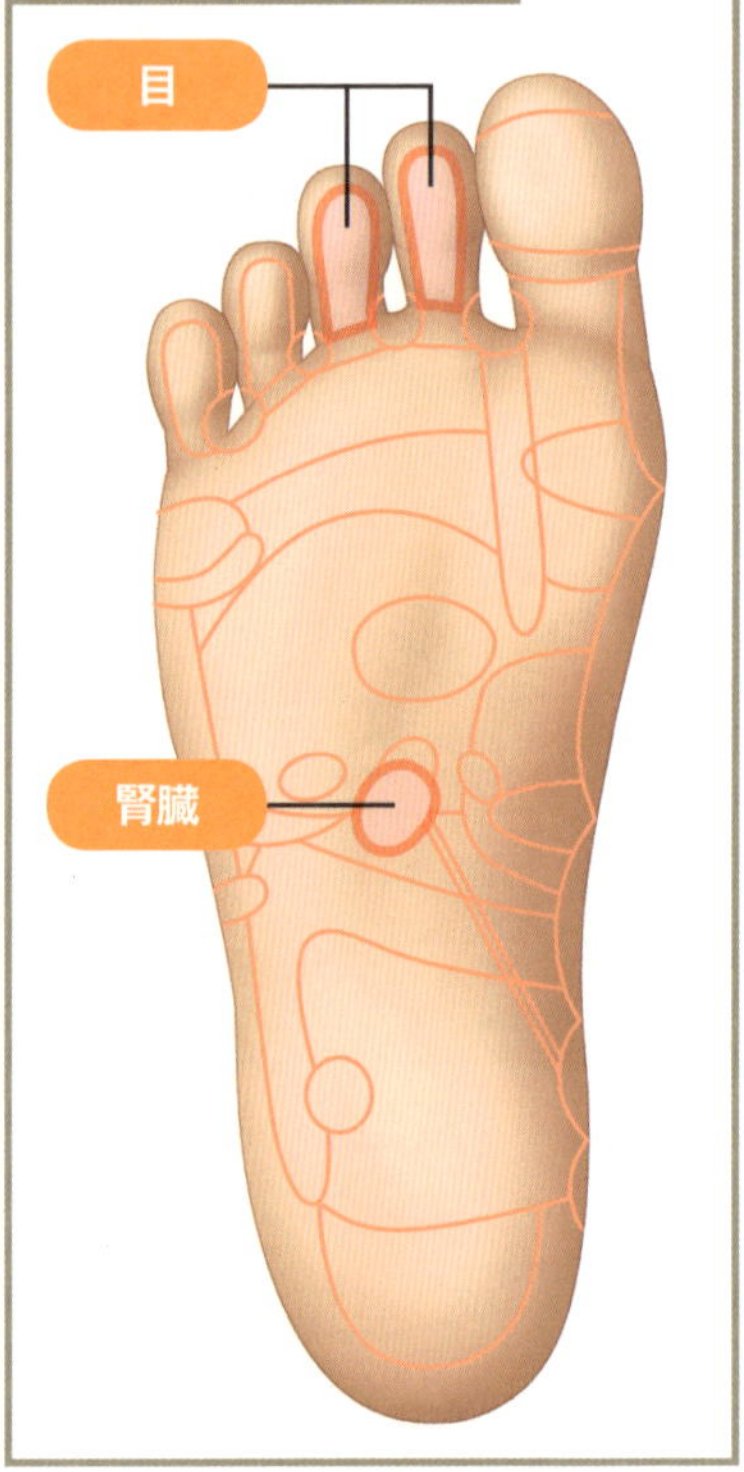

手の親指で強く押して刺激する

足のうらは皮膚が厚いので、強めに刺激しましょう。ただし、激しく痛みを感じるほどの力は必要ありません。

ぜんそく

症状

せきが続いて苦しい
せきが出ると止まらない
呼吸がうまくできない
ぜーぜーと息をする

ぜんそくは、アレルギーなどによって気管支が炎症を起こし、激しいせきや気道が狭まるなどの症状を起こします。人によっては、息をするのも苦しい状態になるので、治療には緊急を要します。

肺や気管支を刺激することで呼吸を楽にし、腎臓《じんぞう》やリンパ腺を刺激してアレルギーのもととなる物質の排泄を促します。

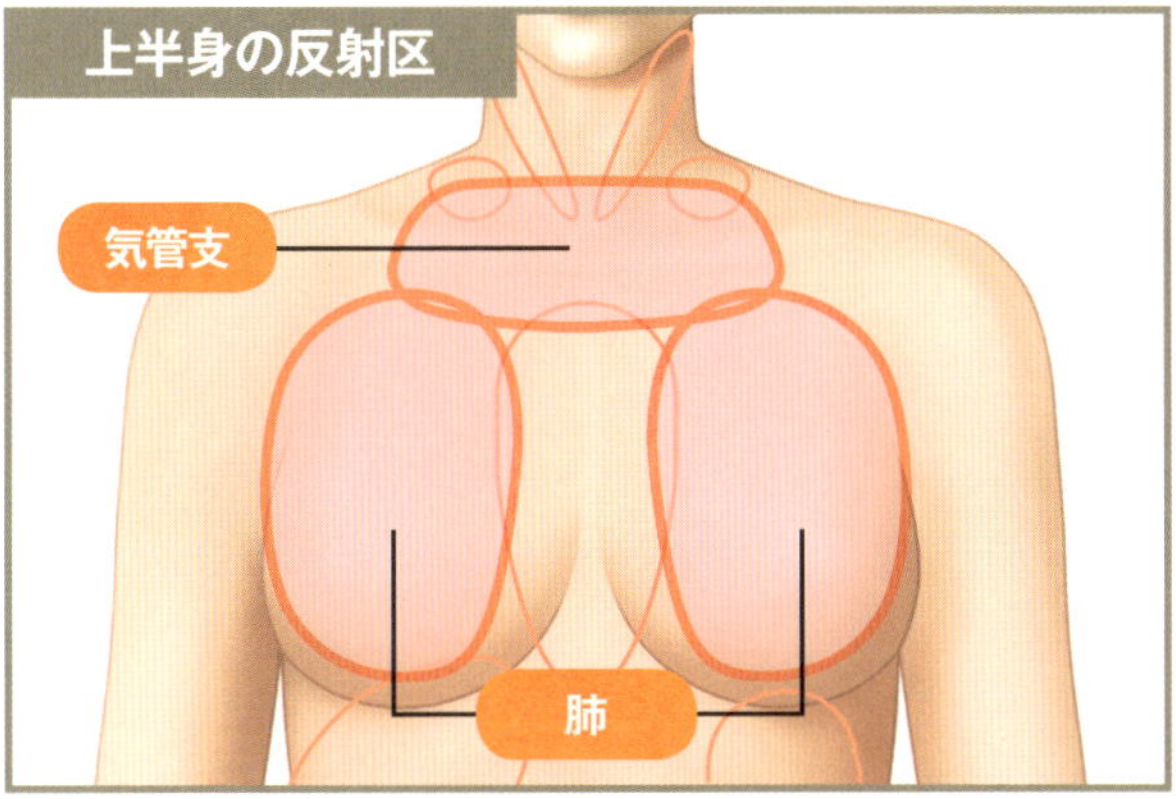

強く押さずにやさしくさする

骨のすぐ上にある反射区なので、押すと痛みを感じます。マッサージは、あたためるようにやさしくさすってください。

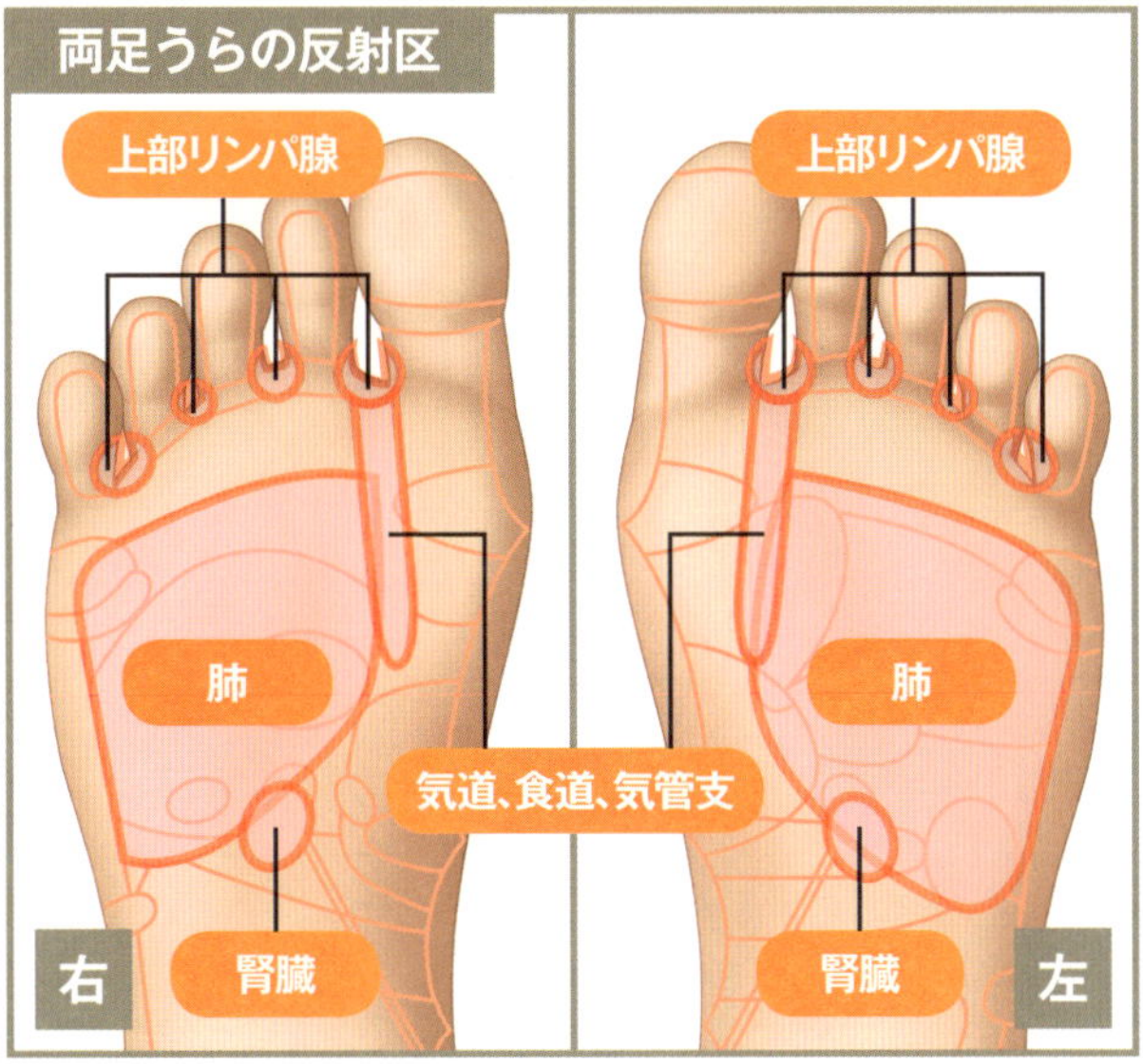

指の間の刺激は手の指で軽くつまむだけ

足のうらは、基本的に、強めの力で刺激します。ただし、指の間など皮膚の弱いところは、指先でつまんで軽くもむ程度にしましょう。

耳鳴り

症状

**静かなのに音が聞こえる
キーンと耳鳴りがする**

人の耳は、無音の状態でもかすかに音を感じますが、これは正常な状態です。ところが、はっきり「キーン」という音が片耳、または両耳から聞こえることがあります。こういった耳鳴りは、精神面や耳などに問題があるときに起こります。

　耳の反射区を中心にマッサージしますが、同時に腎《じん》へもマッサージしましょう。腎が不調になると、耳に影響が出ます。耳鳴りはその合図かもしれません。

両足うらの反射区

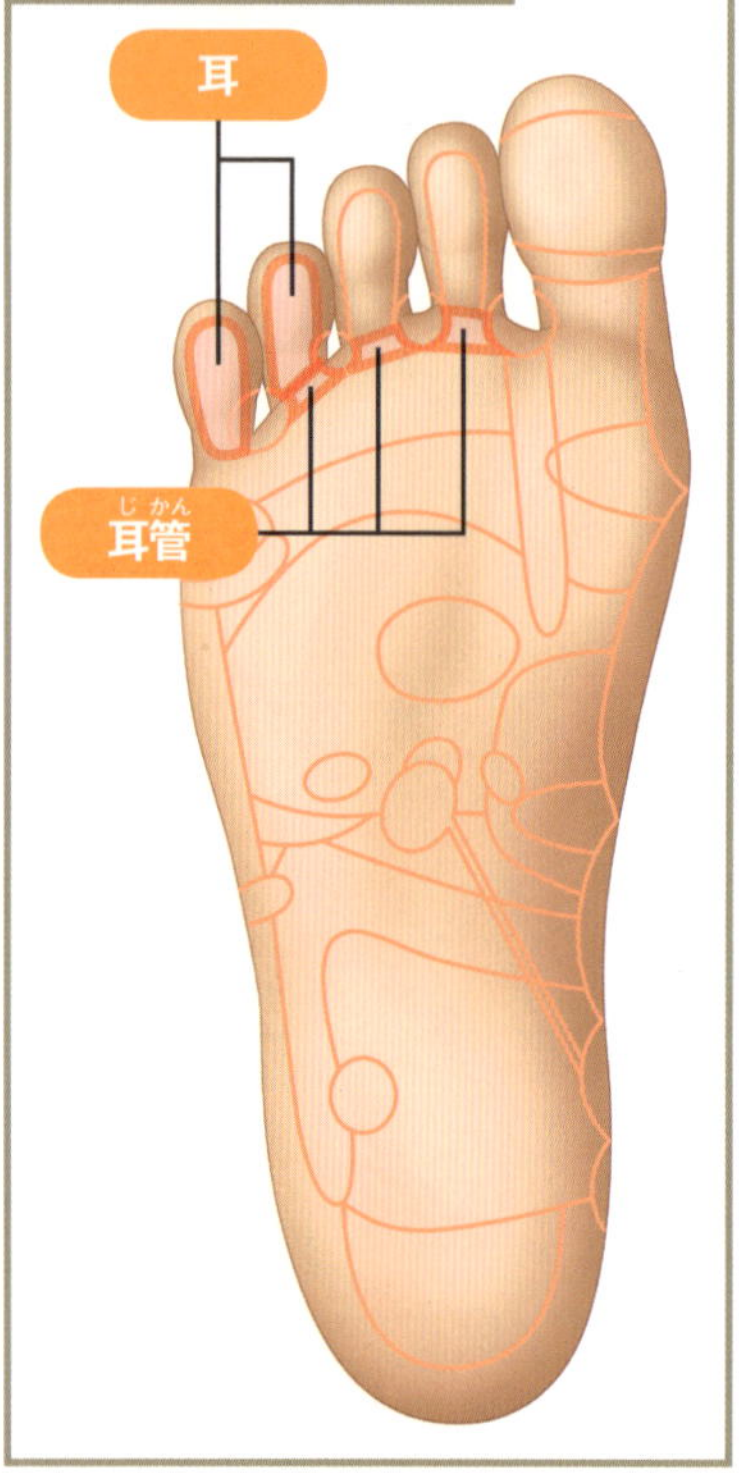

**力を感じる程度の
軽い刺激で大丈夫**

足のうらの中では、比較的皮膚の弱い部分です。力を入れすぎず、つまんで軽くもむ程度で効果が出てきます。

側頭部の反射区

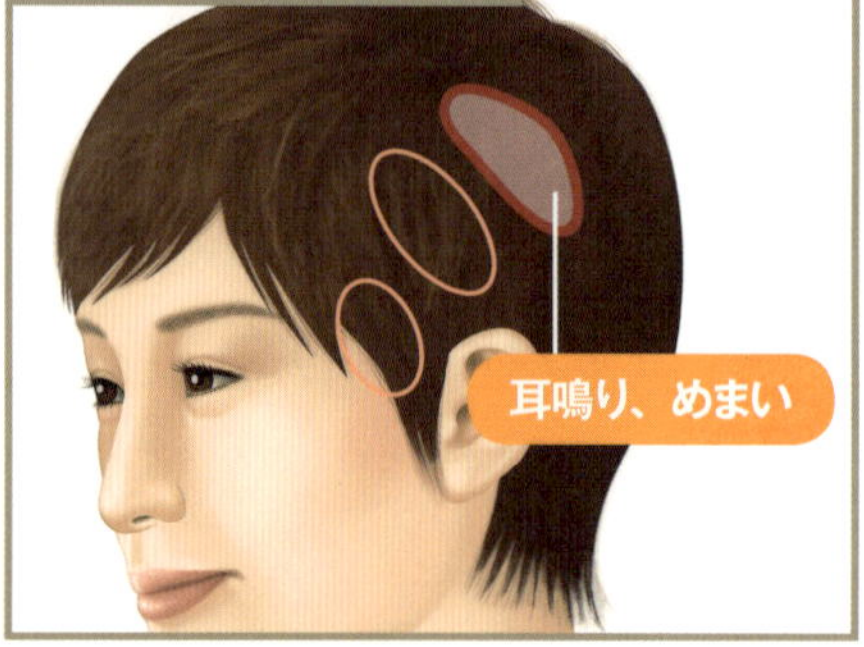

指で押して軽くマッサージ

耳鳴りに効果があります。押しながらなでてください。5分間ほど念入りにマッサージします。

腰の反射区

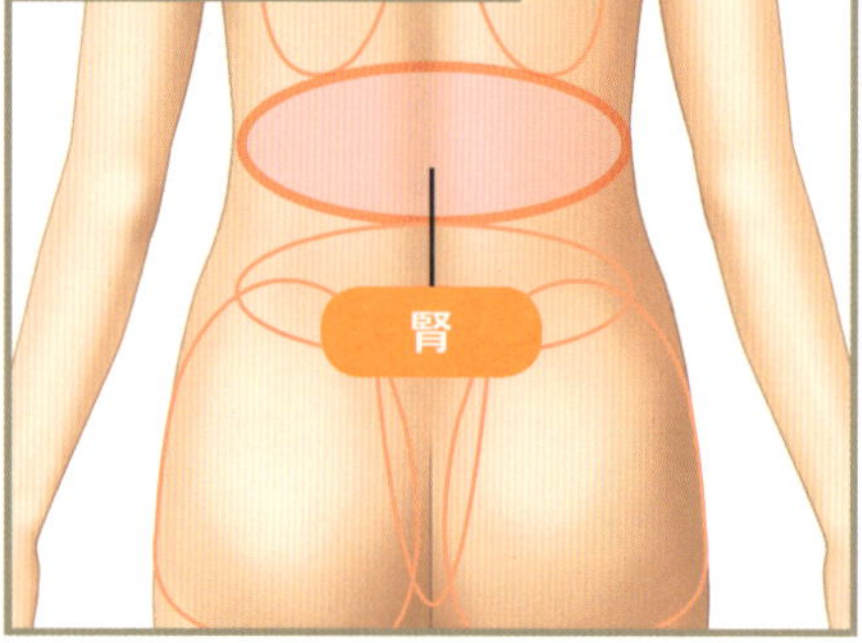

手だけでなく道具を使う

マッサージしにくい場所なので、枕をあてるなど、道具を使ってマッサージします。

円形脱毛症

症状

頭部の一部で毛が抜けた
抜け毛が増えている
簡単に髪が抜ける

円形脱毛症というと、小さな10円玉ほどの脱毛と思いがちですが、もっと広範囲だったり、頭部全体の毛が抜けることもあります。ストレスやアレルギーが原因といわれていますが、はっきりしていません。

頭と心《しん》、横隔膜《おうかくまく》へ刺激を与えることでストレスの解消、血行の改善をし、体を発毛しやすい状態にします。念のためアレルギーの反射区も刺激します。

後頭部の反射区

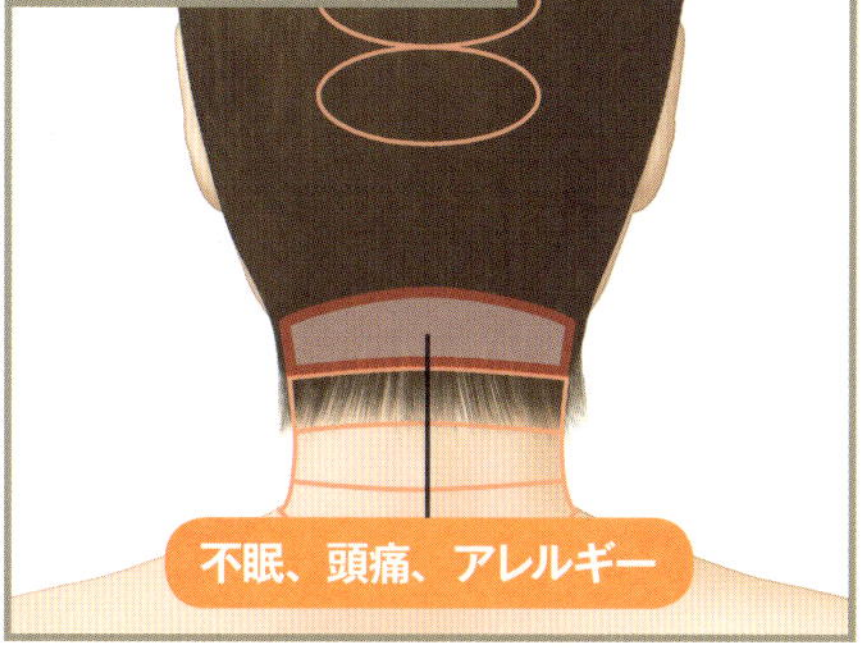

指でもんだりたたいたり

アレルギーの可能性を考慮して刺激します。3分ほど指で軽くもんでください。

上半身の反射区

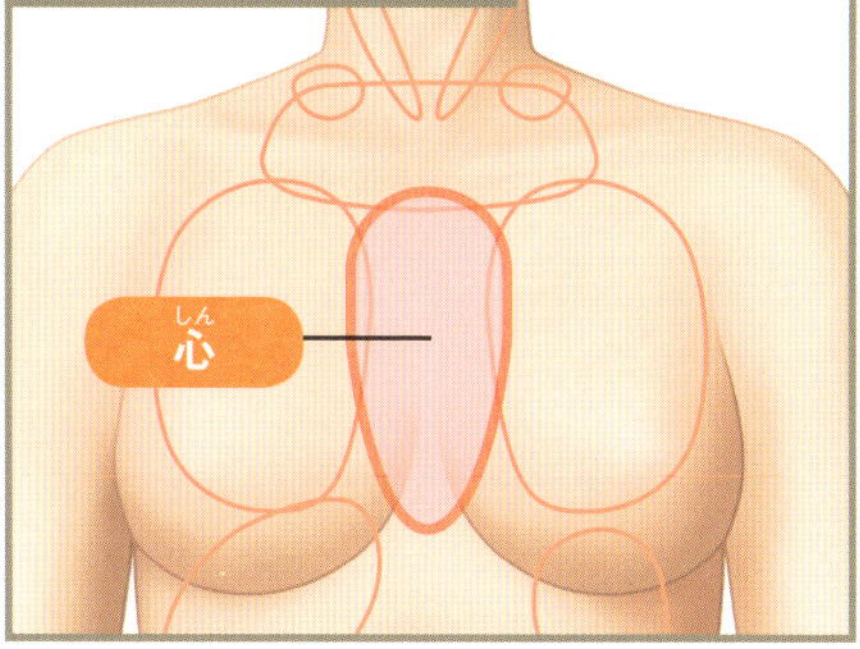

骨の上では押さずにさする

反射区が骨の上にあるので、押さずにさすります。力は入れず、やさしくさすりましょう。

両足うらの反射区

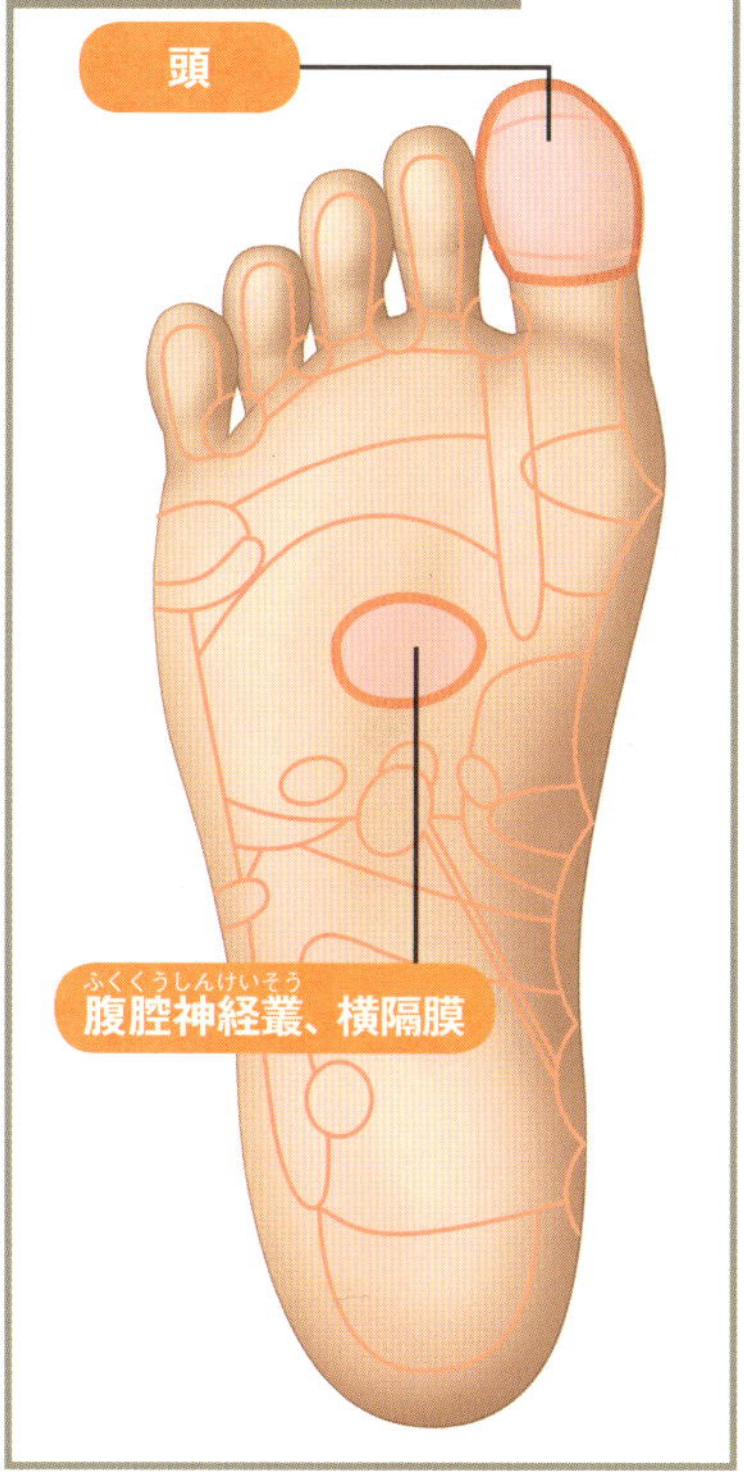

強めの力と弱い力を使い分け

足のうらの中心と、指先では力の入れ加減を変えてください。皮膚の厚さに応じて、痛くないように刺激します。

慢性胃炎

症状

胃が痛い
空腹になると胃が痛む
吐き気がする
膨満感《ぼうまんかん》がある

胃壁が胃液によって炎症を起こす病気です。通常、胃壁は粘膜によって守られていますが、暴飲暴食、細菌の感染などによって粘膜が荒れて、胃液からダメージを受けてしまうのです。

症状の改善には、胃炎のために調子を落としているほかの消化器も刺激します。消化器全体の調子が整うと、胃炎の症状も落ち着いてきます。

下半身の反射区

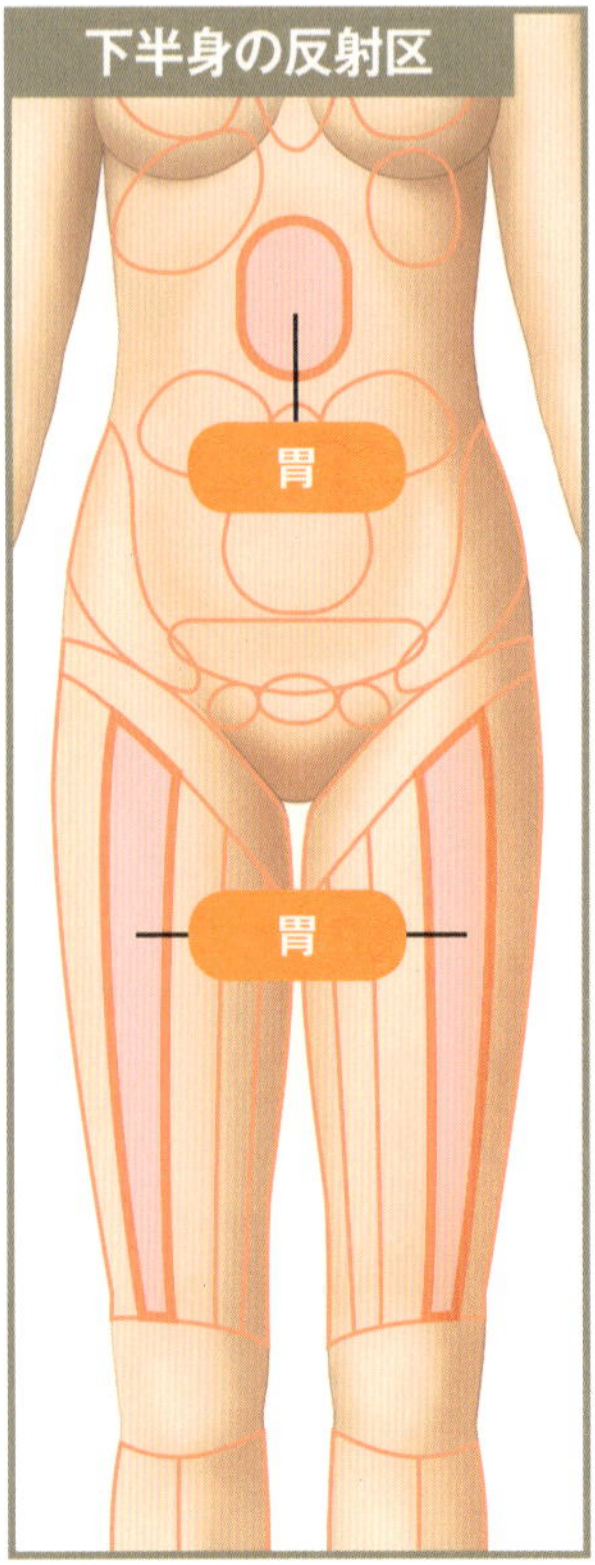

お腹はさすって脚は強めに

お腹の反射区はやさしくさすってあたためます。脚は多少強い刺激にも耐えられるので、手でぐいぐい押しても大丈夫です。

両足うらの反射区

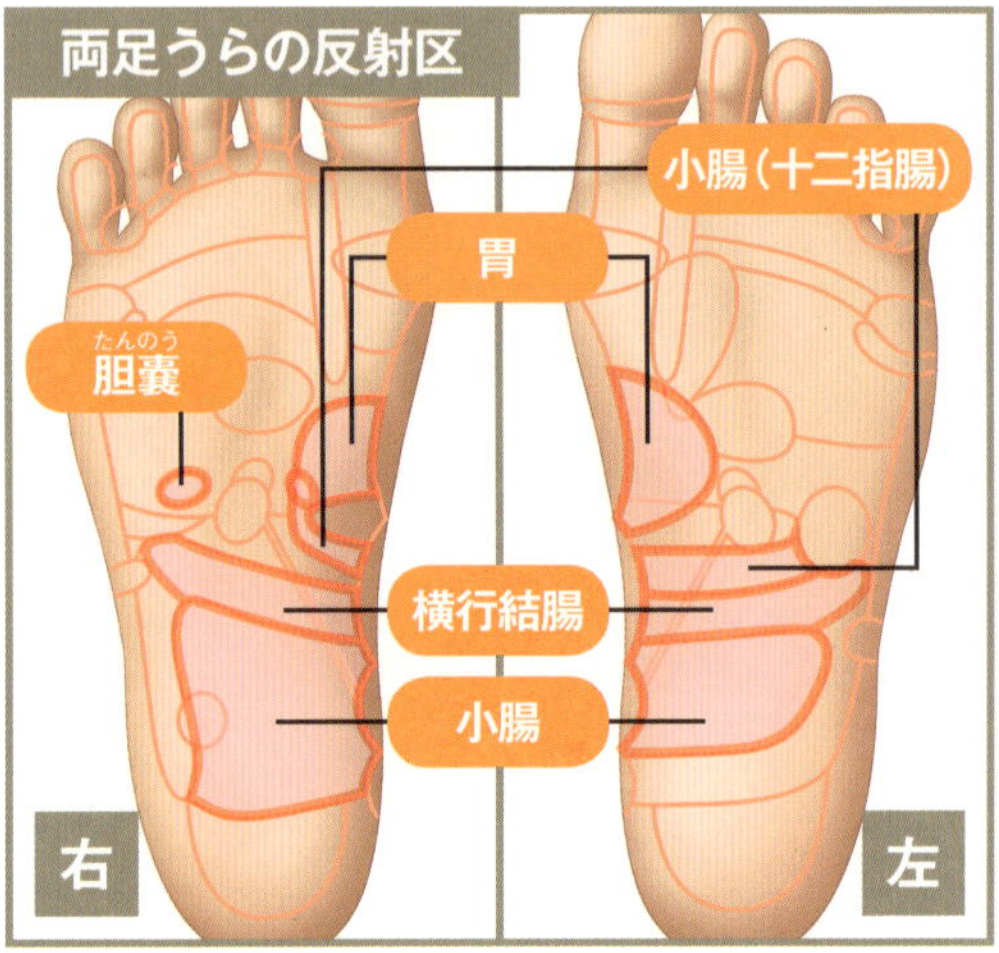

足うらの中央を指でまんべんなく押す

消化器の反射区は、足うら中央に集中しています。複数の指を使って、まとめて刺激すると、早くて簡単です。

左手のひらの反射区

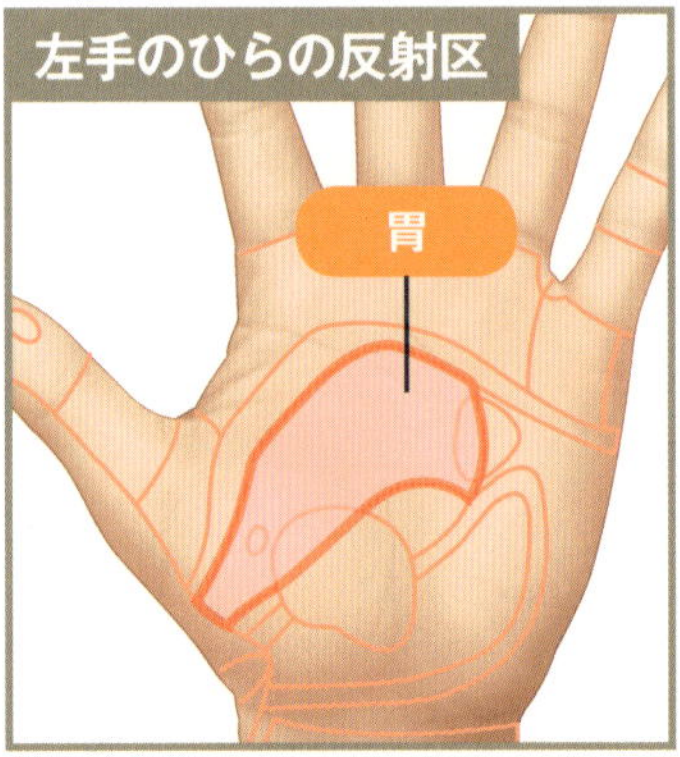

親指で強く押して刺激

反射区を親指の腹で、強く何度も押して刺激を与えます。

痔疾

症状

排便時に出血する
イスに座ると肛門が痛い
肛門が腫れている
肛門にイボがある

長時間イスに座っていたり、辛い食べ物の摂取、便秘などによって肛門に負担がかかることで、痔が発症します。

痔には切れ痔、イボ痔などさまざまな種類がありますが、どの場合でも症状をやわらげるには、肛門への負担を減らすことが大事です。大腸と肛門の働きを活発にして、腸内に便が溜まらないようにします。

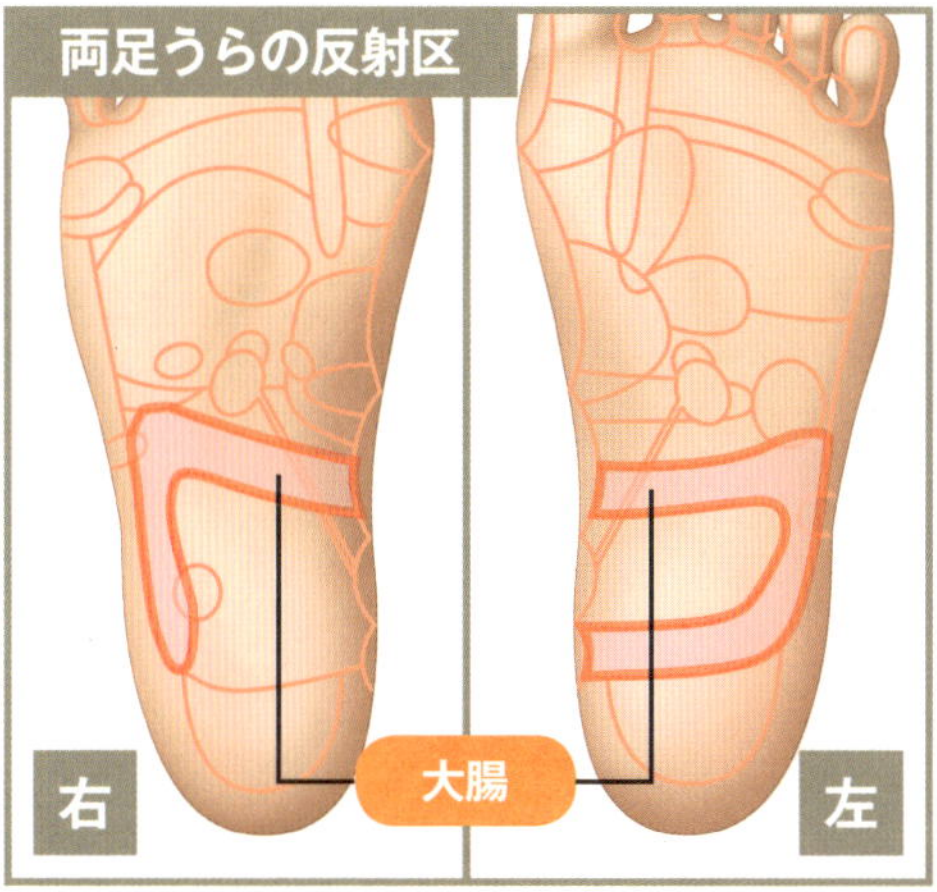

大腸の反射区を押しながらなぞる

大腸である上行結腸から直腸までの反射区を指で強く押しながらなぞって刺激します。

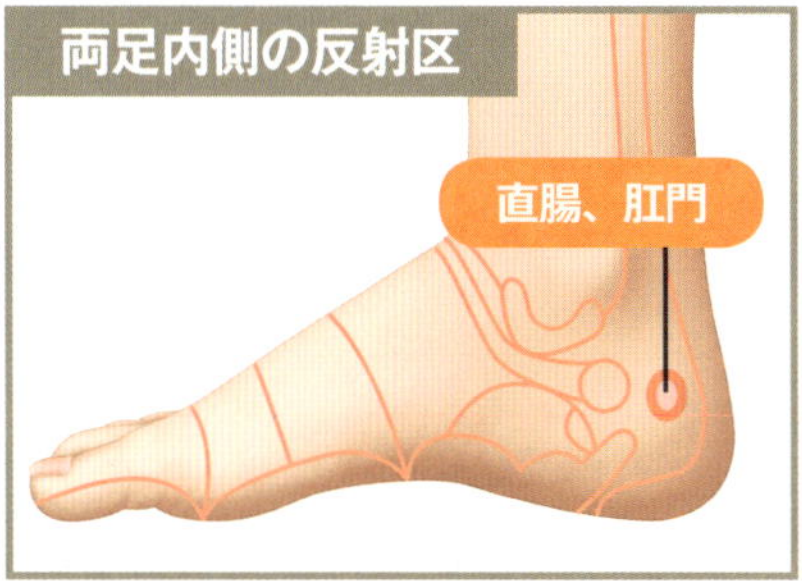

かかとをつまんで親指で刺激

直腸、肛門の反射区は、かかとを指でつまんで刺激します。症状を楽にし、排便しやすくします。

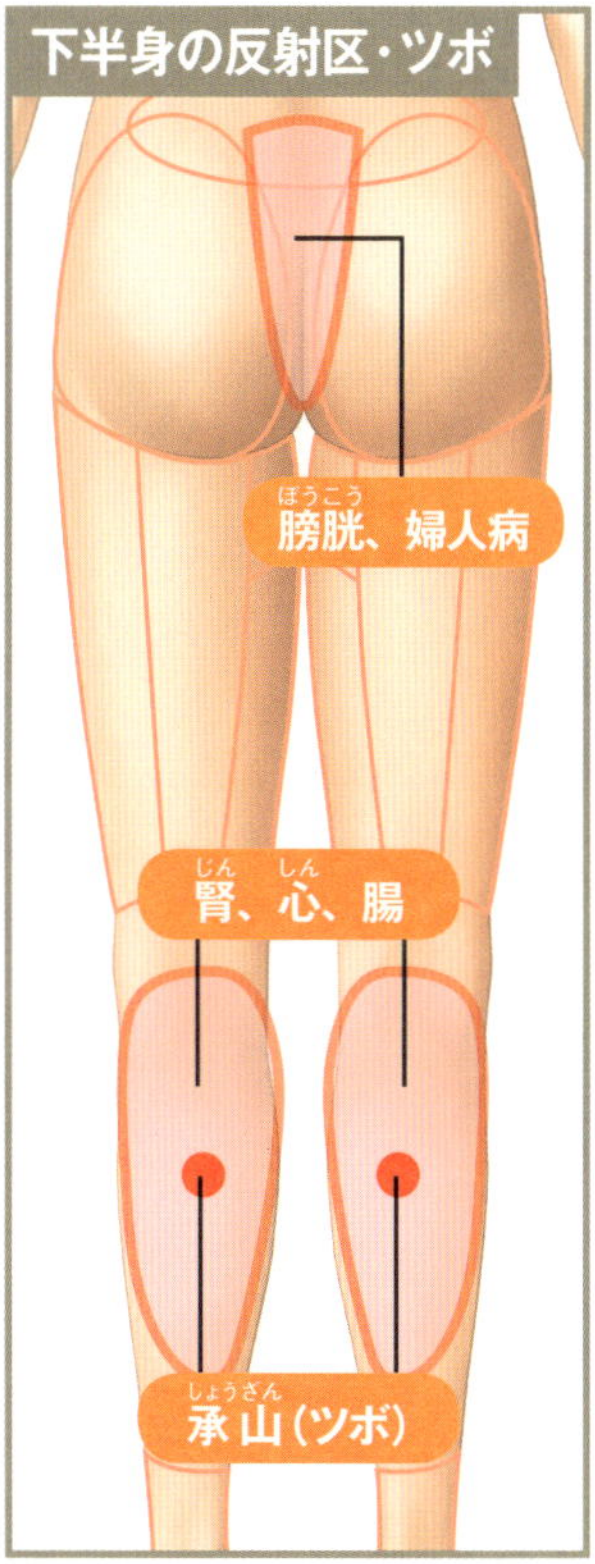

痔に効くツボ承山を中心に親指で押す

膀胱、婦人病の反射区はさすって、肛門の血流を改善します。ふくらはぎは、痔に効くツボである承山を中心に指で押します。

自律神経失調症

症状

- 感情の浮き沈みが激しい
- ボーッとしてしまう
- なんとなく調子が悪い
- 体調を崩しやすい

自律神経失調症は、不規則な生活やストレスなどによって自律神経が正常に働かなくなるために起こり、さまざまな体調不良や精神的不調の原因になると考えられています。

頭、首、頸椎《けいつい》、腹腔神経《ふくくうしんけい》叢《そう》といった自律神経に関係している反射区を一通りマッサージします。マッサージを続けることで、症状がやわらぐでしょう。

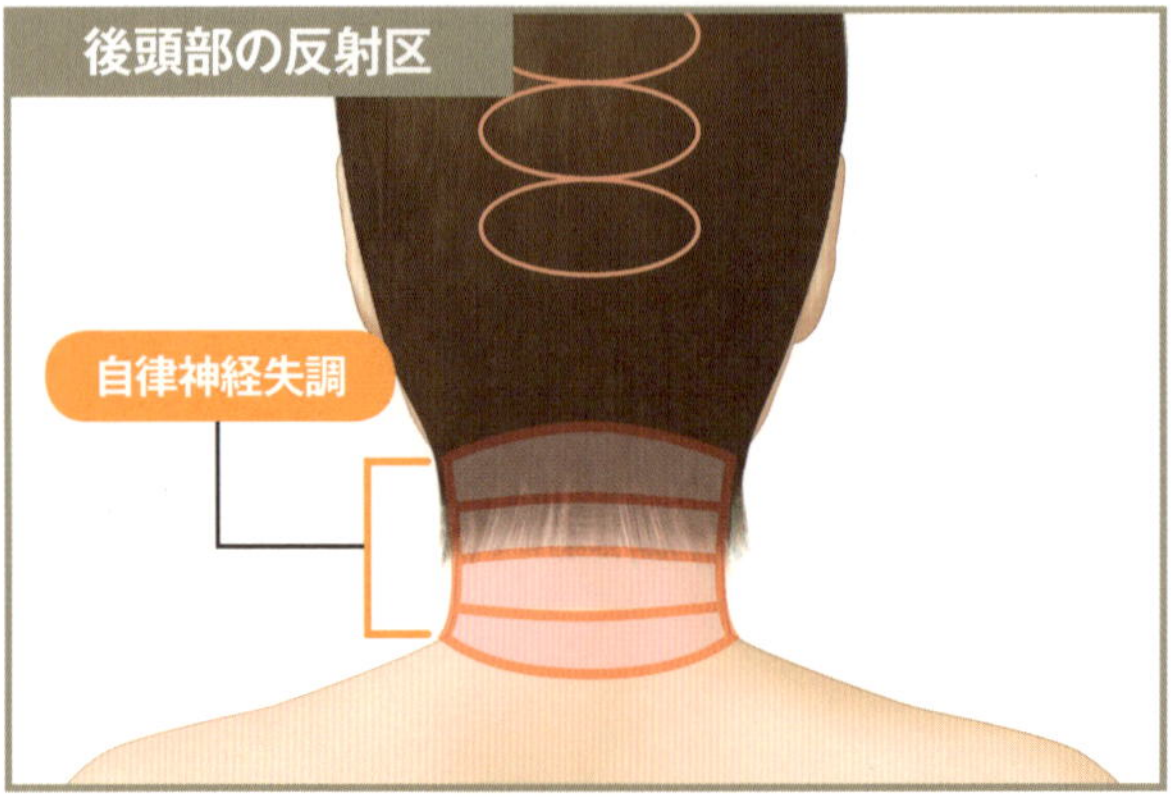

手のひらでうなじをつつむように

うなじ全体が自律神経の失調に効果があります。手でうなじを包み、もみほぐすようにしてマッサージしましょう。

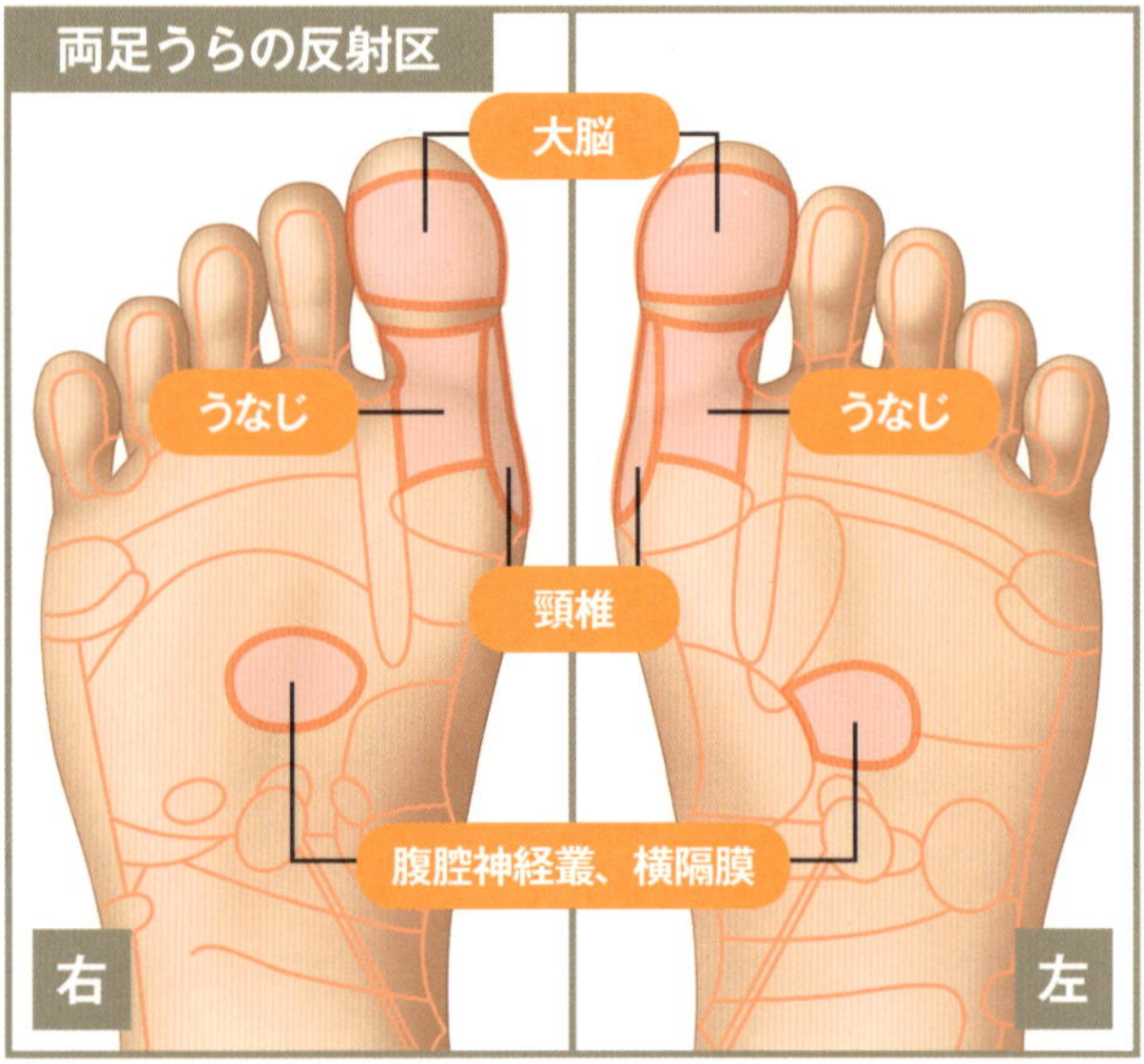

刺激するときは片足ずつ行う

指の周辺は、強く押すと痛いので、つまんだり、軽く押す程度にしましょう。刺激するときは、両足同時ではなく、片足ずつ行ってください。

口内炎

症状

口内に傷ができた
口内の粘膜がしみる
口内炎がよくできる

うっかり口の中を噛んでしまったり、食べ物で傷をつけると、その部分が炎症を起こして口内炎ができます。それ以外にも、ビタミン不足やストレスなども口内炎の原因になります。

胃が弱ると口内の調子が悪くなり、口内炎ができやすくなります。また、脾《ひ》は、口や胃、腸などの粘膜をつかさどっているので、刺激することで口内炎の治療に効果があります。

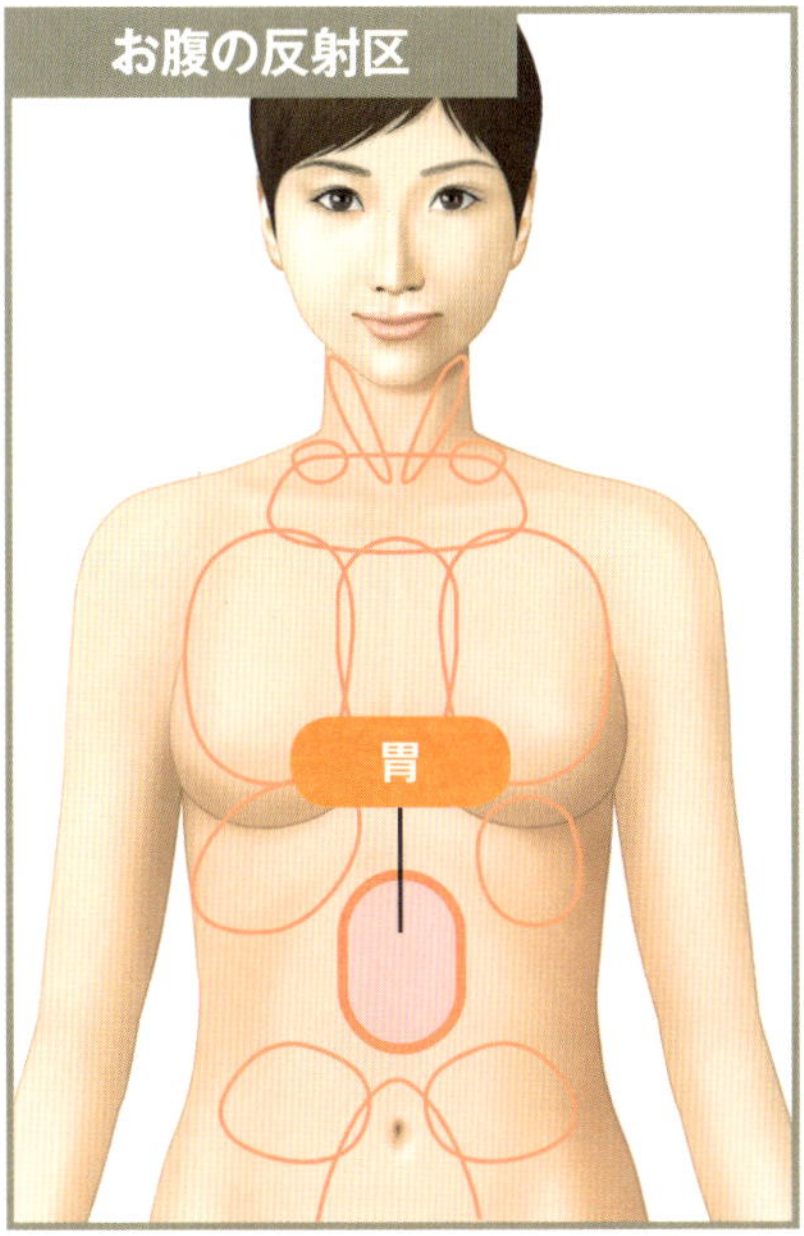

疲れた胃をいたわるように

胃の調子が悪くなると口内炎の症状が出てきます。暴飲暴食などで疲れた胃をいたわるように、やさしくさすりましょう。

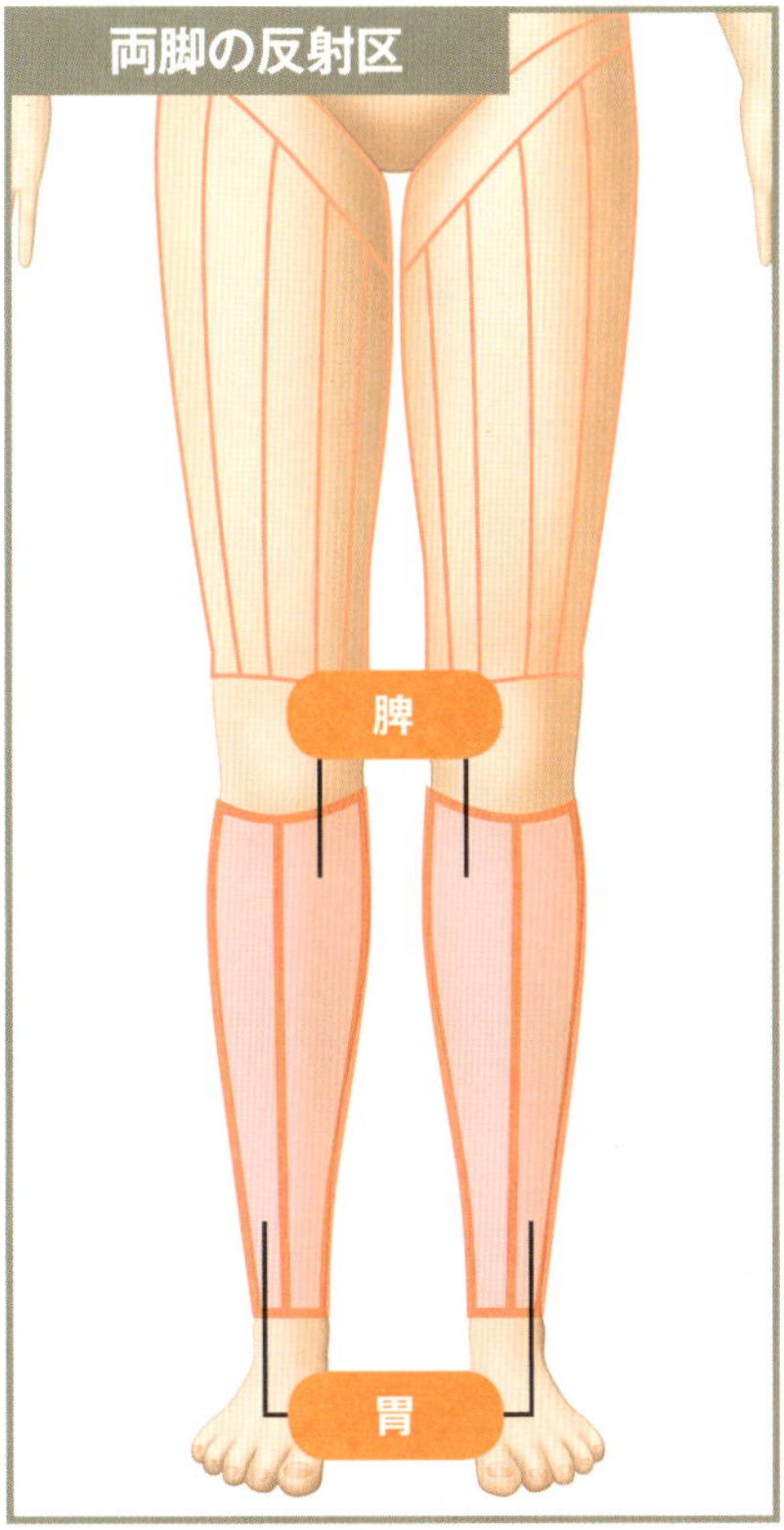

口内炎のときはすねに効果あり

すねは、口内炎の原因となる胃と脾を一度にマッサージできて便利です。ズボンの上からでも、手のひらで押しましょう。

膀《ぼう》胱《こう》炎《えん》

症状

- 尿に血が混じる
- 排尿時に痛みがある
- 何度もトイレに行く
- 高熱が出る

膀胱が細菌に感染して起こる炎症で、女性がかかることが多い病気です。膀胱炎を放置すると、悪化して腎臓《じんぞう》まで細菌に感染することもあるので、早めに治療しましょう。

膀胱や尿管だけでなく、その周辺の鼠径部《そけいぶ》、尿を生成する腎臓も含めて刺激することで、膀胱の炎症をやわらげ、尿による細菌の排出を促します。

両足うらの反射区

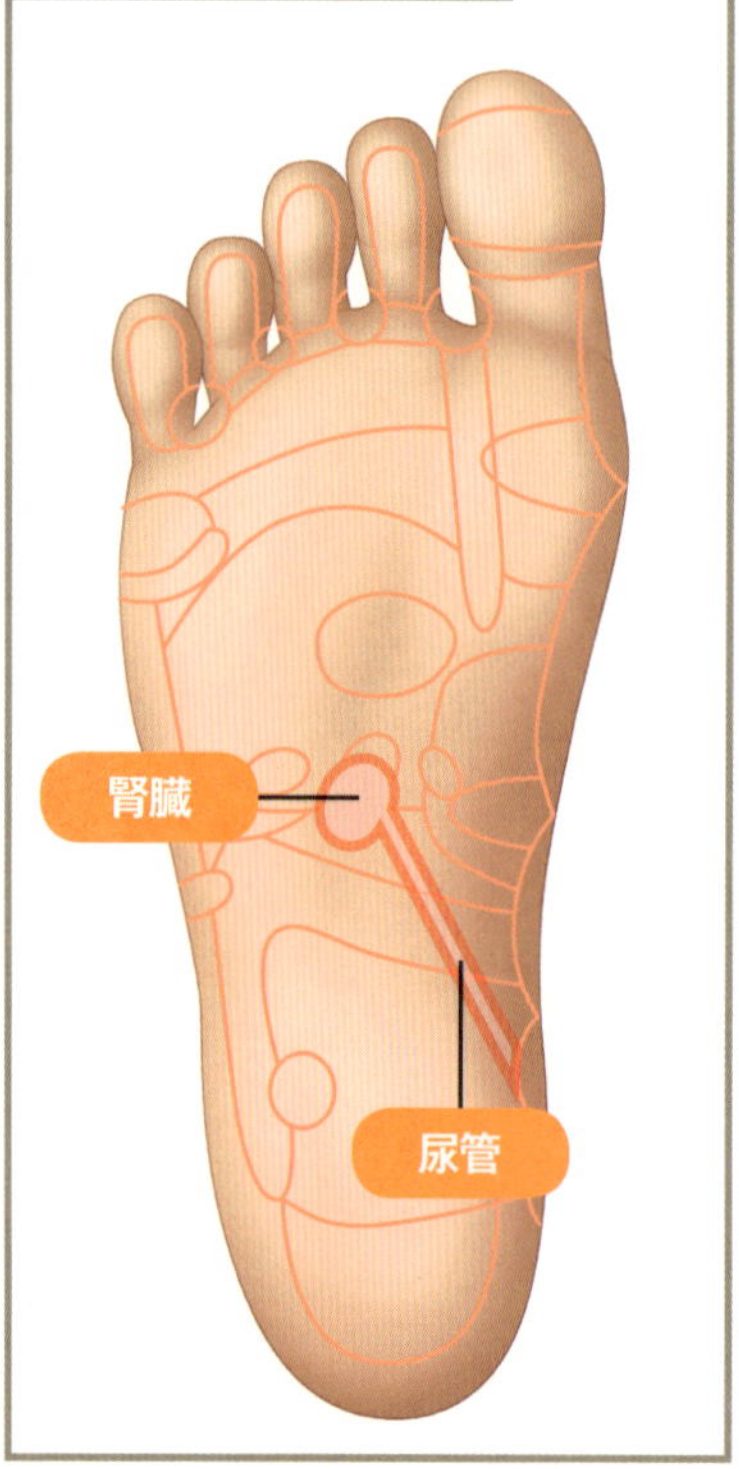

強く押しながら2つ同時に刺激

腎臓と尿道を刺激して、細菌の排出を促します。腎臓と尿管の反射区を強く押しながらこすって刺激しましょう。

下腹部の反射区

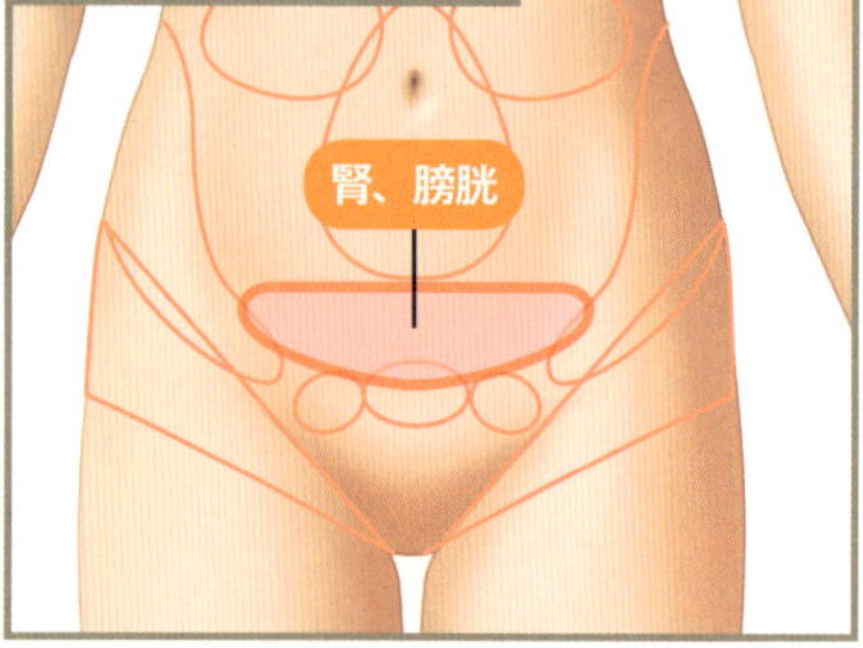

排尿を促すように指先で軽く押す

排尿を我慢すると雑菌繁殖の原因になるので、指で軽く押して刺激します。

両足外側の反射区

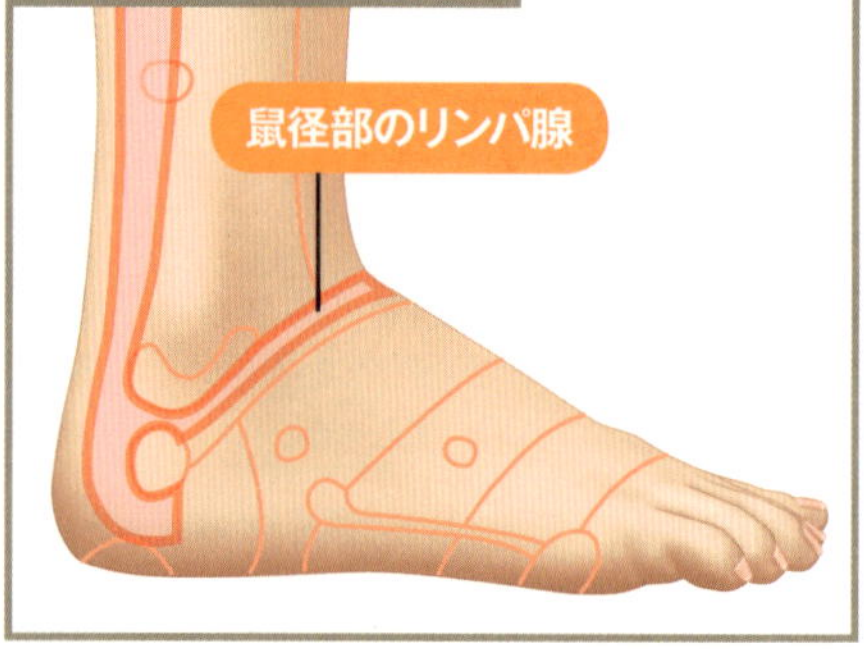

指で押しながら反射区をなぞる

リンパは免疫に関わり、細菌感染を防ぎます。指先で反射区をなぞるように押して刺激します。

消化不良

症状

食後に胸焼けがする
げっぷが多い
吐き気がある

食事から時間が経っても満腹感が持続している、胃が重い、気持ち悪いというときは、胃の消化能力が落ちているかもしれません。暴飲暴食やストレス、脂肪分の多い食事、アルコールなどで胃に負担がかかったのが原因です。

消化器を活発にするため、胃の反射区を刺激し、同時に小腸を刺激することで、低下した栄養吸収能力を補うことができます。

両足うらの反射区

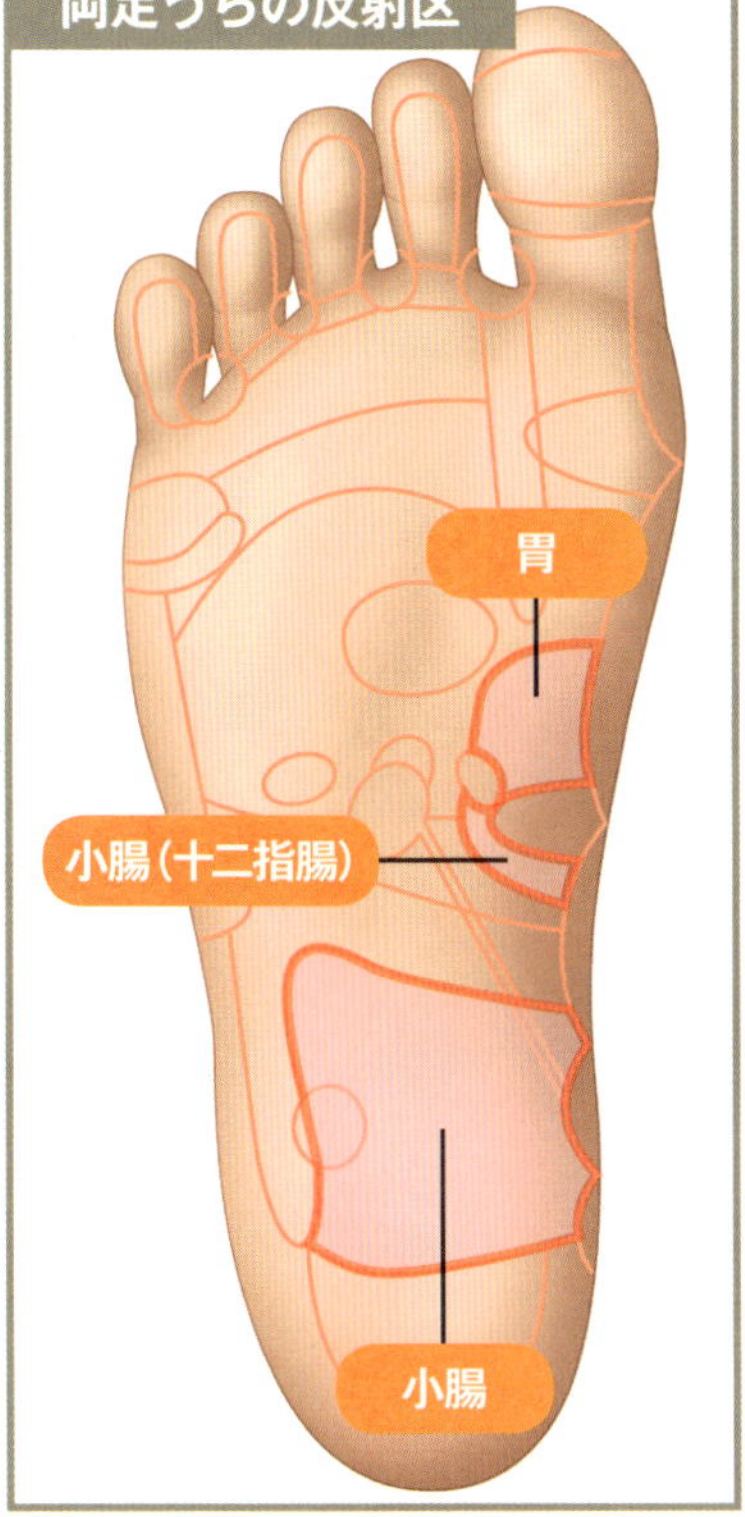

指で全体をまんべんなく押す

足うらの中央下部が小腸の反射区になります。範囲が広いので、指でまんべんなく刺激していきましょう。

お腹の反射区

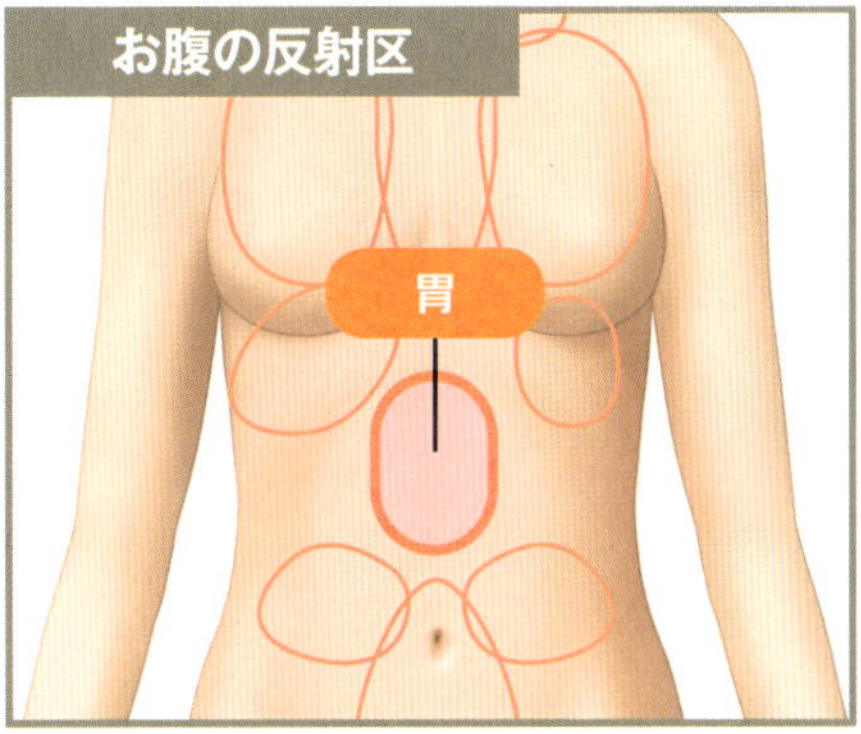

弱った胃はやさしく刺激

胃の反射区をやさしくさすって刺激します。胃腸の調子が悪いのに強く押さないように。

左手のひらの反射区

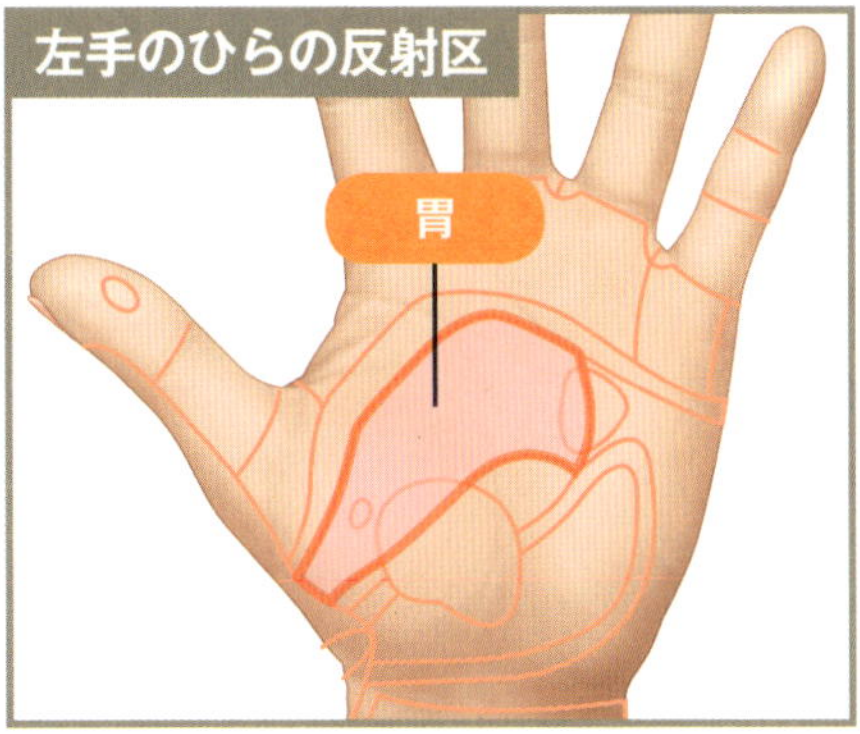

反射区全体を親指で強く押す

反射区全体を親指で強く押し込んで、刺激を与えます。

勃起不全

症状

男性器が勃起しない
性欲がわかない
気分が沈みがち

勃起不全は、EDともいい、男性器が勃起しない、しにくい症状のことを指します。ストレスなど精神的な問題と、血流などの身体的な問題の2つの原因があります。

生殖器に関する反射区への刺激を主に行いますが、同時に腎《じん》の反射区への刺激も行います。腎は生命活動を活発にする働きを持っており、生殖能力にも深く関わっているためです。

腰の反射区・ツボ

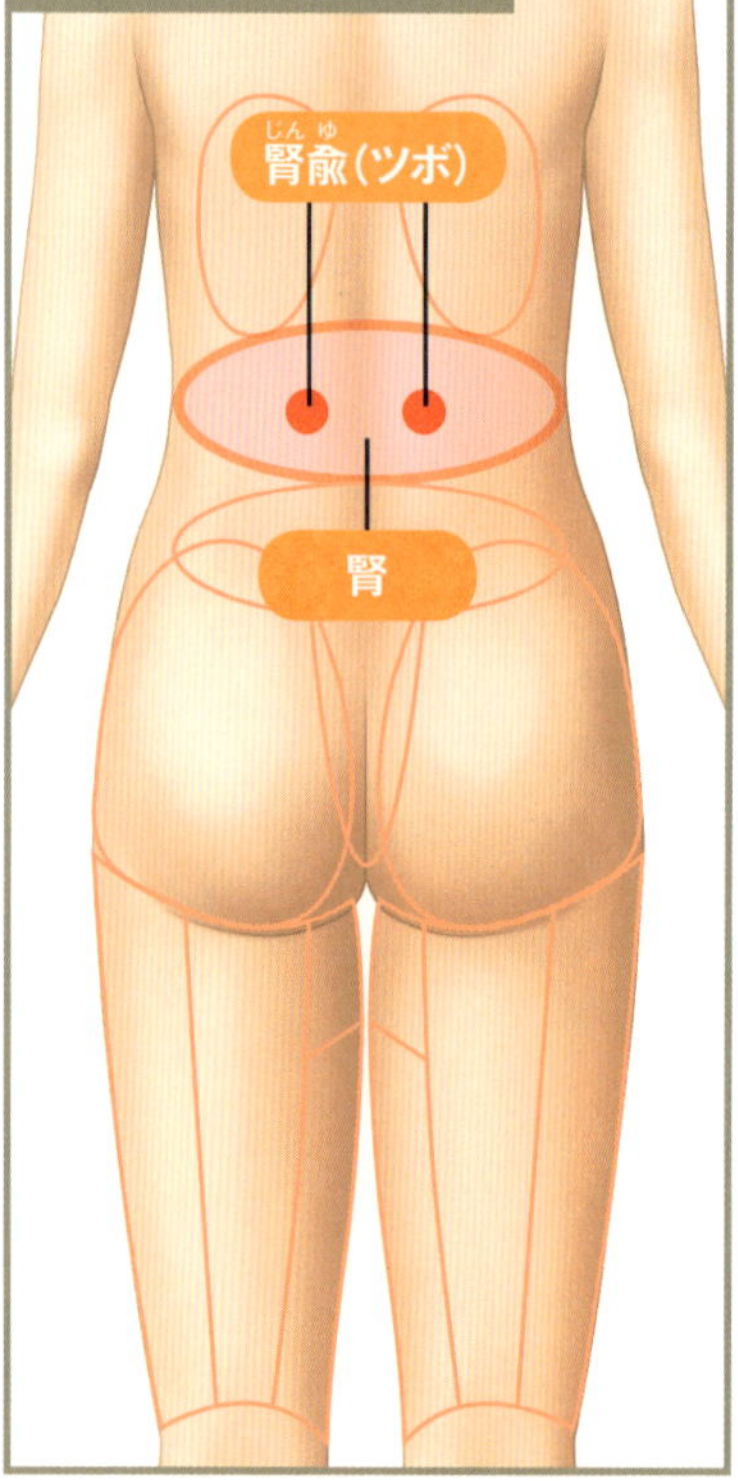

枕をあてたり、たたいたり　やりやすい方法で刺激する

腎兪は腎の反射区にあり、同時に刺激できます。枕をあててあお向けに寝たり、たたいたりといった方法でマッサージできます。

両手のひらの反射区

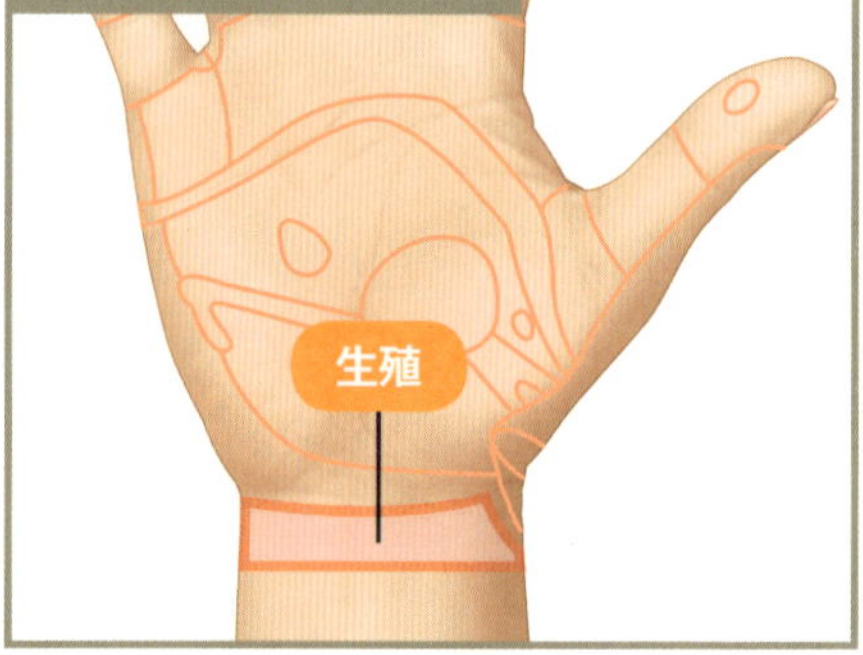

手首を指で挟んで押す

手首を指で挟み、反射区を刺激します。血管があるので、あまり強く押さないように。

下腹部の反射区

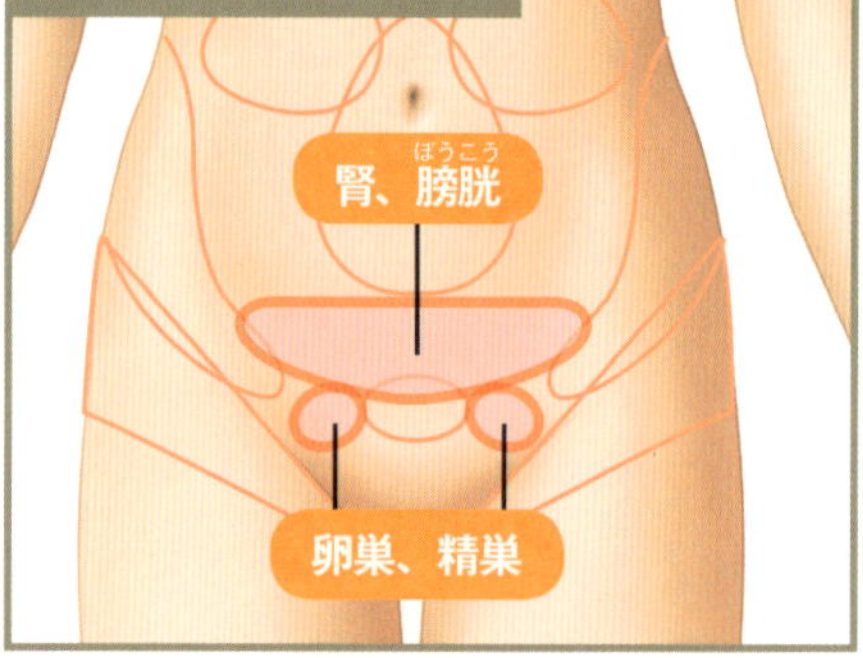

指先で圧力をかけるように押す

下腹部の生殖関連の反射区をまとめて刺激します。親指で軽く圧力をかけるように押します。

前立腺肥大症

症状

尿の勢いが弱い
残尿感がある
頻繁にトイレに行く

年齢を経ると精液の成分をつくる前立腺は機能が弱まり、肥大化します。それによって尿道が圧迫され、排尿がうまくできなくなるため、頻尿や残尿感といった症状が出ます。これにより、トイレに立つ回数が増えるなど、生活上に不便を感じます。

生殖器と前立腺の反射区を刺激することで、前立腺の機能を高めるので治療の一助としてください。

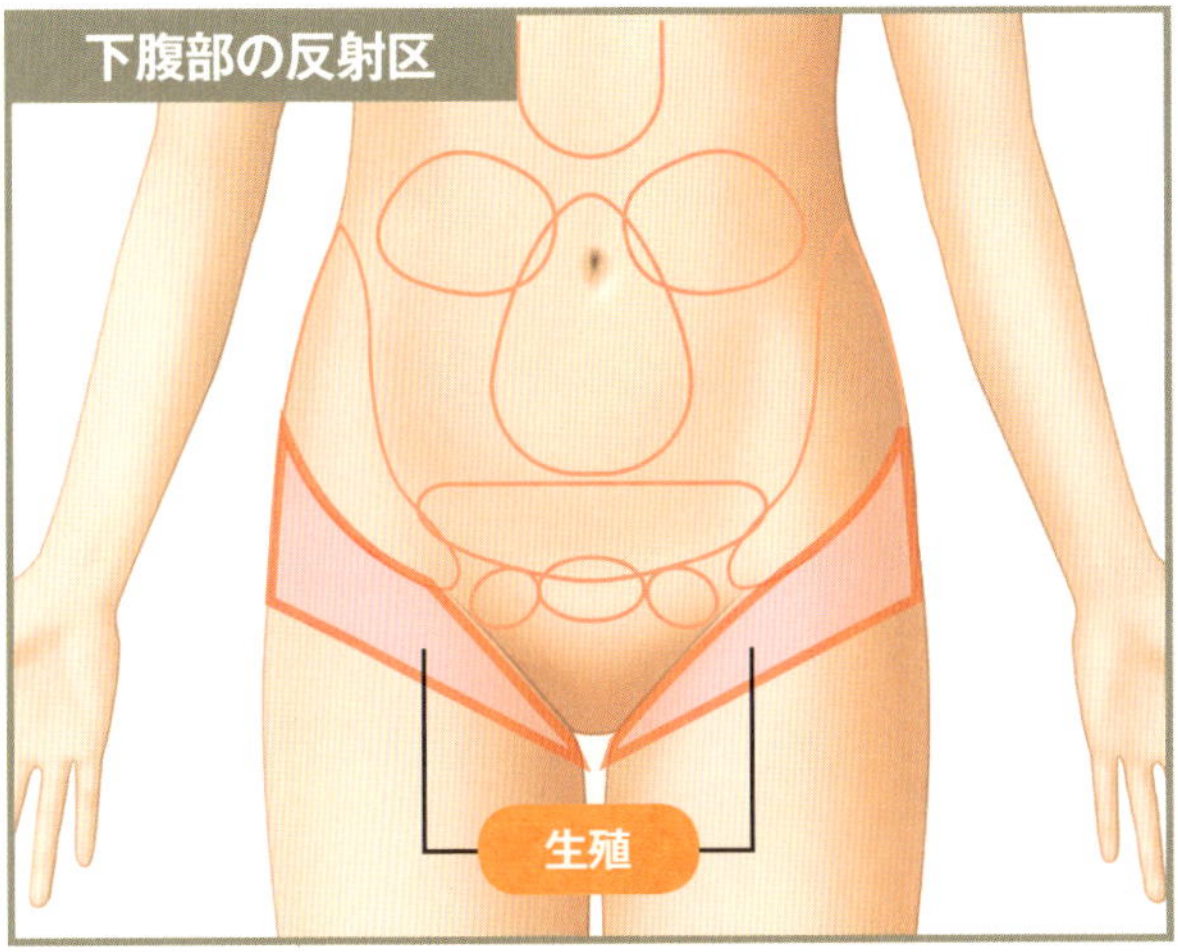

指でやさしくさすって刺激

脚のつけ根周辺は、皮膚が弱いため、強く刺激すると傷になることがあります。指でやさしくさすってください。

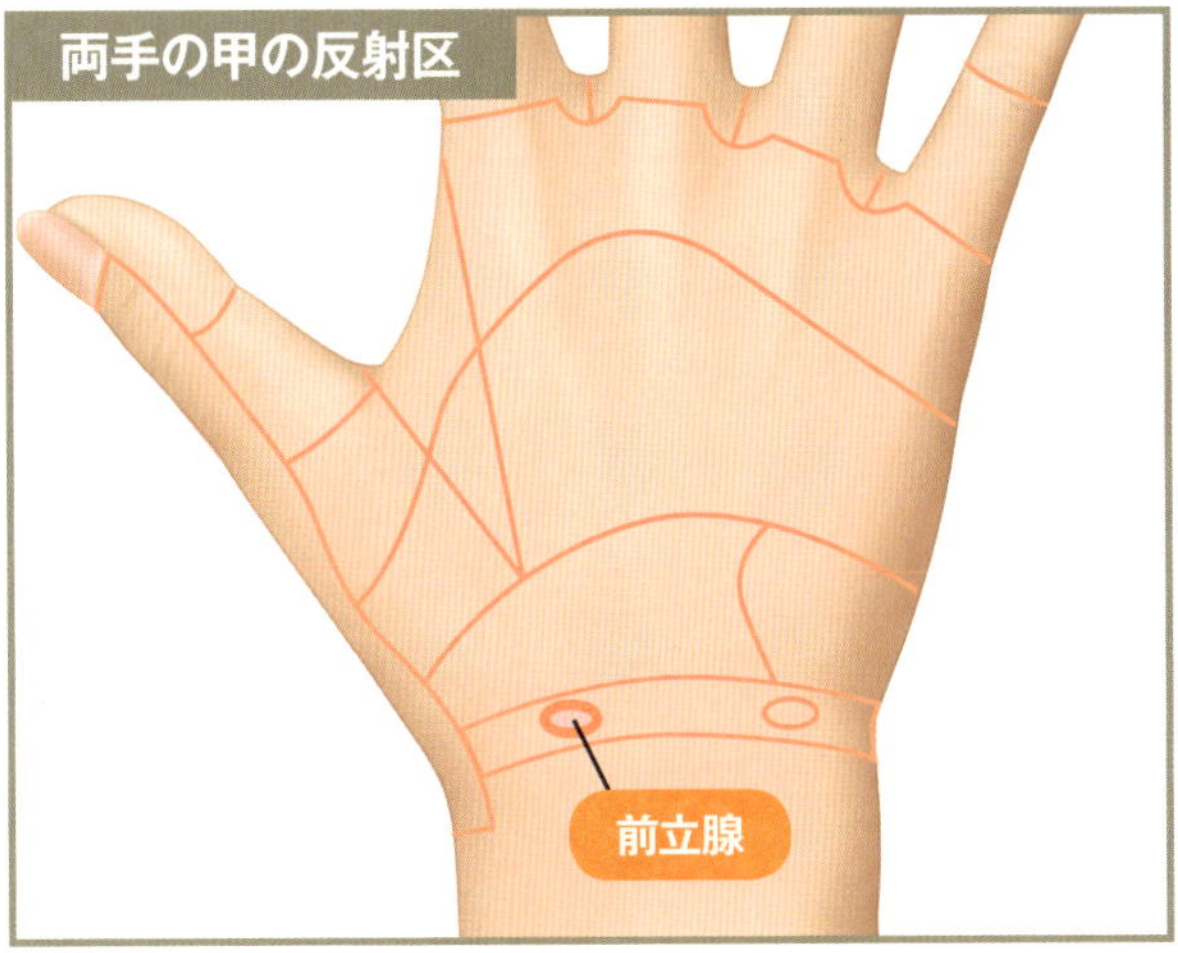

押す、さする以外につまんでもOK

指先を使って、手首の反射区に刺激を与えます。さすったり、押したりするほかにも、つまんで刺激しても効果があります。

いびき

症状

寝るといびきをかく
いびきが大きい
起床時に疲労感がある

いびきは、肥満、アルコールの摂取、疲労などによって起こりやすく、気道がふさがれて呼吸がしにくくなるため、安眠できず、翌朝に疲労感を残すことがあります。

鼻やのどなどに機能的な問題がないときは、呼吸に関連する反射区を刺激することで、いびきが出るのを抑えます。寝る前の反射区マッサージを継続すると効果的です。

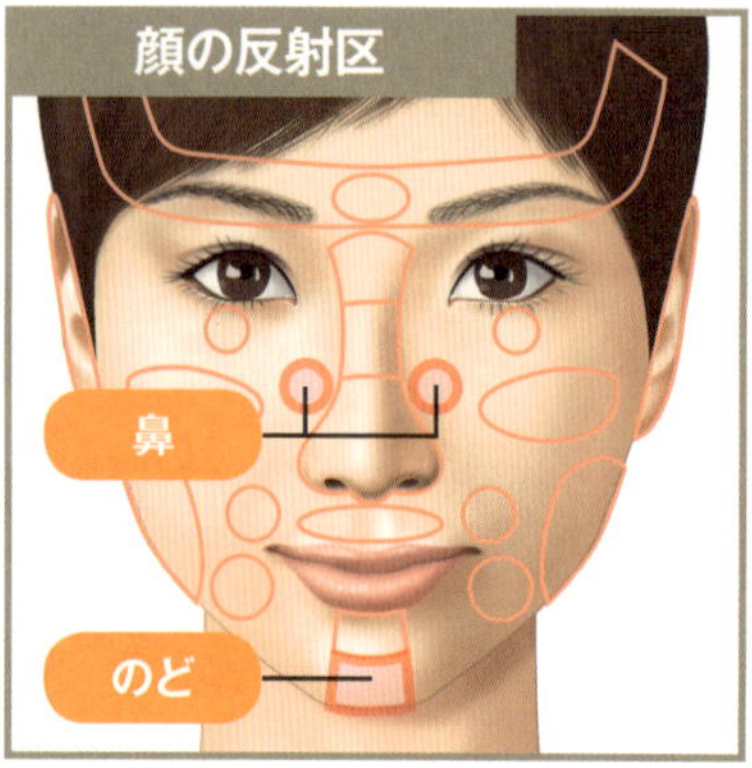

指先で軽く押すだけでOK

顔の肌は敏感なので、強い刺激を与えないようにしましょう。指先で軽く押すだけでも充分に効果が得られます。

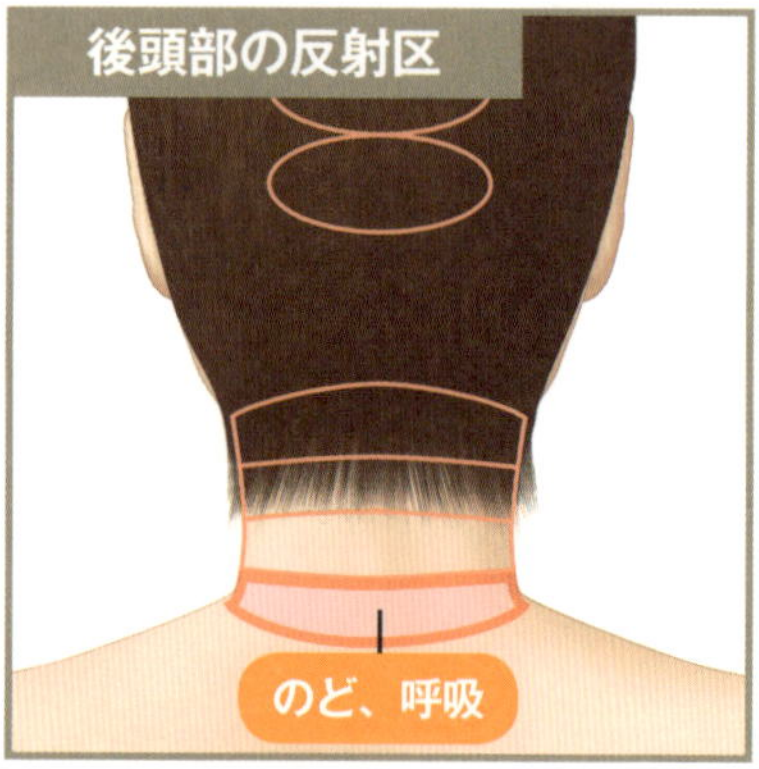

爪が長いときは道具を使っても

指先で押すか、つまんで刺激します。爪が長いときは、乾いた布でこすったり、マッサージ器を使いましょう。

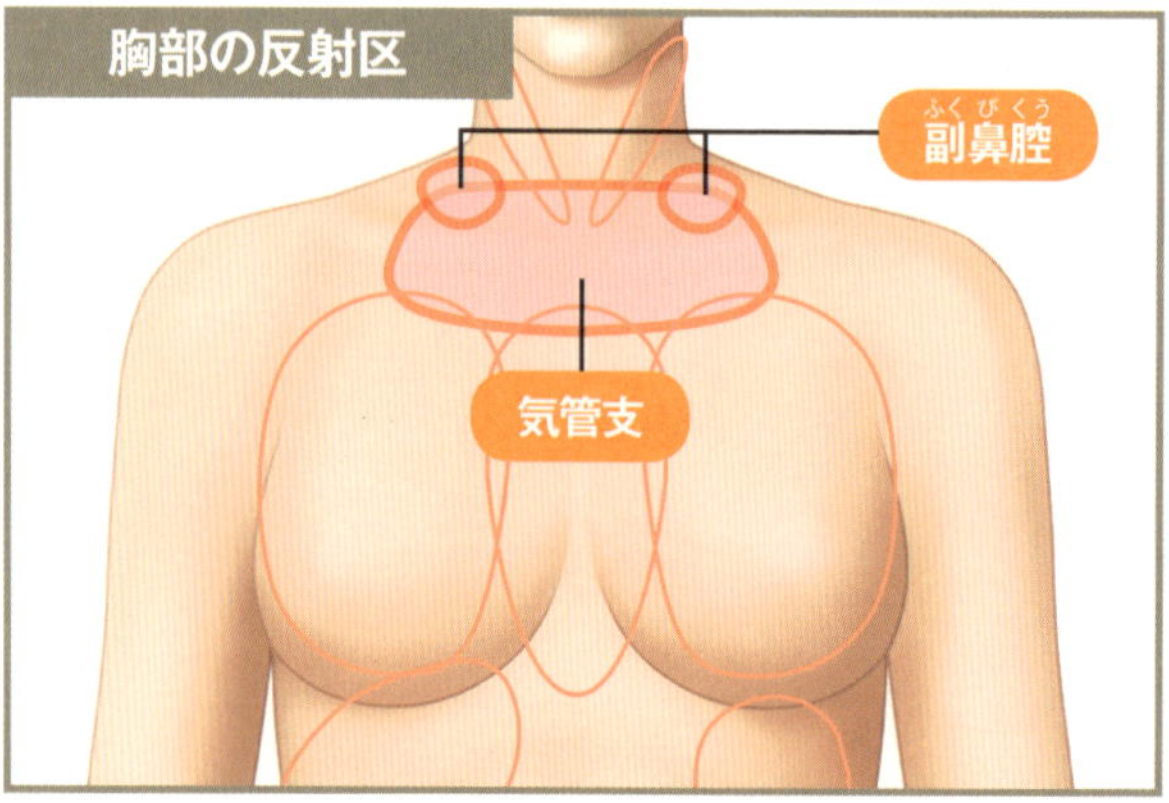

強く押さずにやさしくさする

胸の上部が呼吸器系の反射区になります。強く押すと息苦しくなるので、やさしく手のひらでさすります。

難聴

症状

音が聞こえにくい
小さな音が聞こえない
声が聞き取りにくい

加齢や、騒音による影響、中耳炎《ちゅうじえん》など、さまざまな原因によって、音や声が聞こえにくくなります。特定の音だけ聞こえないなど、症状もさまざまです。

難聴を改善するため、耳に関係する反射区を刺激します。ちなみに、リンパには音を伝える役割があり、腎《じん》は耳の機能に影響を与えるので、どちらも刺激します。効果が出るまで、じっくりと治療に臨みましょう。

両足うらの反射区

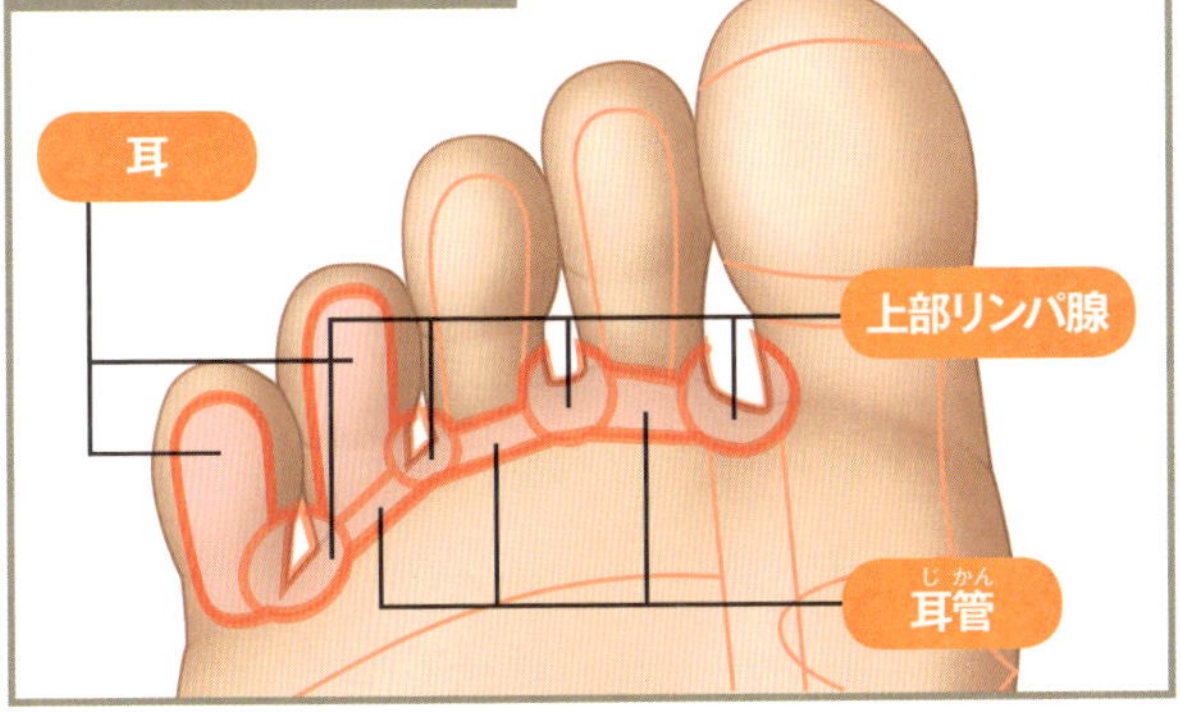

指のつけ根をつまんで刺激

耳に関する反射区が足の指のつけ根に集中しています。痛くない程度の力でつまんで10回程度押して刺激します。

腰の反射区

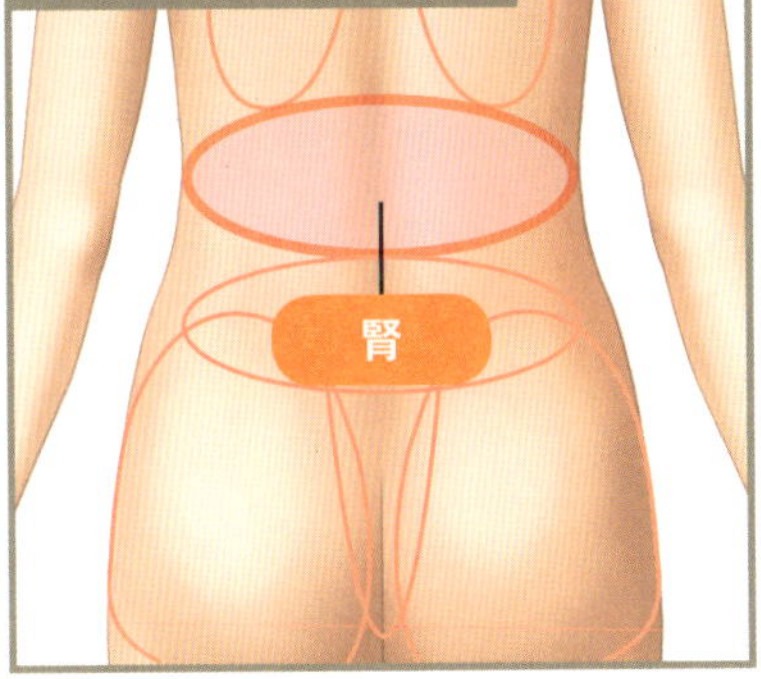

届かないときは枕や人の助けを

手が届きにくいので、枕を腰にあててあお向けに寝るなどの方法で刺激します。人に押してもらうのもいいでしょう。

両手のひらの反射区

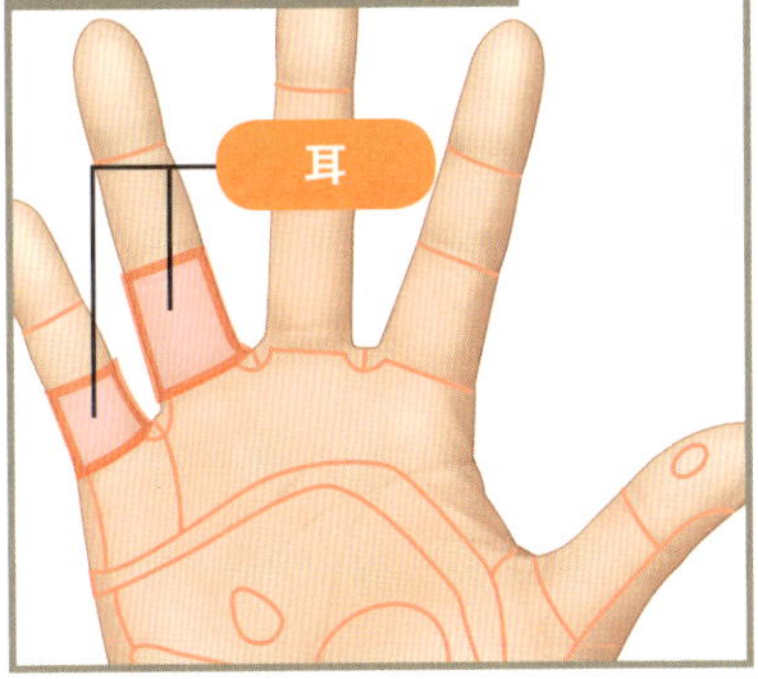

痛くない程度の力でつまんでマッサージ

指をつまんで、痛くない程度に力を入れて、10回ほど押します。薬指、小指を左右両手とも刺激します。

高血圧

症状

高血圧と診断された
塩分を摂りすぎている

高血圧は、血管を流れる血液の圧力が高い状態のことをいいます。内臓に強い負荷がかかり、脳梗塞《のうこうそく》や心不全などの深刻な病気を起こす可能性があるので、投薬での治療が必要です。

ところが高血圧は自覚症状がないため、診断を受けないと発覚しません。腎《じん》の不調が高血圧の原因にもなるので、普段から腎の反射区に刺激を与えておきましょう。

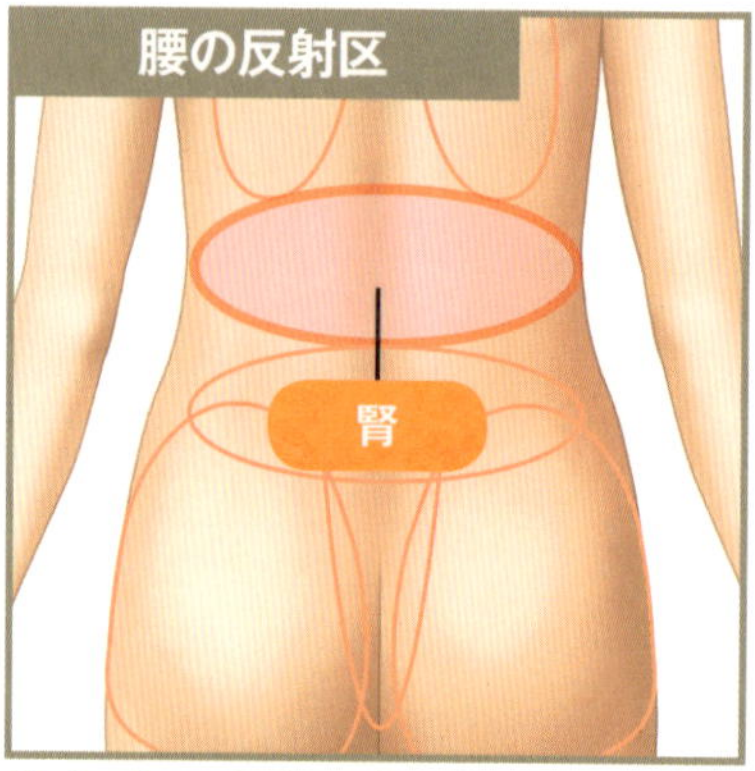

たたく、さするなどのマッサージも有効

手が届きにくい場所なので、枕をあててあお向けに寝る方法が簡単です。また、手が届くなら、たたいてもいいでしょう。

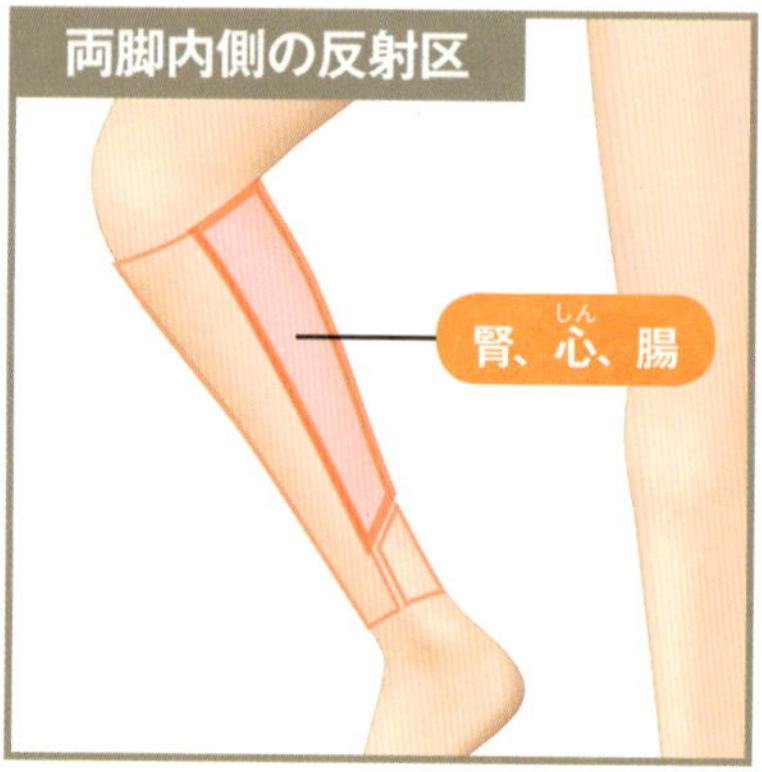

時間をかけてじっくりマッサージ

筋肉があるので、強い力でマッサージしても大丈夫です。範囲が広いので、じっくり時間をかけてもんでいきましょう。

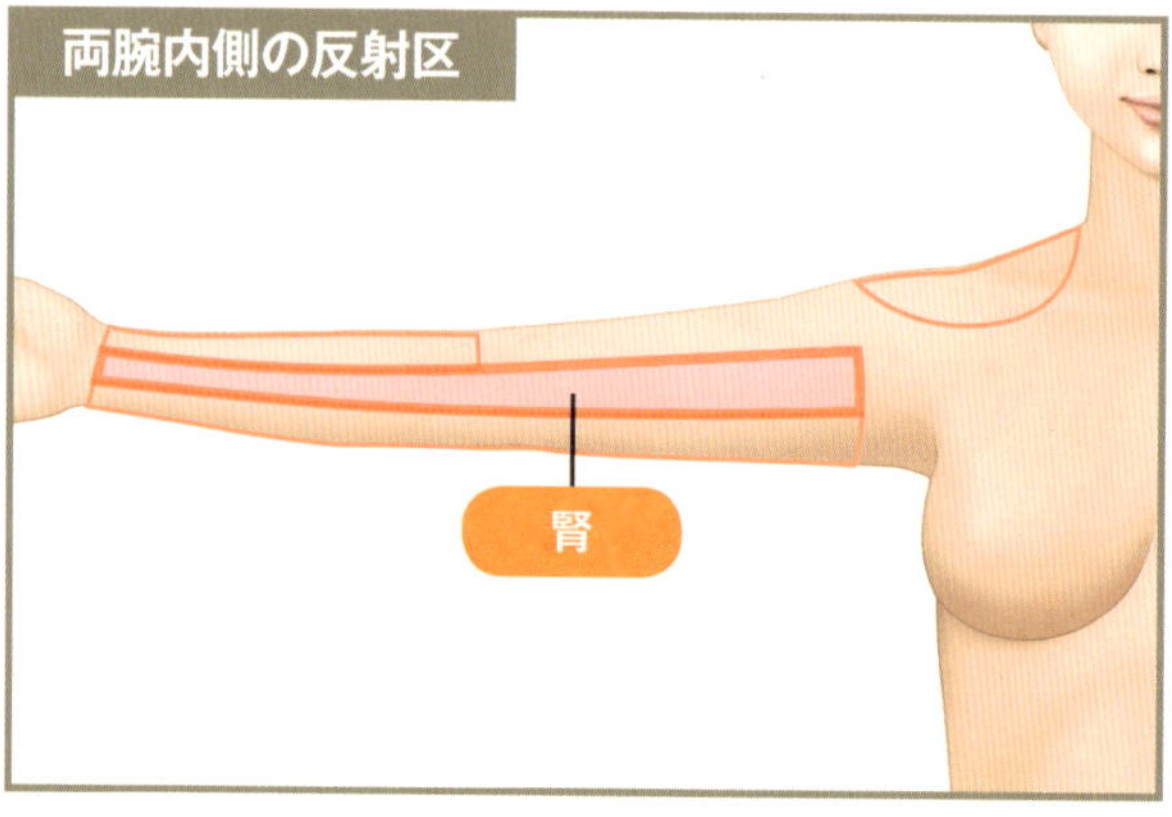

指で軽く押してマッサージ

腕の内側は皮膚が弱いので、指で軽く押してマッサージしましょう。片腕3～5分程度、両腕をもみほぐします。

低血圧

症状

朝起きられない
頭がボーッとする
手足が冷える
体がだるい

低血圧とは、血圧の値が正常値より低いことをいいます。血液が全身に行き渡る力が弱いため、頭がボーッとしたり、体がだるいなどの症状が出ます。

全身に血液が行き渡るように、血液に関わる心《しん》や胃、腸の反射区を刺激します。ふくらはぎは、多くの反射区が集中しているので、一度にまとめて刺激でき、おすすめです。

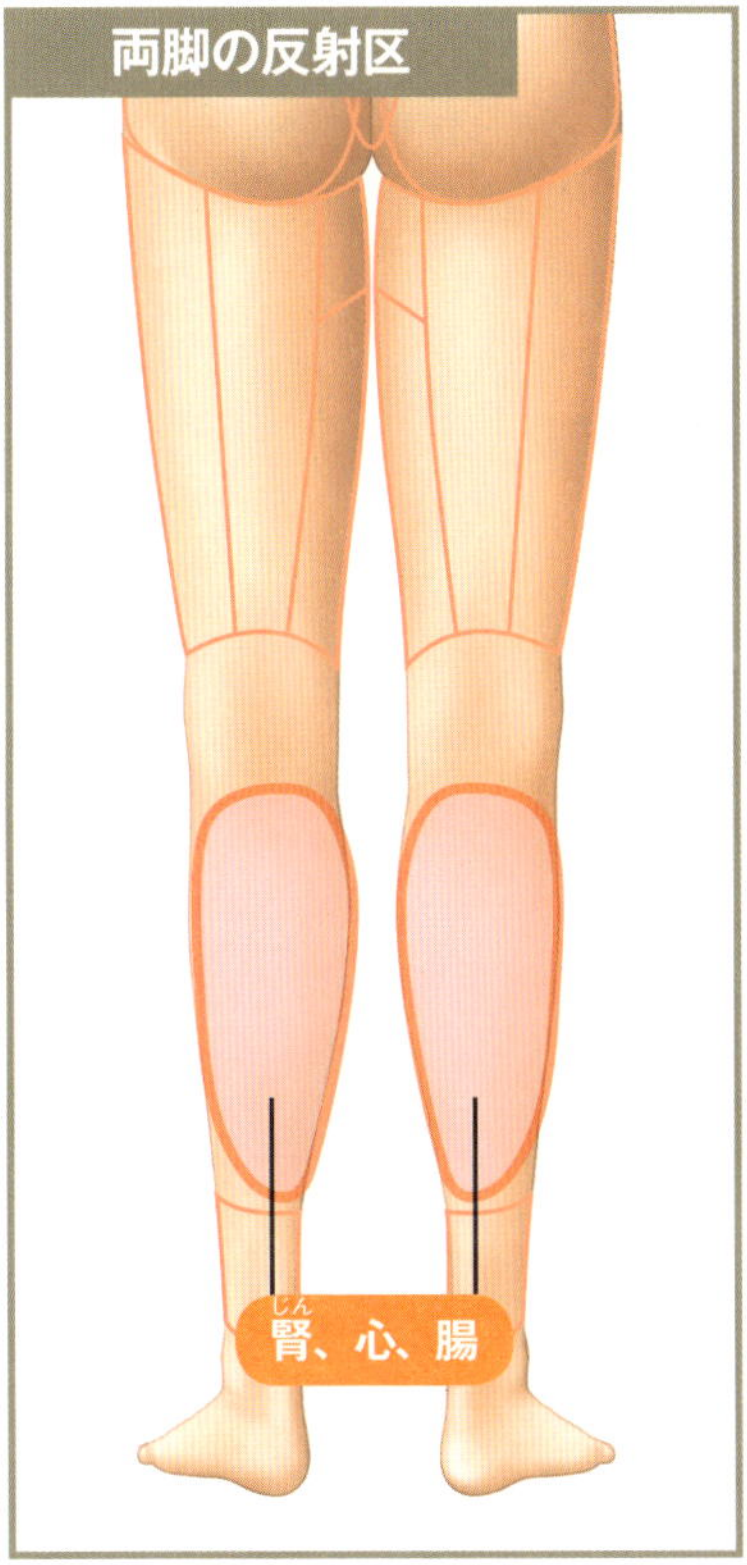

力の弱い人は さすって温める

強く押しても大丈夫な反射区です。力の弱い人は、手のひらで、ふくらはぎ全体をさすってあたためてもいいでしょう。

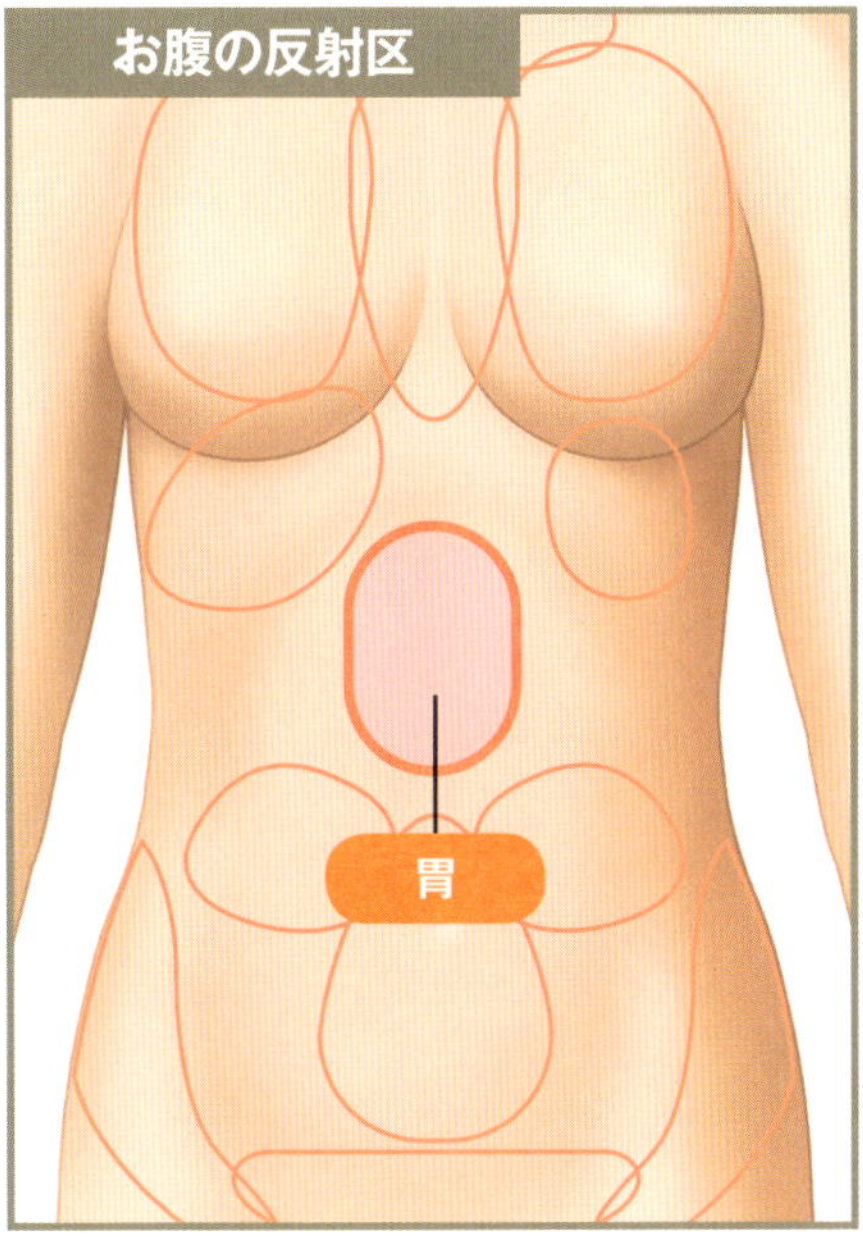

食後は避けて やさしくマッサージ

お腹は、内臓に負担がかかるので、強い力は禁物です。やさしくさすりましょう。また、食後すぐも内臓に負担がかかるので避けてください。

糖尿病

症状

血糖値が高い
おしっこの回数が増えた
のどが渇く

糖尿病は、体の器官がエネルギーのブドウ糖を消費できなくなる病気で、症状が進行すると、さまざまな器官が深刻なダメージを受けます。

原因の多くは、暴飲暴食や運動不足で、治療には医師から処方される薬だけでなく、生活習慣の見直しが欠かせません。また、あわせて脾《ひ》（膵《すい》）、腎《じん》、肝《かん》の反射区マッサージも行うと効果的です。

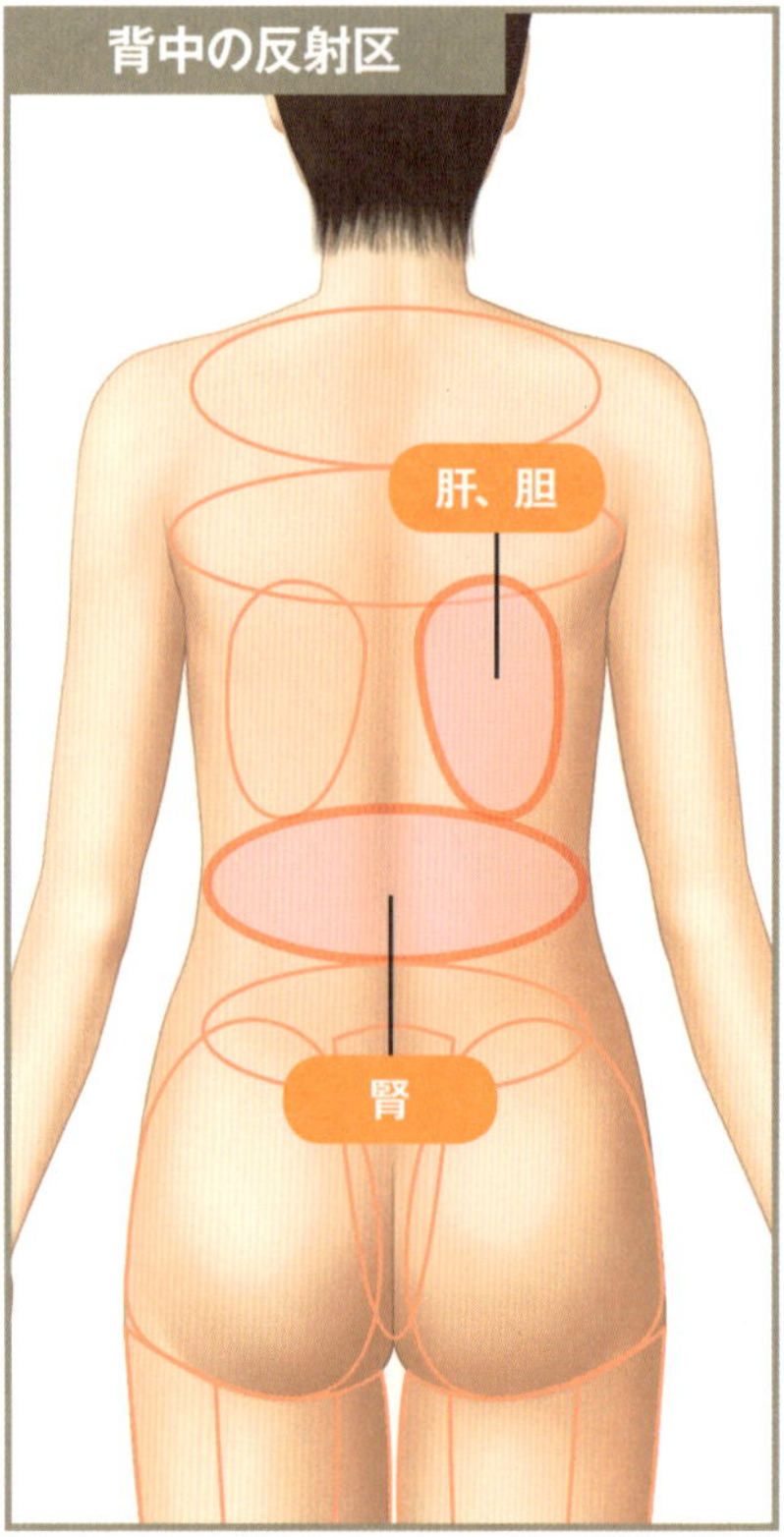

手が届かない反射区はマッサージ器具を駆使

手が届きにくい背中の反射区は、マッサージ器具を使用したり、筒状に丸めたバスタオルをあてて、あお向けに寝て刺激しましょう。

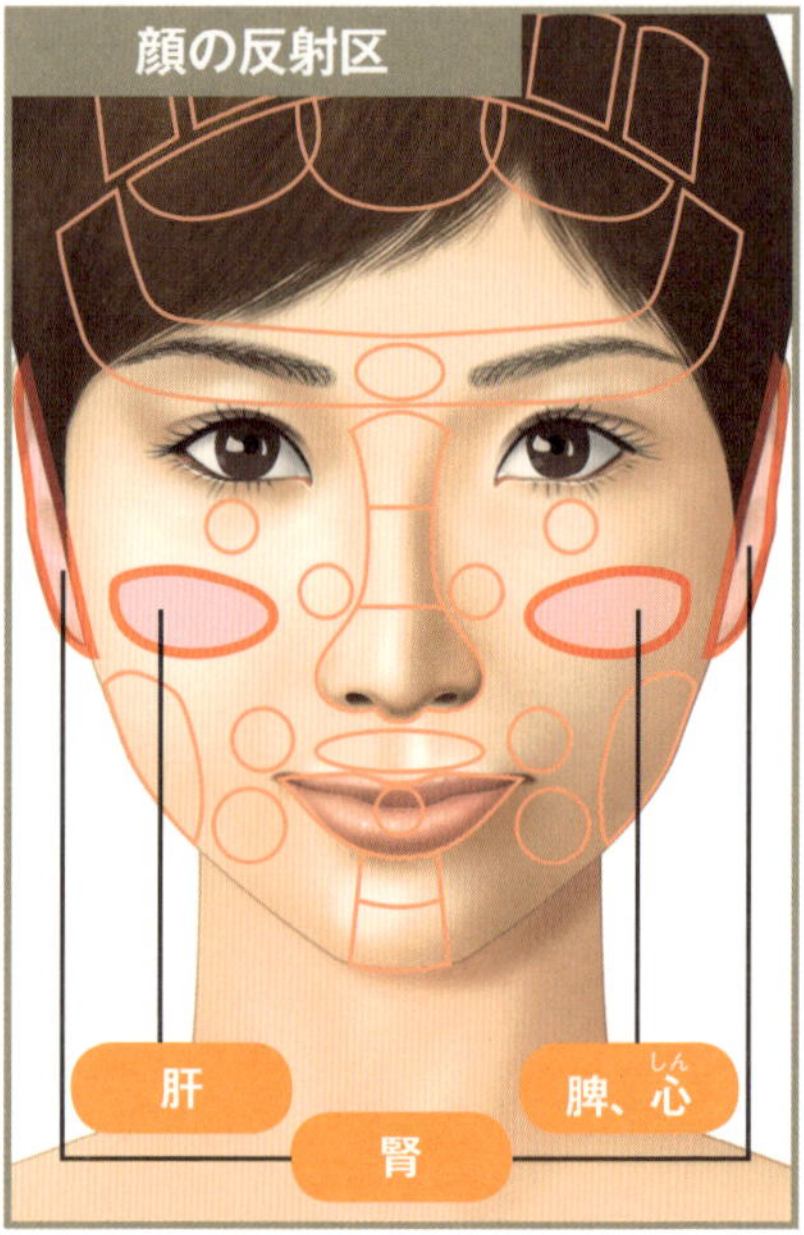

指先で軽く押したりつまんでほぐす

耳は腎の反射区で、さわって硬いときは腎が弱っています。つまんでもみほぐしてください。耳は腎臓の大きさと比例するといわれており、大きいと生命力が強く、長生きにつながるともいわれています。

ガン予防

症状

便秘になりがち
汗をあまりかかない
おしっこの回数が少ない

ガンを予防するには、老廃物を溜め込まないようにすることが大切です。便、汗、尿、息が適切に外に出せるように、反射区マッサージを行いましょう。五臓と大腸、膀胱《ぼうこう》の反射区をまんべんなくもみほぐし、排泄を促してください。

老廃物の中でも特に便が溜まるのを避け、食べすぎないように腹八分目とし、一口に30回以上嚙むように心がけましょう。

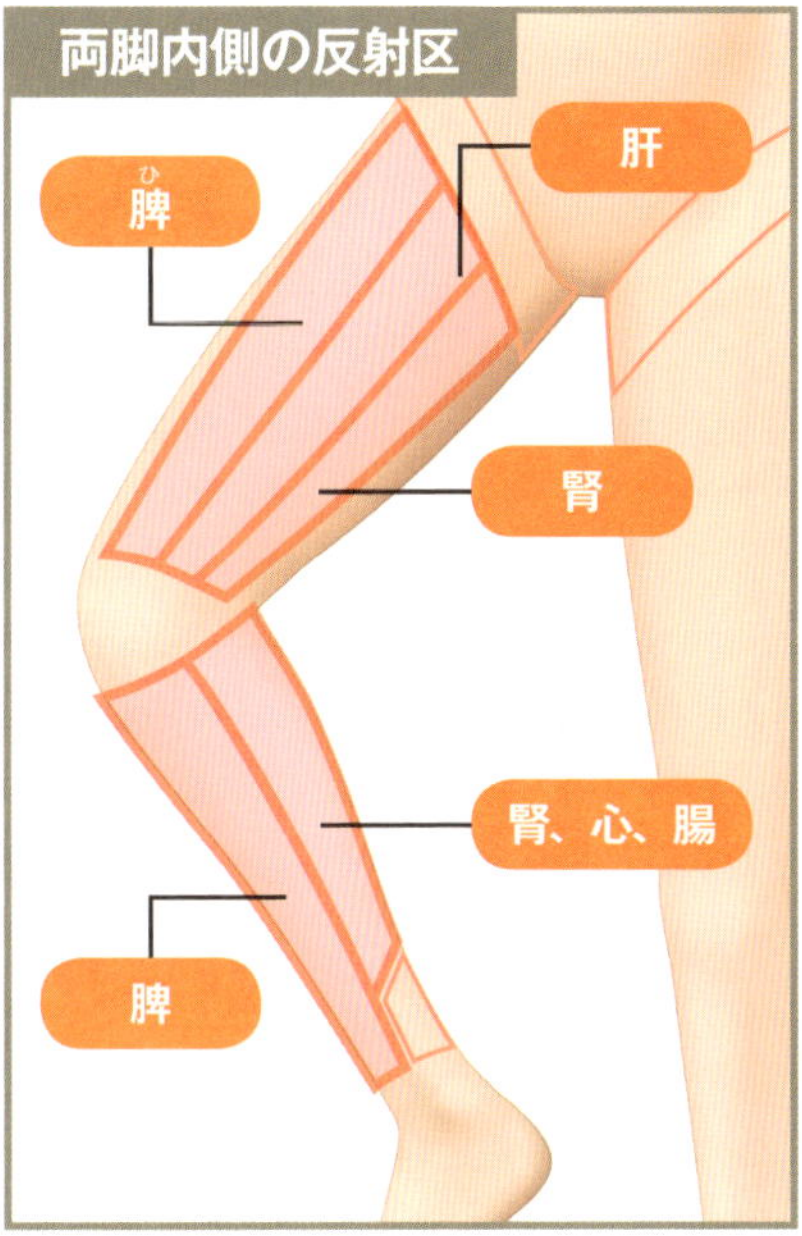

広い反射区は手でたたいて刺激する

範囲が広いときは、もむのではなく、たたくほうが早くマッサージできます。刺激を感じる程度に、軽くたたいてください。

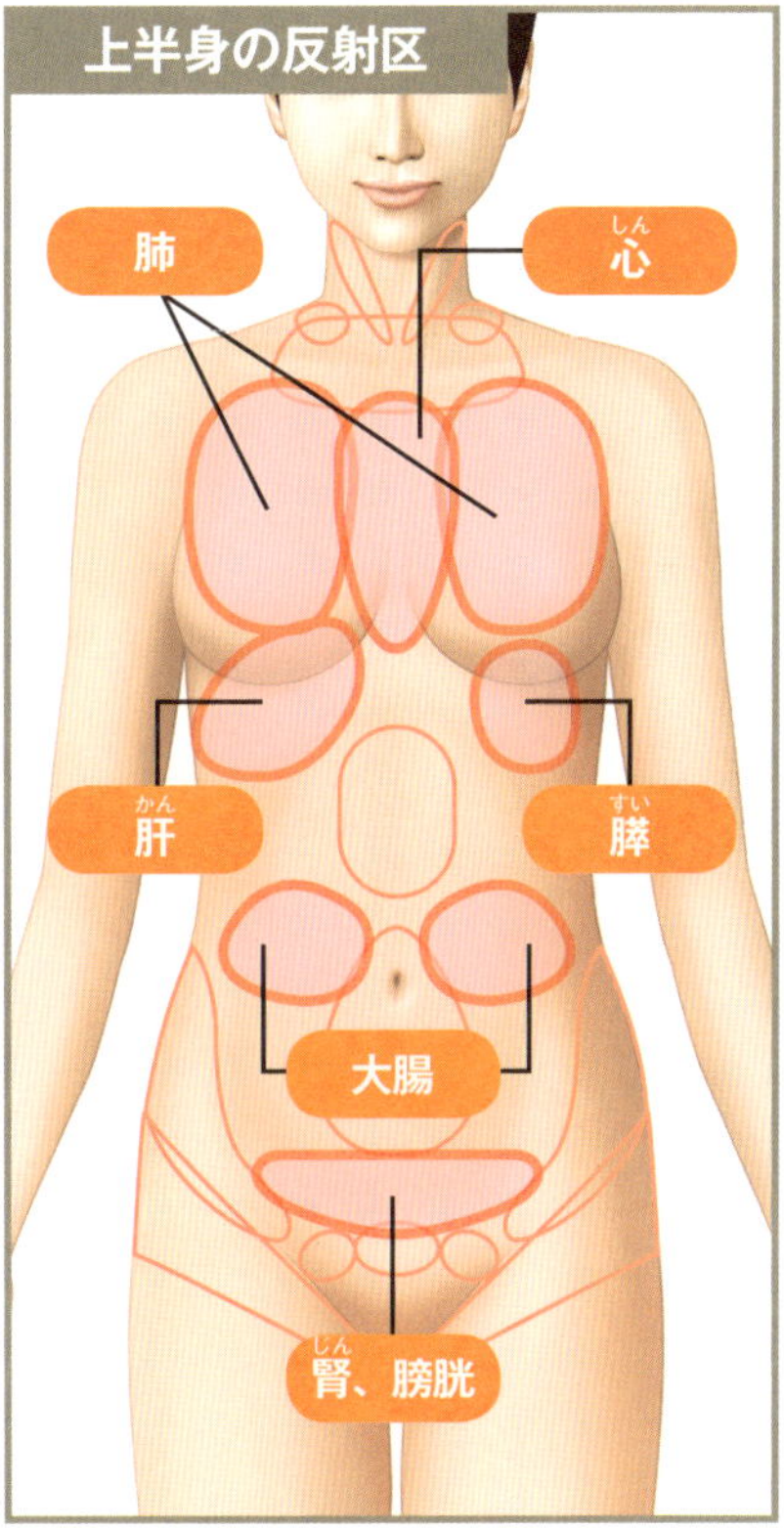

胸から下腹部を手でさすってあたためる

胸やお腹の反射区を強く押すのは、内臓に負担がかかります。手のひらで、全体をさすって、皮膚をあたためる感じで刺激します。

女性の病気に効く

多くの女性が抱えている病気や
不快な症状に効果のあるマッサージを紹介します。
何年も我慢していた症状も
マッサージを続けていくと改善していきます。

貧血

症状

立つとめまいがする
朝起きられない
長時間立つとふらつく
肌荒れがひどい

貧血は、血液中の赤血球が少ないため、酸素不足から、だるさやめまい、肌荒れなどの症状が出ます。食生活の改善とあわせて、血行をよくする小腸や脾《ひ》（膵《すい》）を刺激すると、貧血の解消に高い効果が得られます。

上半身の反射区

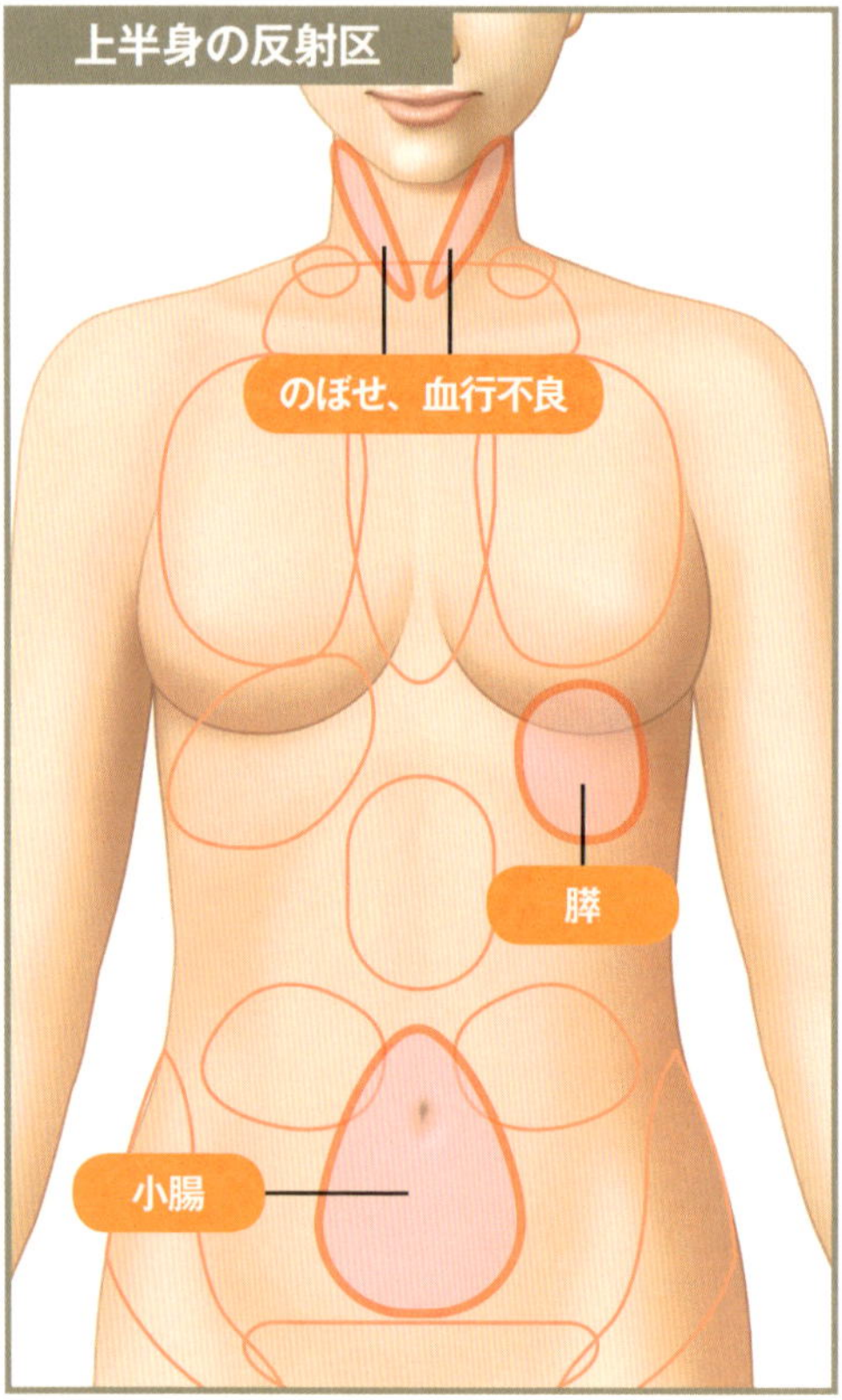

あまり力を入れずに軽くさする程度に

強く押すと内臓などに悪影響があるので、さすってマッサージします。軽くなら、指で押しても大丈夫です。

冷え性

症状

- 手足が冷たくなる
- 手足が冷えて痛い
- 厚着をしても改善しない

手足の先が血行不良によって冷えることを冷え性といいます。冷え性は医学的には病気と考えられておらず、効果的な投薬療法などがありません。

冷えの解消に有効なのが、小腸の反射区への刺激です。小腸では熱を産生するので、体があたたまってきます。あとは血行を促進して、血の流れをよくすれば、冷えにくい体になっていきます。

両脚の反射区

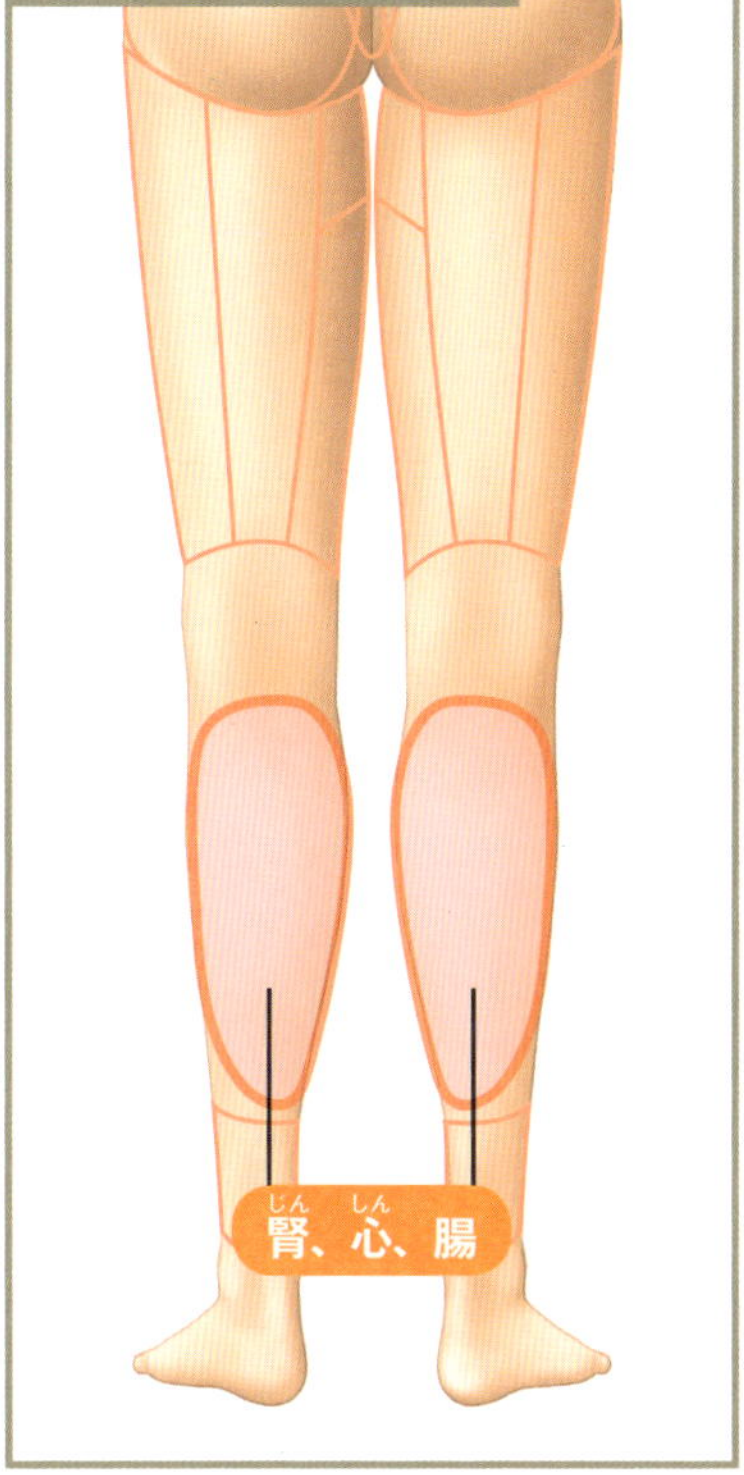

強めに力を入れて　ふくらはぎ全体を刺激する

筋肉の発達している部分なので、力を込めてもみましょう。強い痛みを感じるときは、力の入れすぎです。

首の反射区

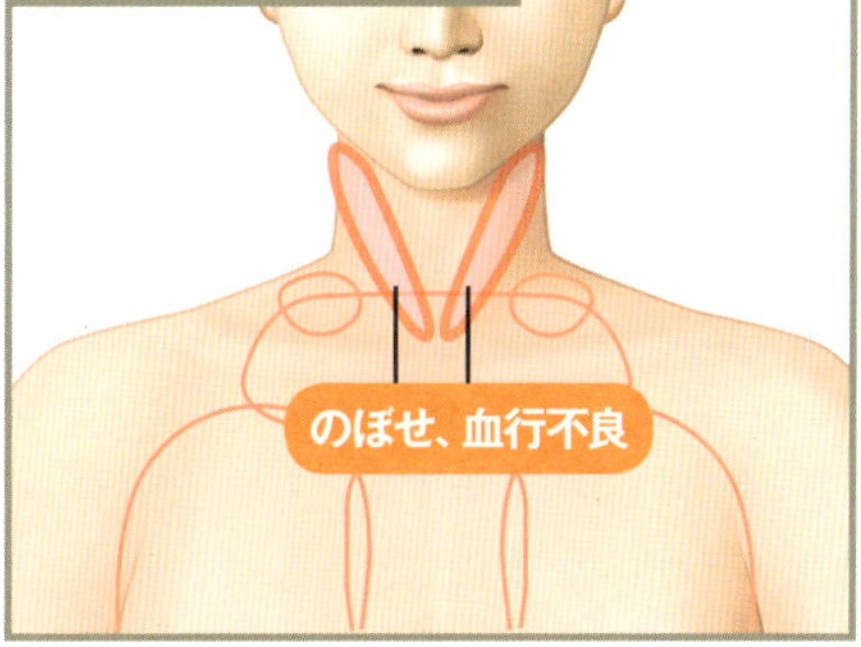

あたためるように指先でさする

首は皮膚が弱いため、強い刺激を与えないようにし、指先で軽くさすって、あたためましょう。

お腹の反射区

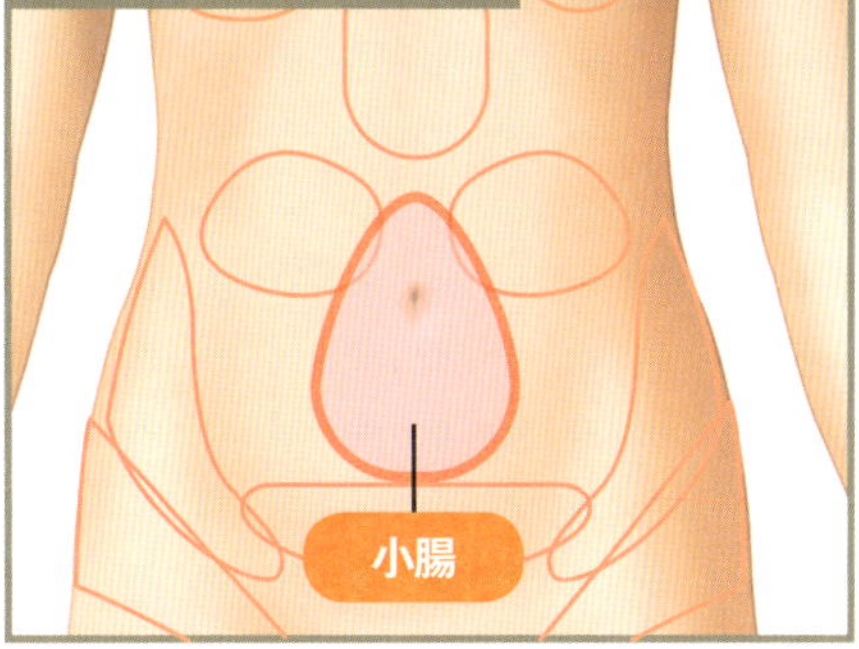

強い力は不要。弱めのマッサージで

強く押さずに、指で軽く押したり、さすったり、弱めのマッサージをしましょう。

更年期障害

症状
- イライラすることが多い
- 疲労感がある
- 全身に不調が出る

女性の場合、閉経の前後10年間に女性ホルモンが減少します。それによって体調を崩すことを更年期障害といい、全身の不調、情緒不安定など、さまざまな症状が出ます。女性の病気と思われていますが、男性も発症するので注意しましょう。

原因はホルモンバランスの崩れなので、生殖器関連の反射区を刺激し、ホルモンが正常に分泌されるよう促します。

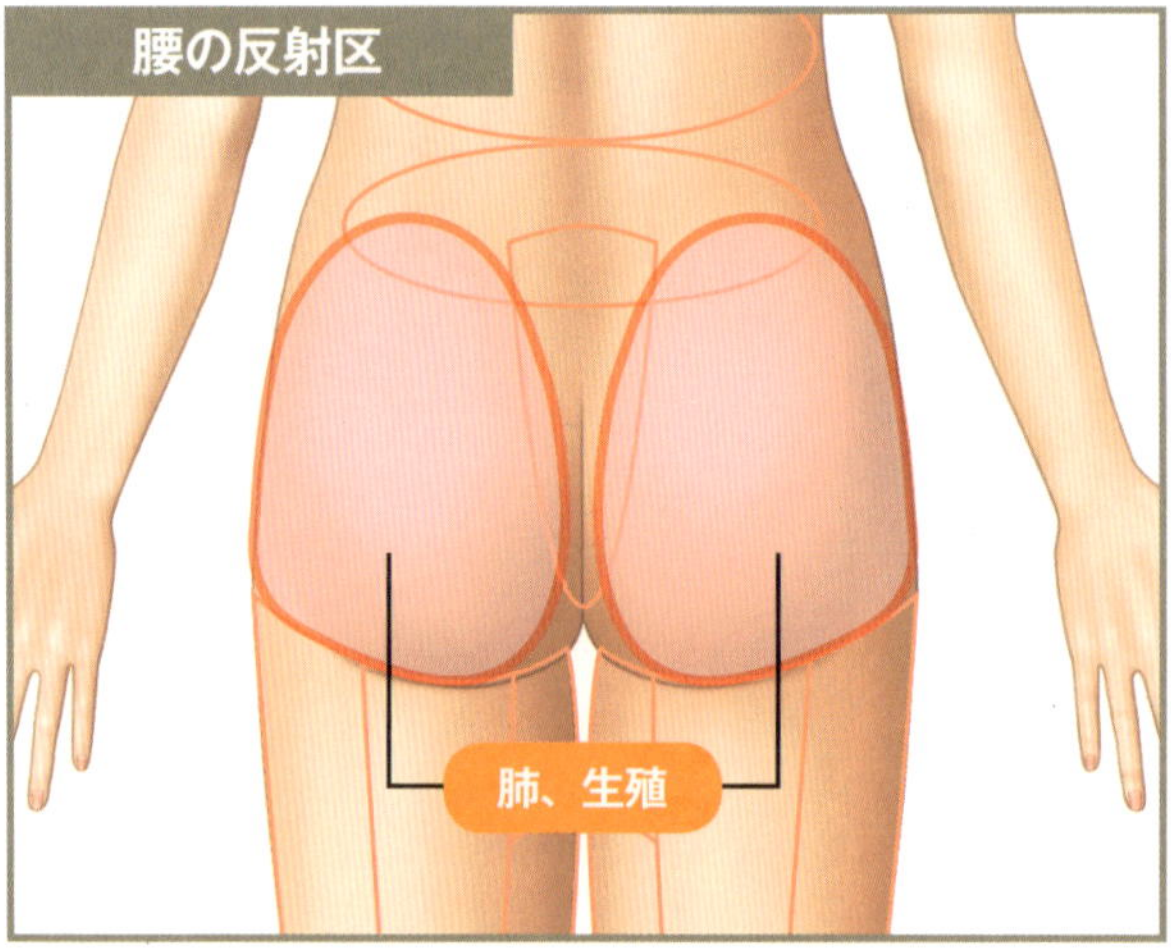

手でつかんで全体をもみほぐす

脂肪の多い場所なので、指で押しても刺激がうまく与えられません。手でつかむようにして、全体をもんでいきましょう。

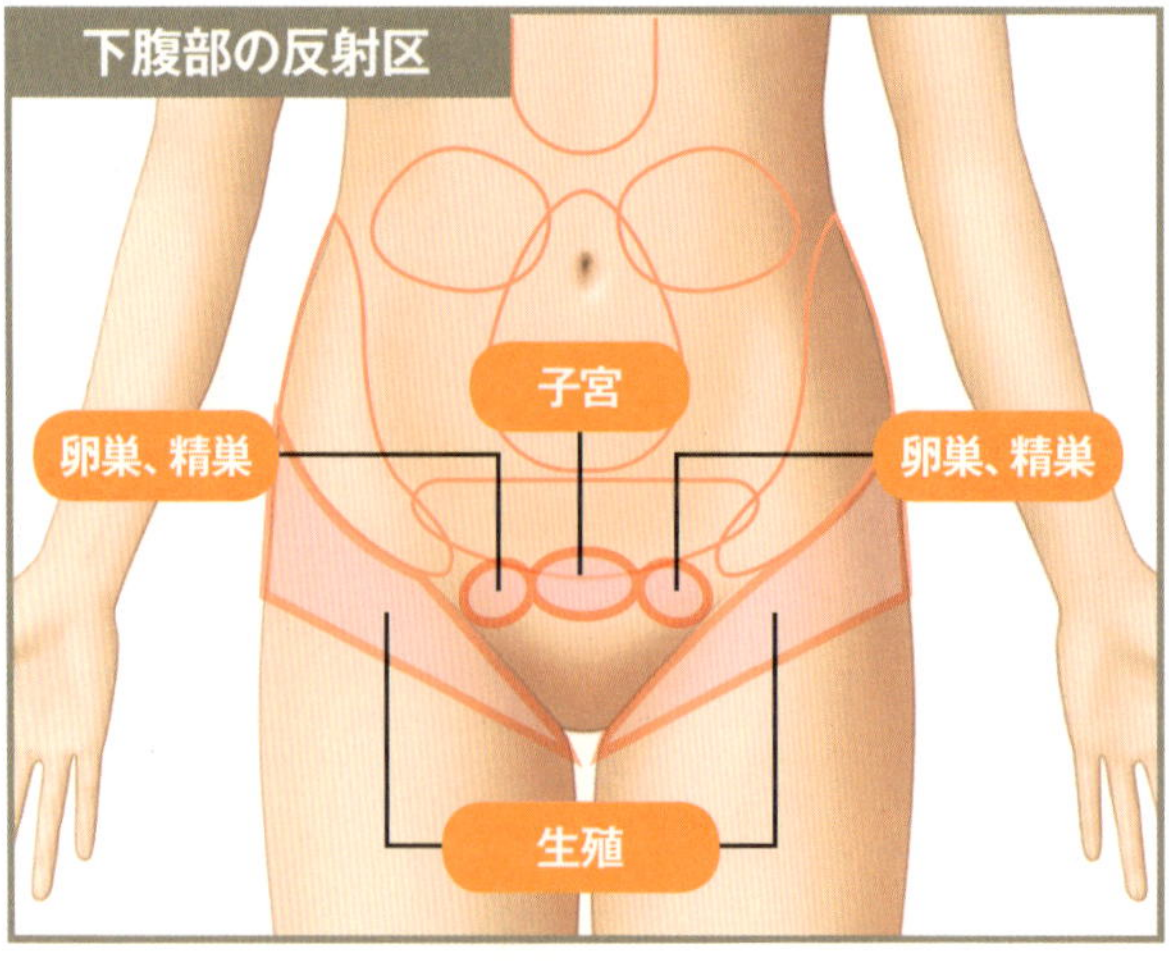

強い力は不要軽くさする感じで

皮膚が弱く、またデリケートな部分でもあります。あまり力を込めずに、軽く指で押したり、さすったりしましょう。

生理不順

生理不順

症状

生理周期が狂う
生理痛がひどい
生理前に体調を崩す

生理不順は、生理周期が25日～38日より短かったり、長かったりすることをいいます。ストレスや生活習慣の乱れ、過度なダイエットなどによってホルモンバランスが崩れるために起こり、妊娠がしにくくなります。

ホルモンの分泌を正常に戻すため、生殖関連の反射区を中心に刺激を与えます。また、同時に生活習慣の見直しもあわせて行ってください。

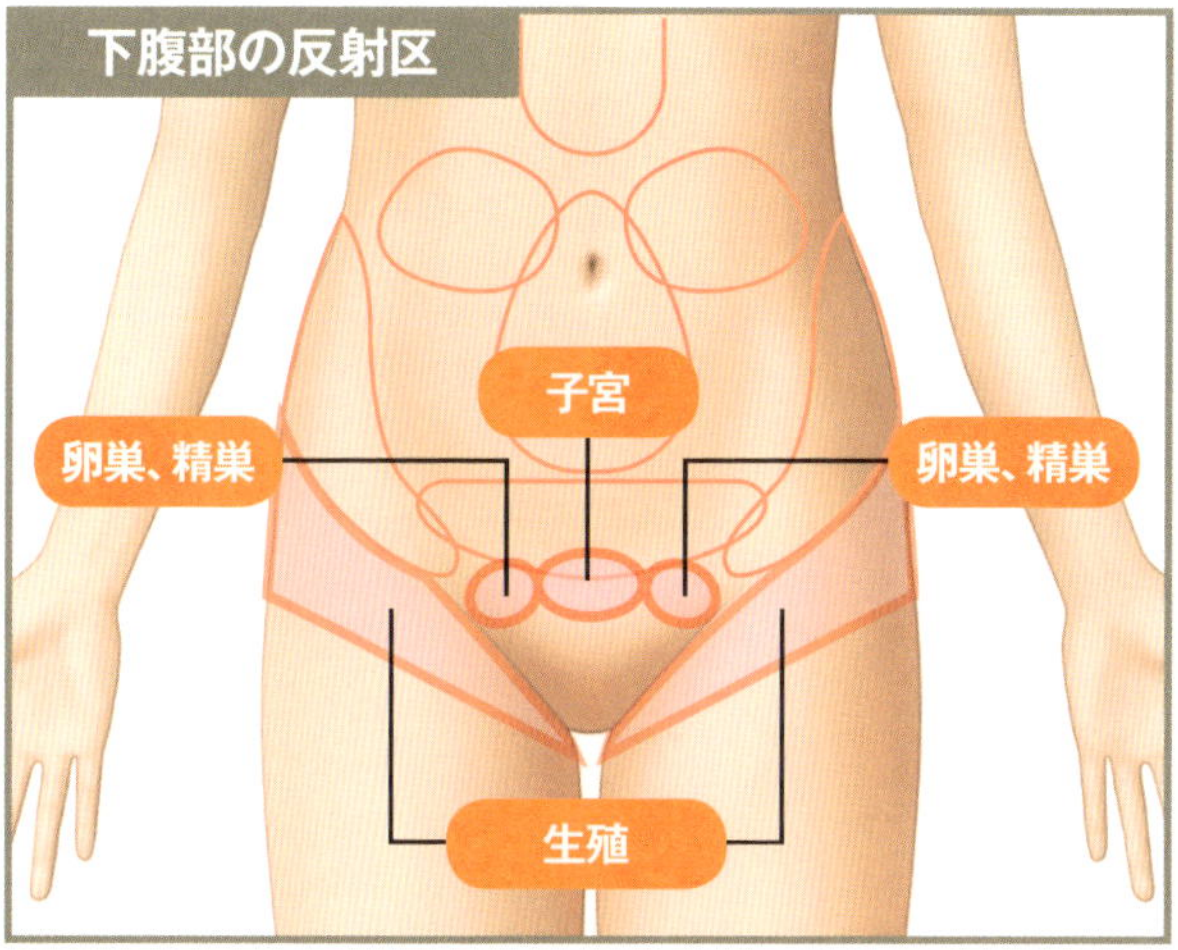

痛いときはあたためるだけに

押したり、さすったりすると痛みや違和感があるときは、力を弱めたり、手で触れてあたためるだけにしましょう。

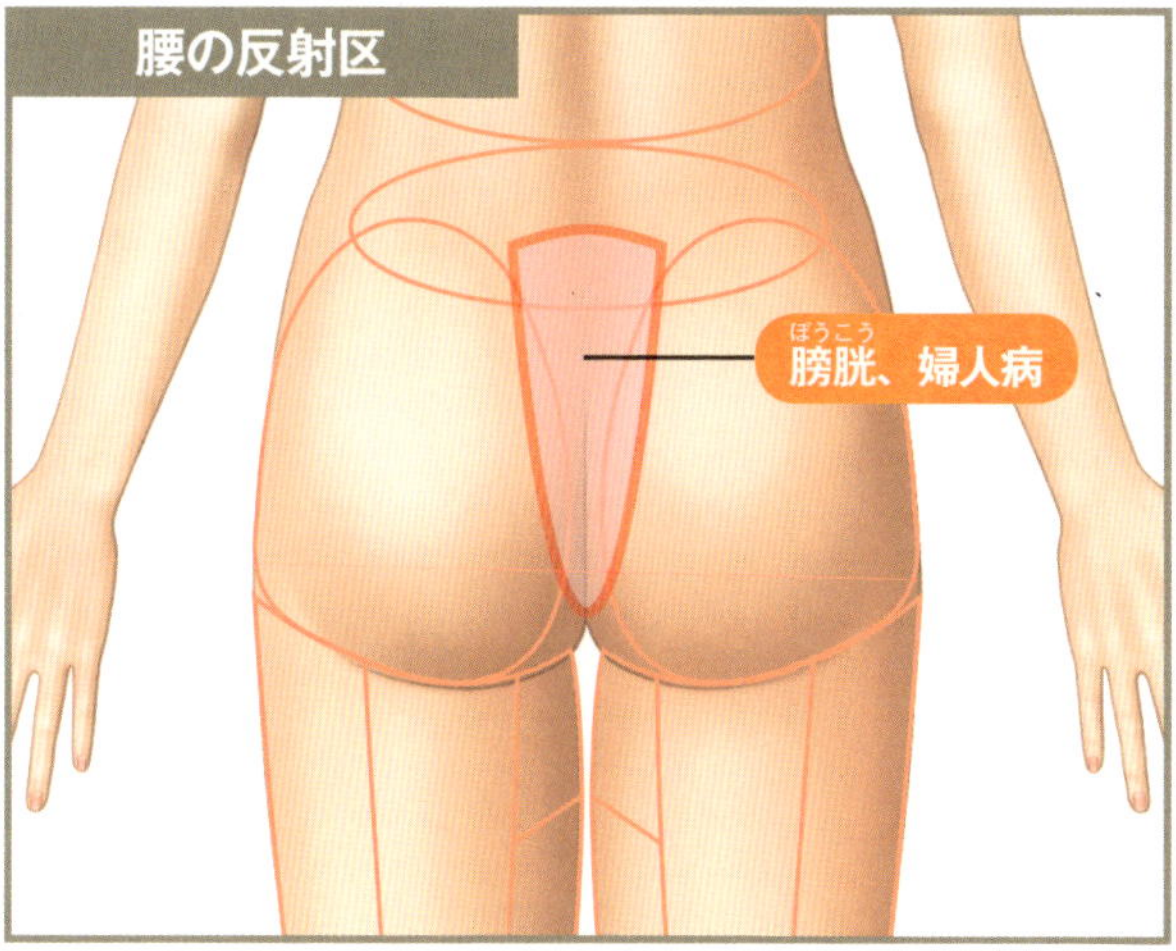

お尻の間を軽くさするだけ

お尻の間から尾てい骨の辺りが反射区です。軽くさするだけで効果があります。皮膚が弱いので、力の入れすぎに注意です。

生理痛

症状

生理が近いと腹痛になる
頭痛や吐き気がある
食欲がない

生理によって子宮が収縮して腹部に痛みを感じたり、頭痛や吐き気をもよおすことを生理痛といいます。人によって、症状の重さに差があり、痛みがひどい場合は、子宮内膜症など別の病気の可能性があるので、医師の診断を受けてください。

自律神経のバランスが崩れて症状が重くなることもあるので、生殖関係以外に自律神経の反射区も刺激してください。

腰の反射区

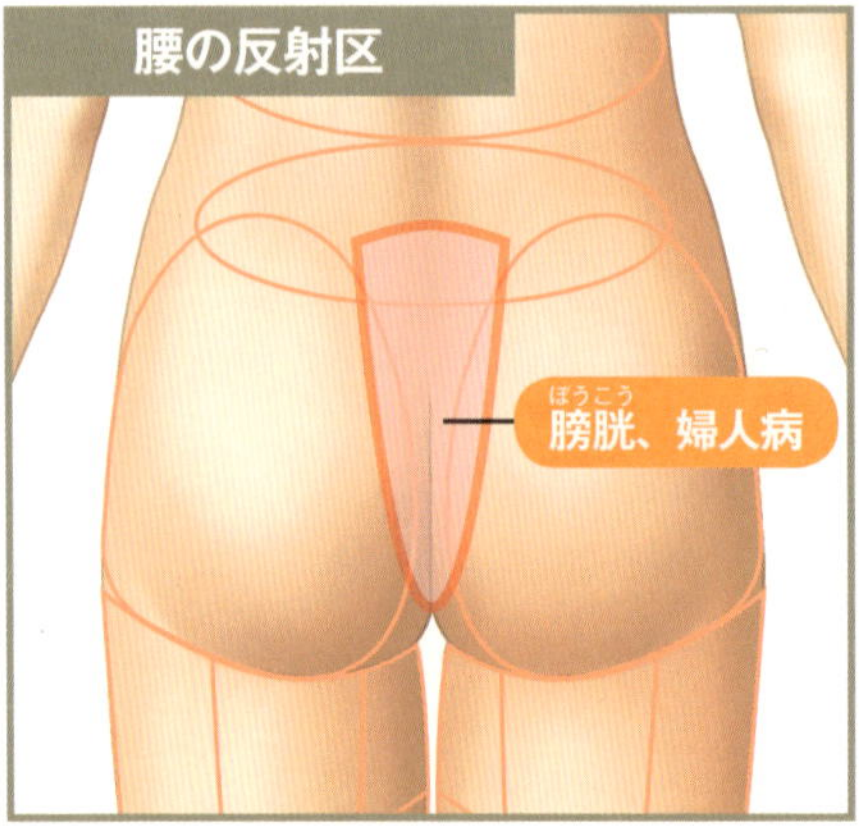

敏感な場所はあたためる

皮膚が薄くて敏感な場所なので、強い刺激を与えるのは避けましょう。さする、あたためるなど弱い刺激でも効果があります。

後頭部の反射区

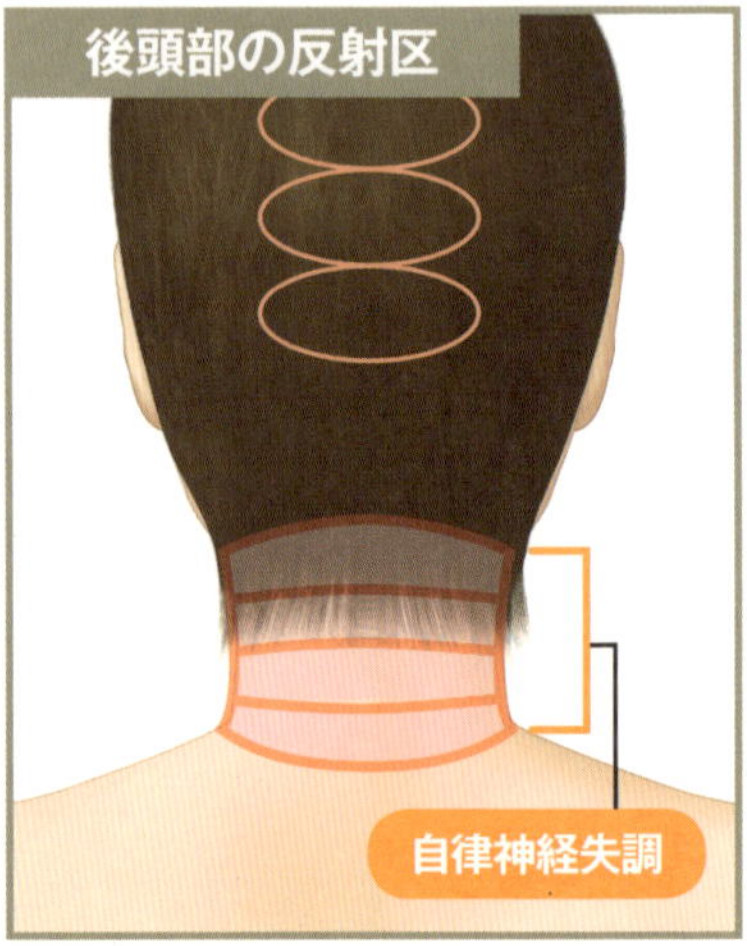

痛みを感じるのは効いている証拠

指でうなじ全体をほぐすように、軽い力で押したり、さすったりしてください。自律神経が不調なときは痛みを感じます。

下腹部の反射区

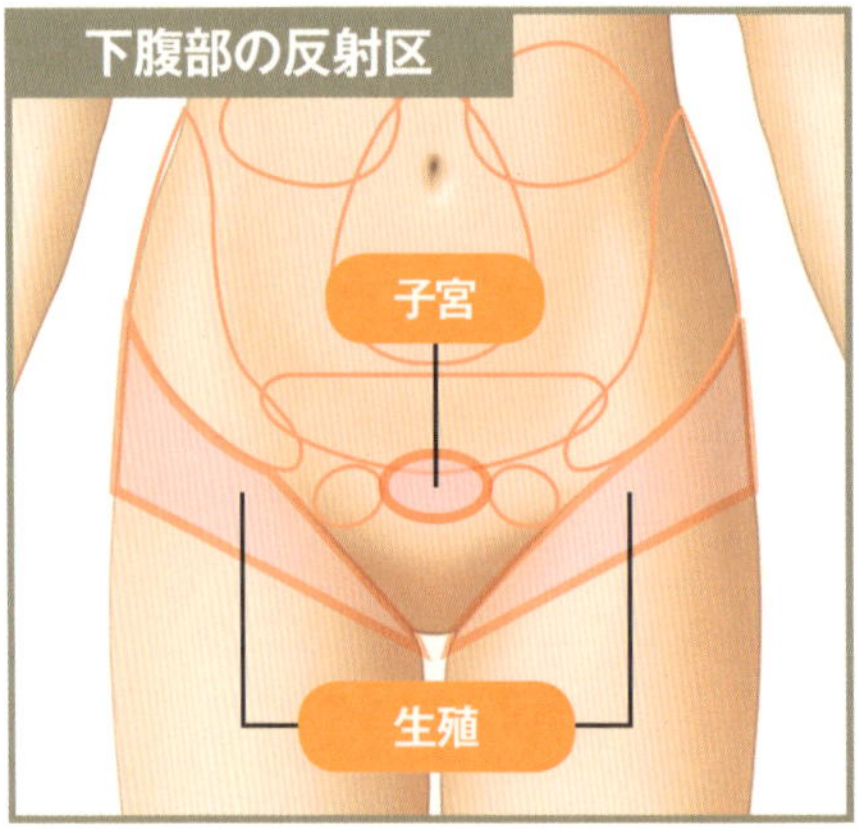

もめない場所はさすって刺激を

肉が少なくてもみにくいので、さすって刺激します。服の上からでは刺激が届かないため、下着でマッサージしてください。

不妊

症状

なかなか妊娠しない
妊娠しにくい体質

避妊をしていないのに2年以上妊娠しない場合、不妊（症）だとされます。原因が男性にあることも充分に考えられるので、女性だけでなく、2人で不妊の治療を行うようにしましょう。

生殖関係の反射区を中心に、精を蓄える腎《じん》、気の流れを調整する肝《かん》の反射区を刺激して、体の調子を整えていきます。特に腎は、性機能を高めるので、マッサージすることで、妊娠しやすい体をつくります。

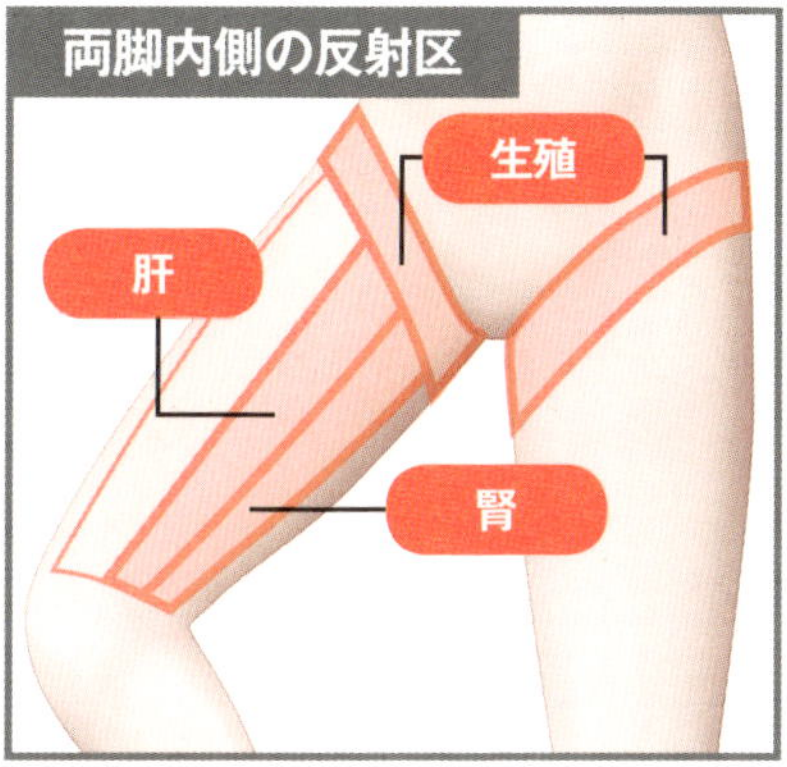

広い反射区は念入りにもむ

太ももはもみやすい部分です。反射区が広範囲にわたっているので、念入りにもんでマッサージしましょう。

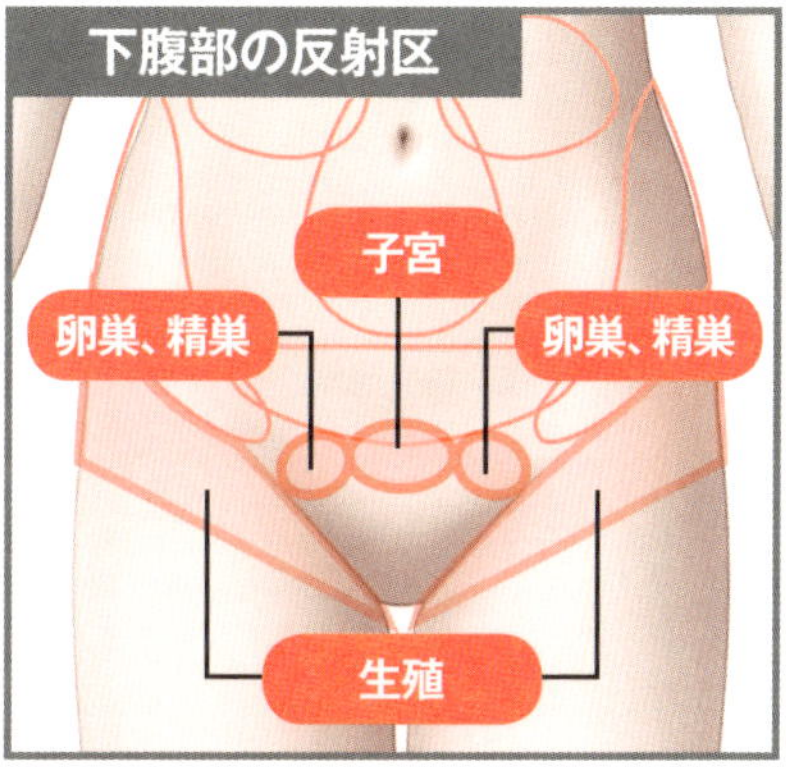

強い刺激は逆効果やさしくマッサージ

強く押さずに、さする、あたためるなど、やさしく刺激してください。強すぎる刺激は逆効果になることがあります。

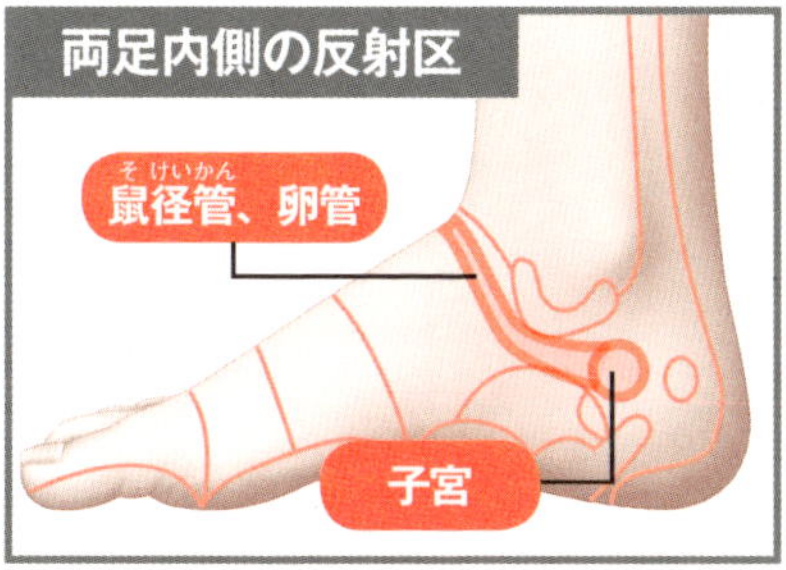

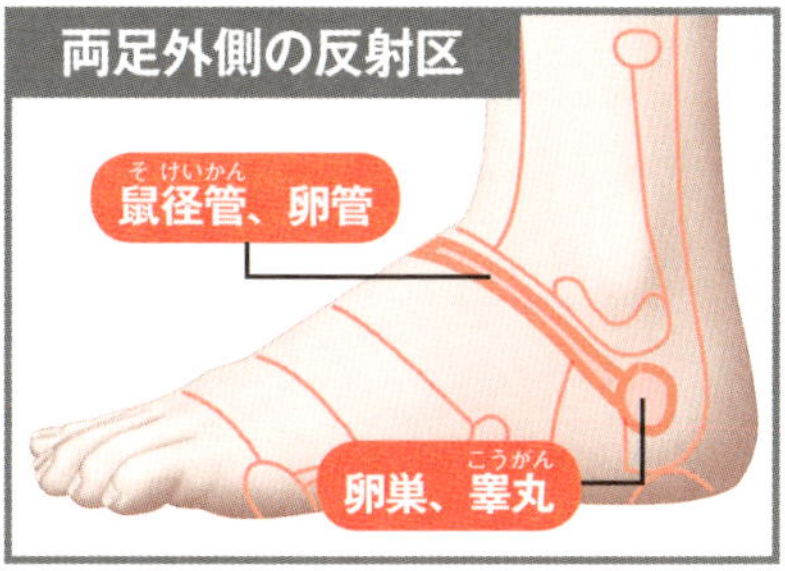

2つの反射区を一緒に刺激する

子宮と足外側の卵巣の反射区は、鼠径管、卵管の反射区で結ばれています。指先で両方の反射区を往復するようにして刺激します。

疲労を回復する

疲れが溜まってくると、全身にさまざまな症状が出てきます。症状に合わせて反射区をマッサージすると効率よく疲労を解消して、活力が得られます。

疲労感

症状

疲れが取れない
休んでも回復しない
気分が高まらない

休んでも疲れが取れなかったり、体力が回復しないことがあります。これは、腎虚《じんきょ》といわれる、腎が弱った状態でよく見られる症状です。腎には、生命力の源となる精を貯《たくわ》える働きがあり、精が不足すると体が疲れやすくなります。

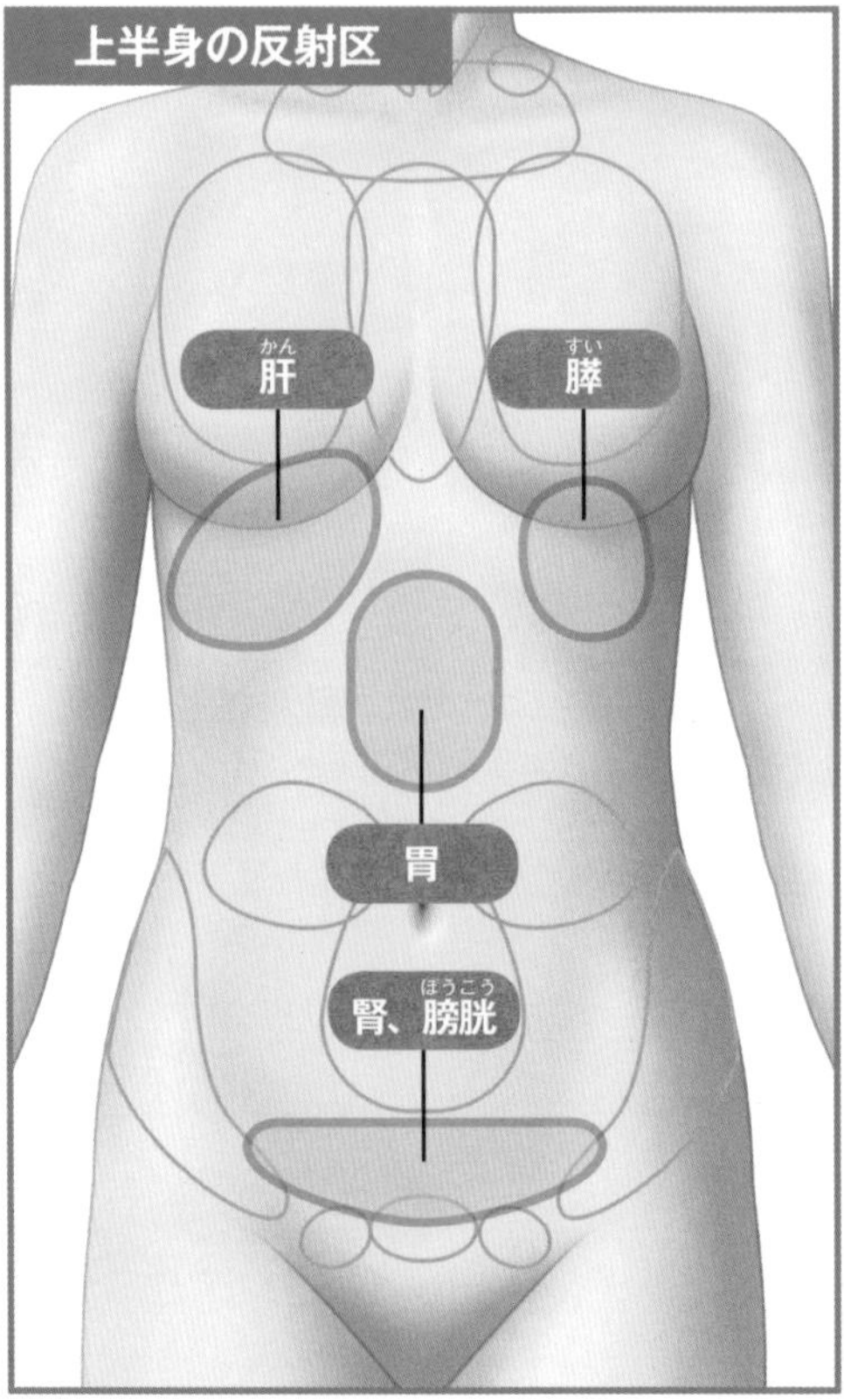

各臓器の反射区ごとに3分間マッサージ

腎の働きを助けるほかの臓器もあわせてマッサージします。臓器ごとに3分ほど指で軽くさすってください。

眼精疲労

症状

よく見えないことがある
視点がうまくあわない
目の奥に痛みを感じる
目をよく酷使する

毎日のようにパソコンや携帯電話を使用していると、画面の光を受けている目に疲れが溜まって、焦点があわなくなったり、目の奥に痛みを感じます。

こうした症状を解消するとき、目の反射区はもちろんですが、肝《かん》にも刺激を与えます。肝は目と密接に関わっており、調子をよくすることで、目の疲れがとれるのです。

眼精疲労

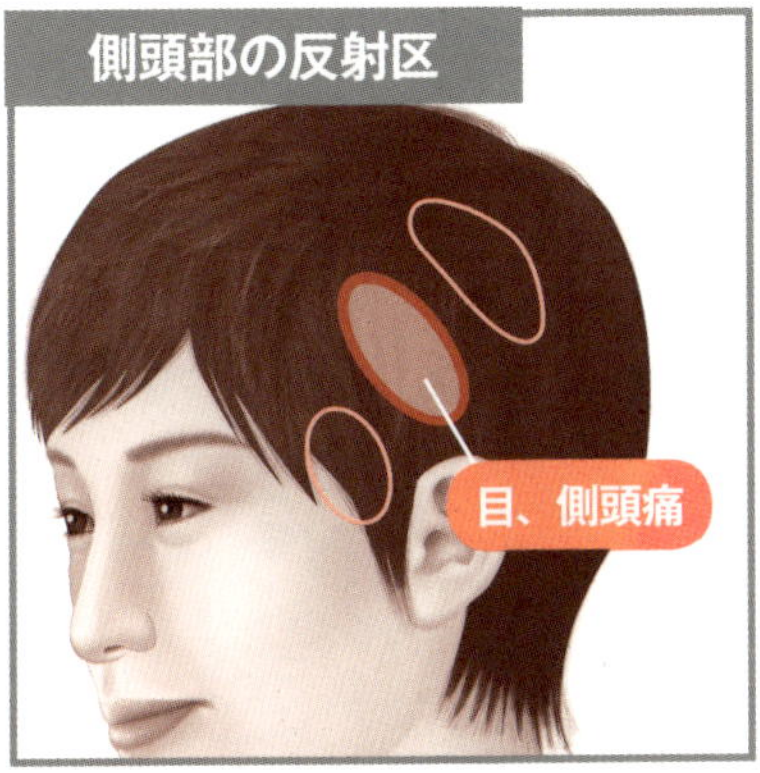

円を描くようにマッサージする

指で強めに反射区を押して、円を描くようにしてマッサージします。目の疲れからくる頭痛にも効果があります。

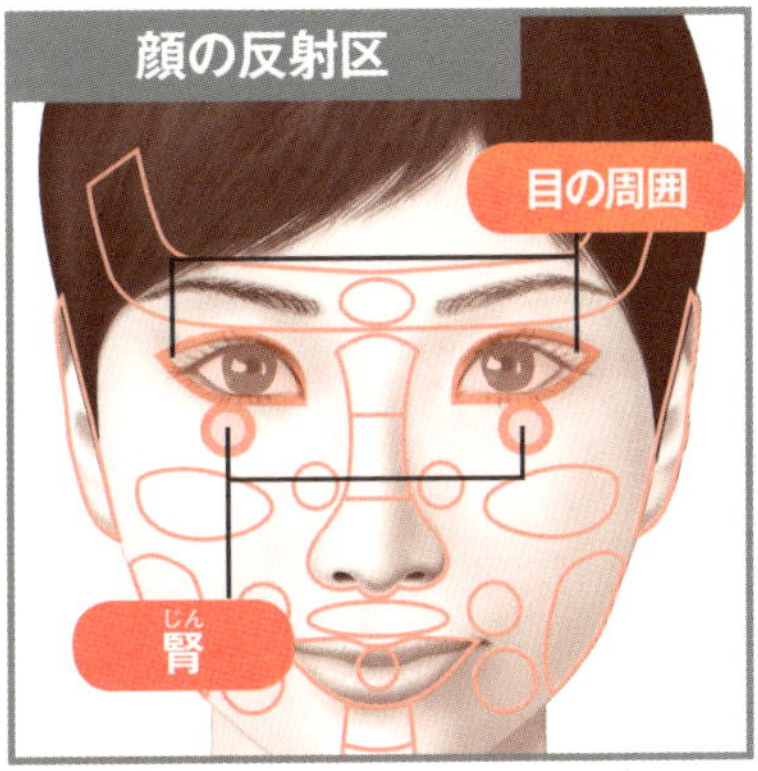

目に気をつけてやさしくマッサージ

目の周りを軽く押したり、さすってマッサージします。くれぐれもソフトに、また眼球を強く押さないように注意してください。

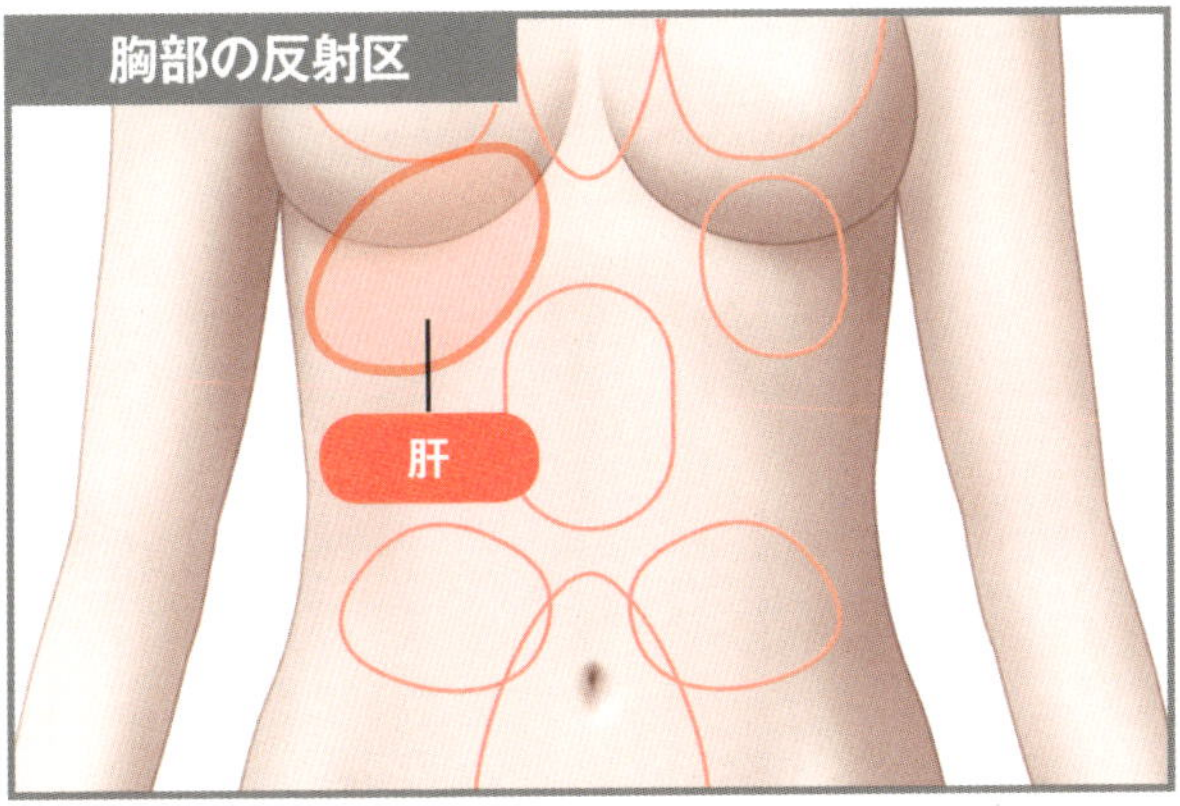

押しながらさすってあたためる

反射区を指先で軽く押しながら、何度もさすりましょう。次第にあたたかくなって、肝へよい刺激が届きます。

夏バテ

症状

食欲がない
体がだるい
やる気が出ない

夏バテは、夏の暑さから体調を崩し、食欲がなくなったり、だるさなどを感じる症状のことです。空調の効いた部屋に長時間いたり、冷たい食べ物ばかり食べるのも、内臓を冷やすのでよくありません。

調子を崩した自律神経を整えるために首を、食欲不振を解消するために脾《ひ》へ刺激を与えます。また、活力を取り戻すために、腎《じん》と心《しん》も刺激しておきましょう。

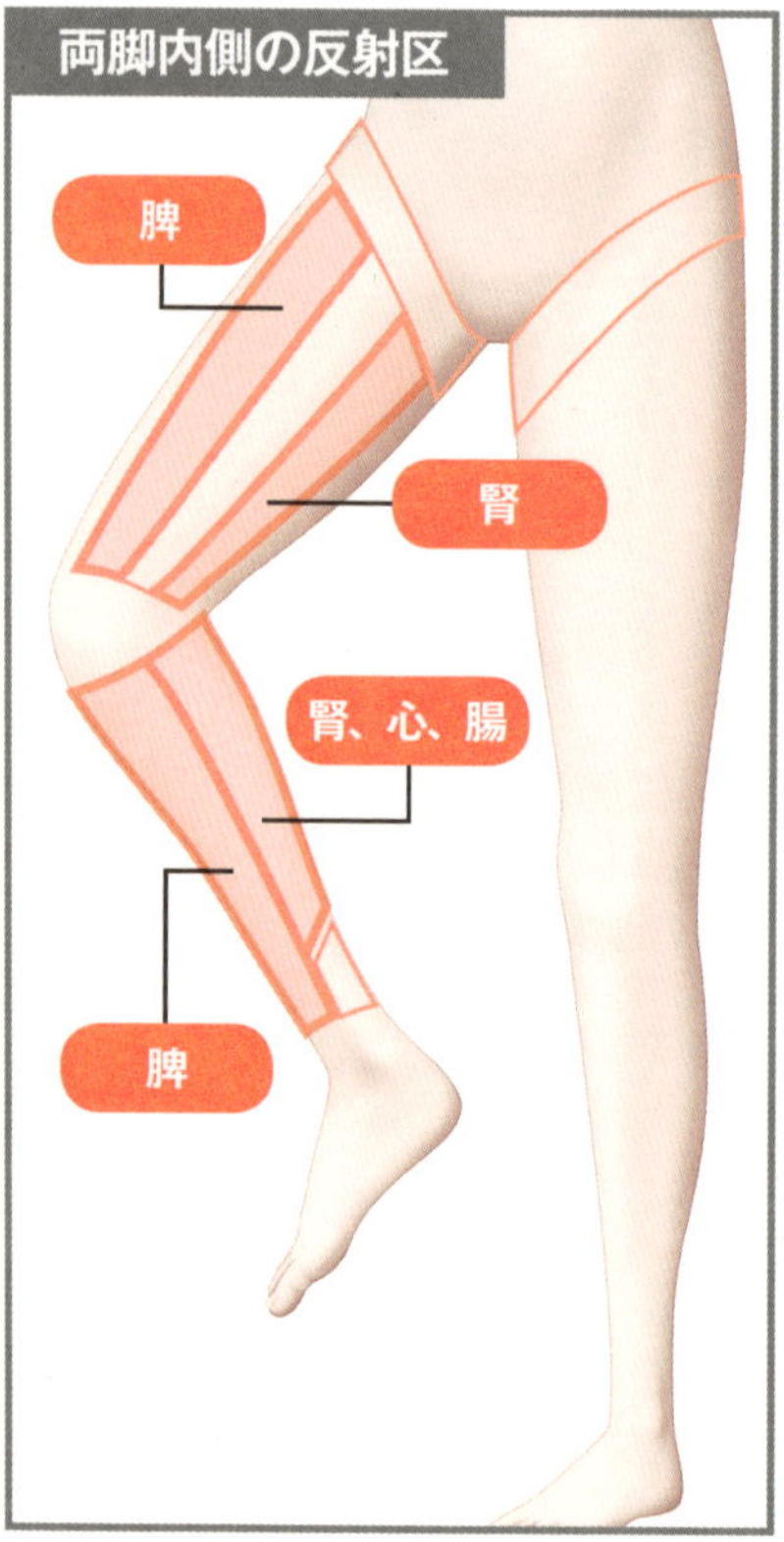

ふくらはぎは特に念入りにマッサージ

活力・精力の衰えを感じたときは、ふくらはぎへのマッサージが特に有効です。ふくらはぎ全体を念入りにもんでおきましょう。

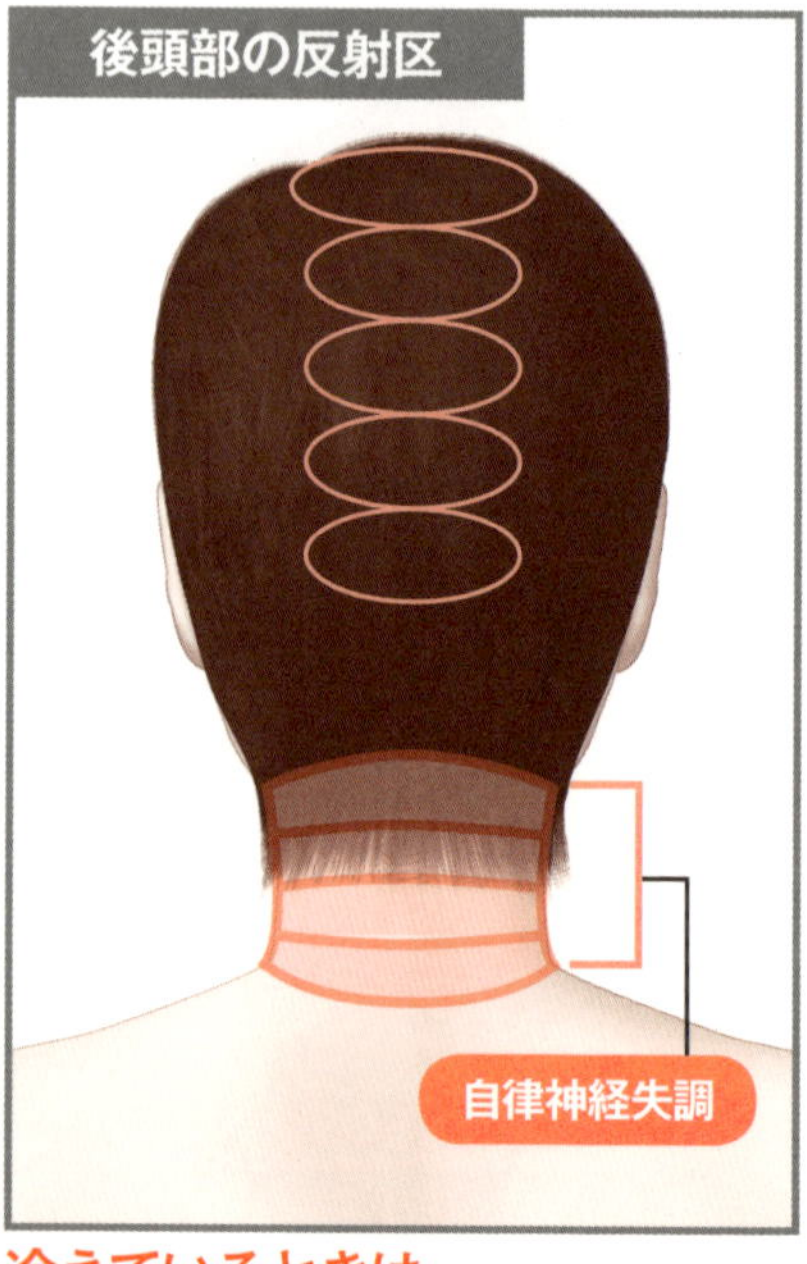

冷えているときは念入りにマッサージ

調子を崩した自律神経を整えます。指先でもんでうなじをあたためましょう。うなじに触ったときに、冷たいようなら念入りに。

食欲不振

症状

あまり食欲がわかない
食べてもおいしくない
味がよくわからない

強いストレスや疲労が溜まってくると、食欲が落ちたり、食べ物の味を感じなくなったりします。食事をしないと体力が低下したり、体が衰弱するため、病気にかかりやすい体になってしまいます。

効果的なのが胃と心《しん》の反射区です。胃は食欲を回復させ、心は舌の働きを正常にします。食欲が落ちてきた、と感じたら刺激してみましょう。

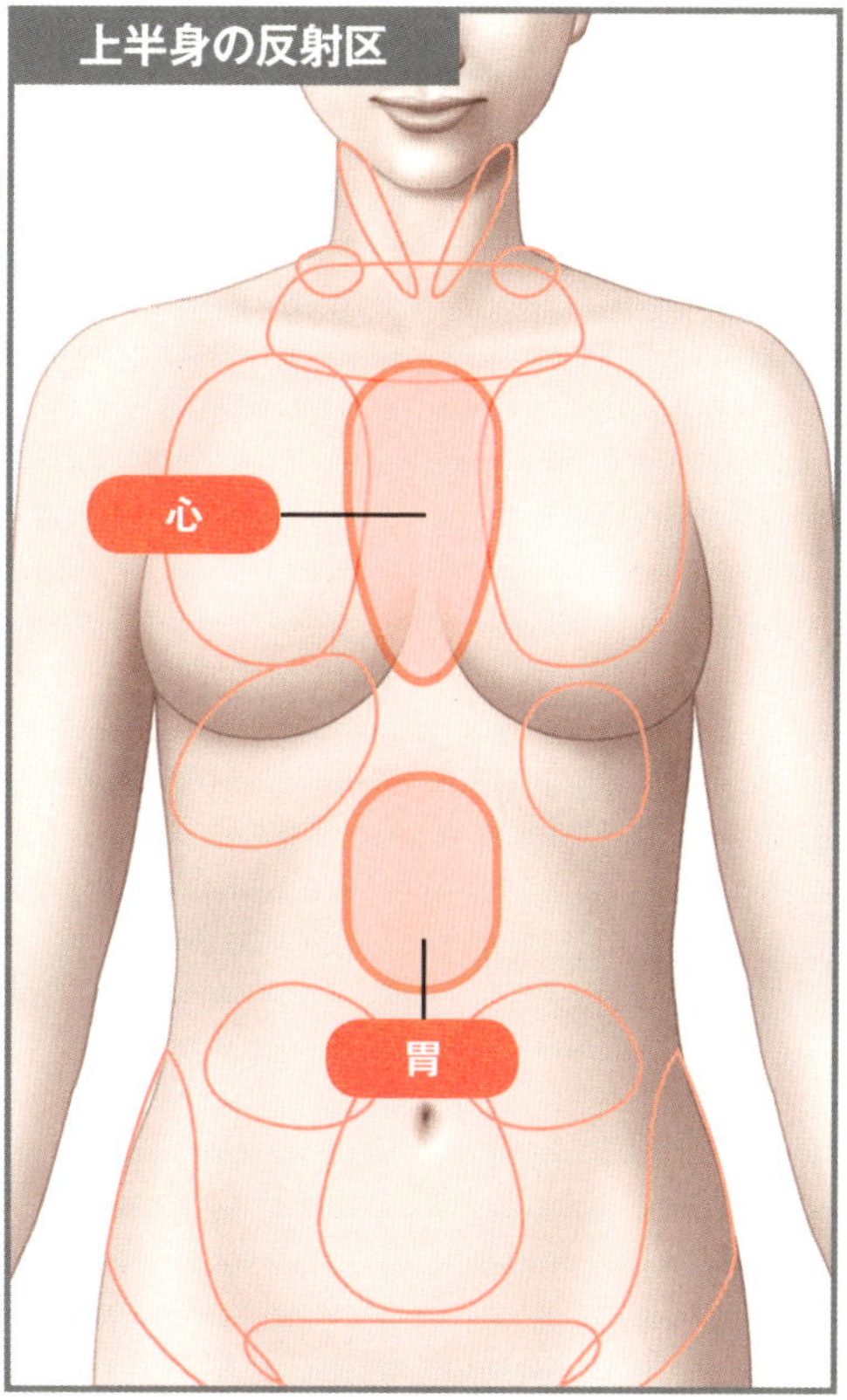

強く押さずに軽くさするだけでOK

心は骨の上に、胃は臓器の上に反射区があるので、強く押すのは禁物です。軽くさするマッサージをしてください。

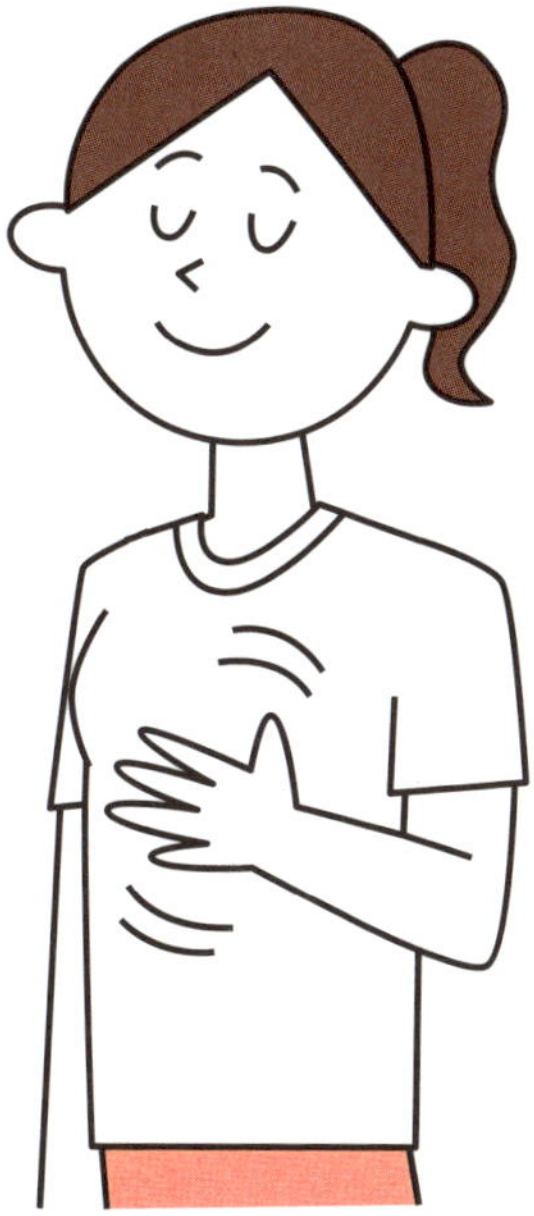

強く押したり、こすったりせずに、やさしく手のひらでさすってください。

肩こり

症状

肩に軽い痛みがある
首の周辺がだるい
肩に触ると硬い

長時間座っている仕事では、慢性的な肩こりに悩まされている人が少なくありません。肩こりは筋肉の緊張や血のめぐりの悪さから起こります。

胸の大胸筋《だいきょうきん》（肺）を刺激すると呼吸が楽になり、筋肉の緊張がゆるみます。また、腕は肩の筋肉に影響を与えるので、腕をもんでいるだけでも肩こりが楽になります。手首だけでも充分な効果が得られます。

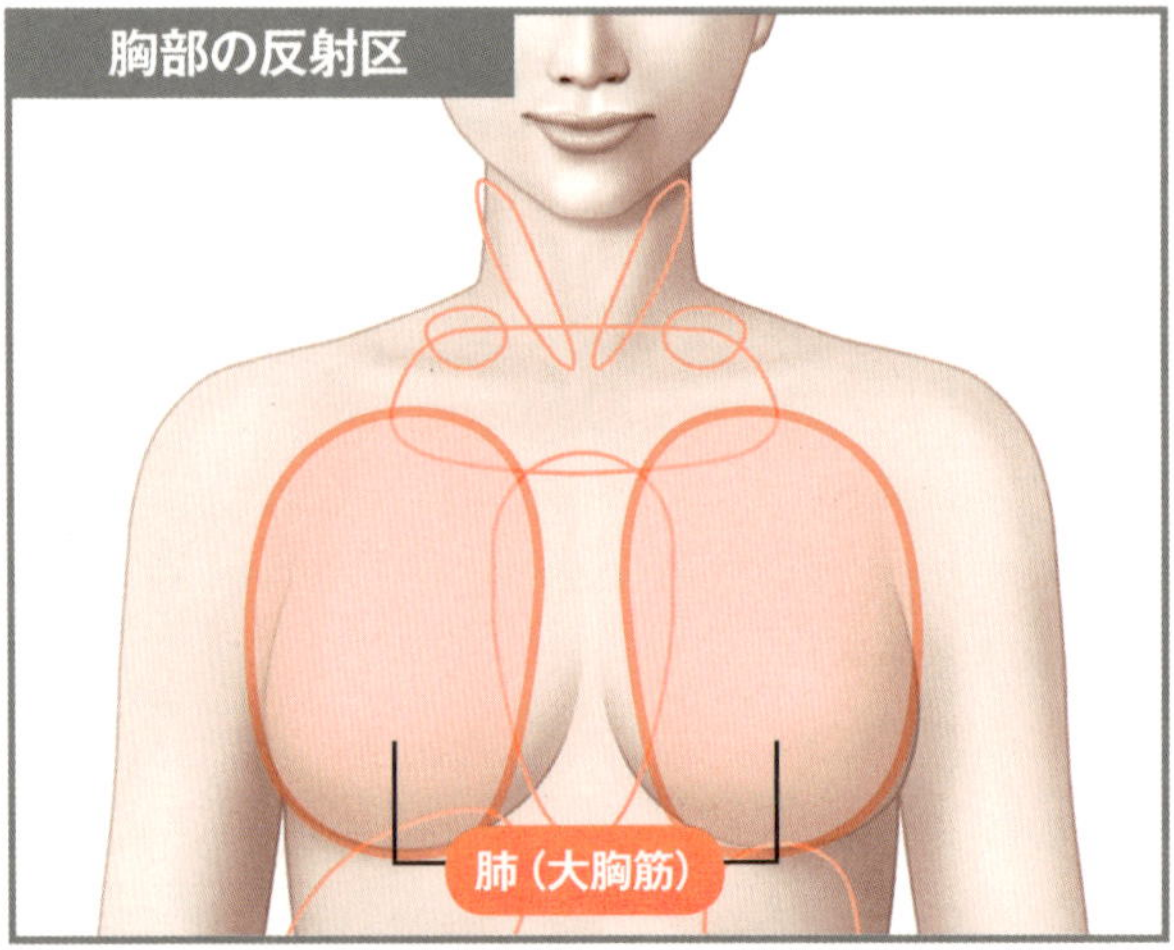

大胸筋をもむとさらに効果がアップ

肋骨《ろっこつ》の上にある肺の反射区をやさしくさすります。大胸筋は肺の反射区よりやや広い範囲にあるので胸全体を刺激しましょう。女性の場合は、乳房の上からではなく、反射区の上半分のあたりを刺激します。

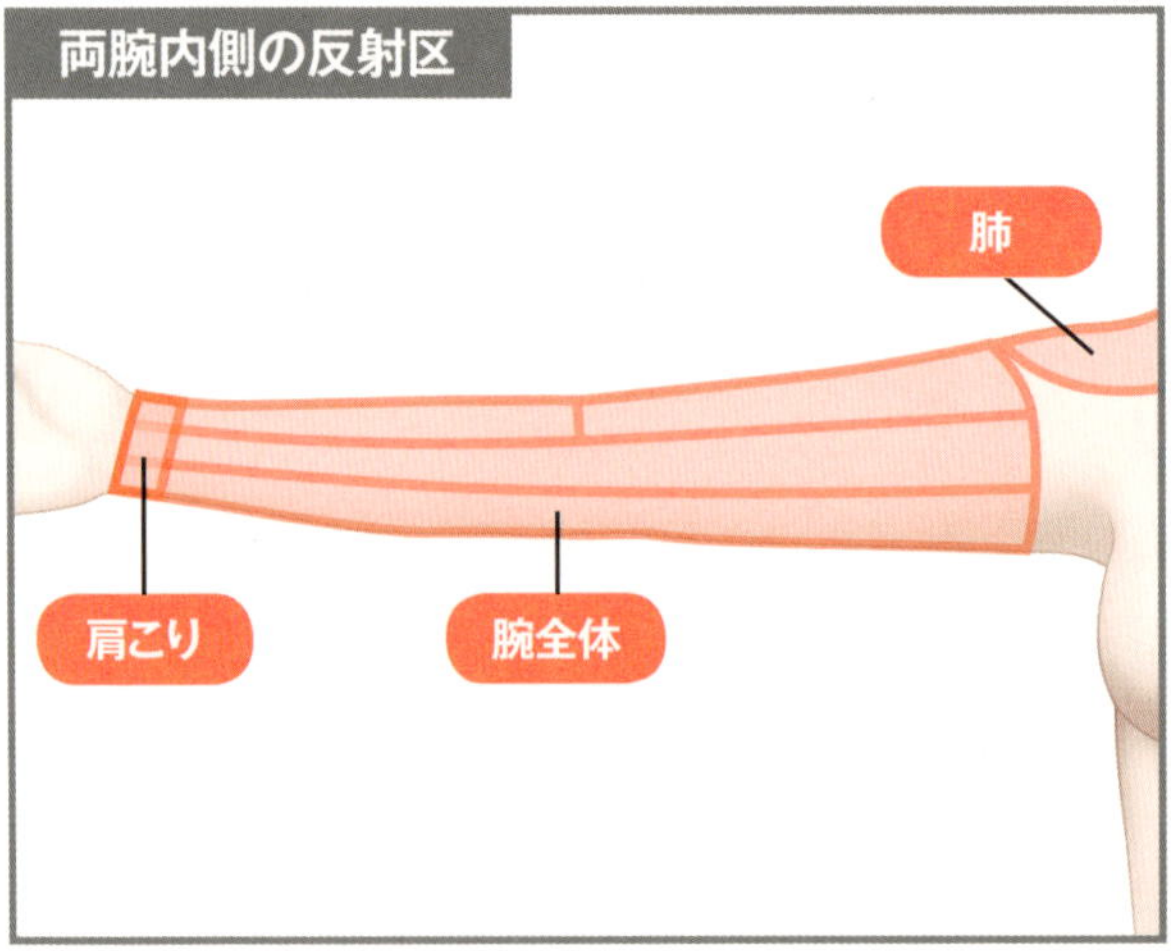

手首をもんでも肩こりに効く

上腕から徐々に手首に向かって、あまり力を入れずにもみましょう。時間がないときは、手首をもむだけでもOKです。

腕の筋肉痛

症状

運動後、筋肉が痛い
痛みが数日間続く
なかなか治らない

久しぶりに運動をしたり、重い物を持つと、筋肉が損傷、炎症を起こして筋肉痛になります。

放置していても、いずれ痛みは治まりますが、筋肉と関係のある肝《かん》を刺激すると治癒が早まります。ちなみに、腕の筋肉痛の場合、脚が腕の反射区になっているので、マッサージすると痛みがやわらぎます。逆に脚が筋肉痛の場合は、腕をマッサージします。

両脚の反射区

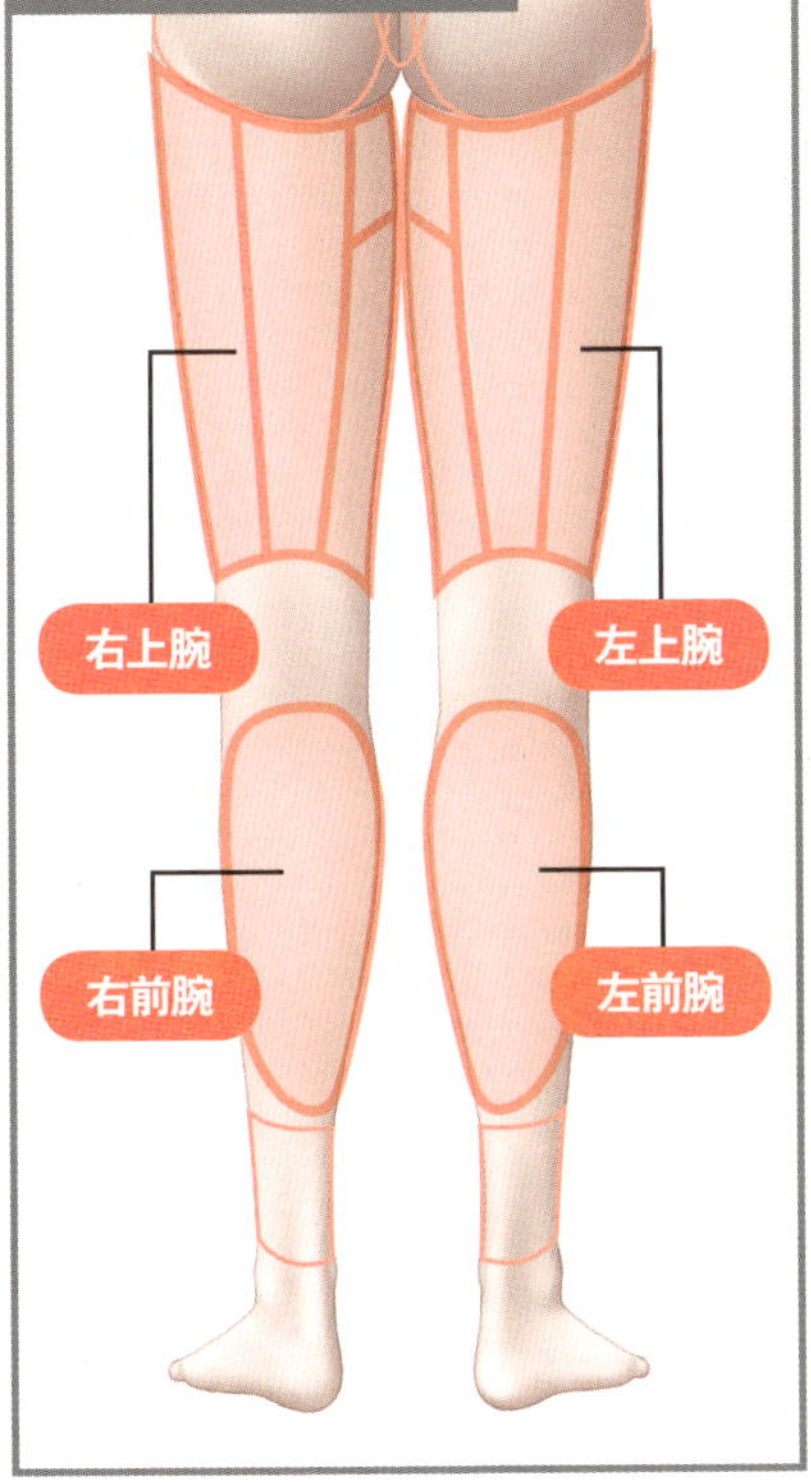

広い範囲はやりやすい方法で

脚全体に刺激を与えます。範囲が広いので、もんだり、さすったり、やりやすい方法でマッサージしましょう。

上半身の反射区

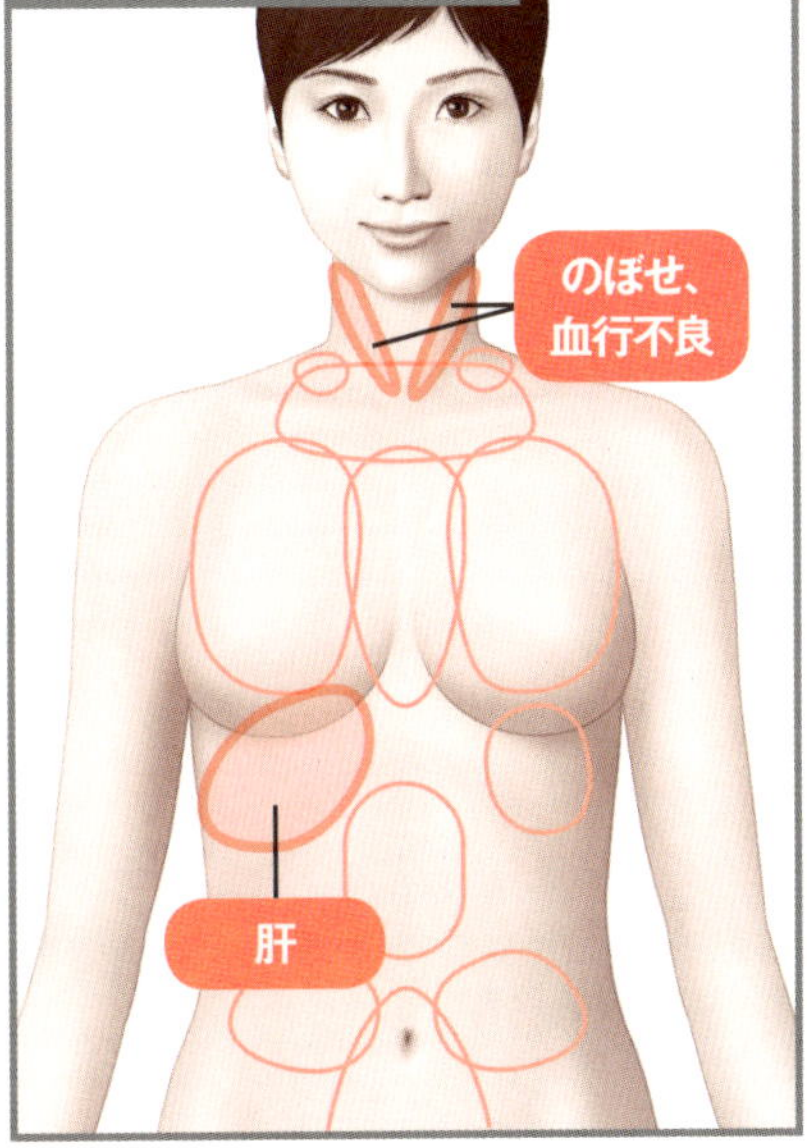

場所によって力加減を変えて

首は皮膚が弱いので、さすって刺激します。肝の反射区も下に臓器があるので、力を入れすぎないように注意してください。

気持ちが楽になる

体の不調は、心にも影響を及ぼします。気分がすぐれない、やる気が出ないなど心が調子を崩してしまったときはぜひマッサージをしてみましょう。

イライラする

症状

理由なくイライラする
ストレスが解消しない

理由もなくイライラしたり、周囲に当たり散らしてしまうようなときがあります。これは、心《しん》と肝《かん》が調子を落として、感情がコントロールできなくなっているためです。念入りにマッサージをして、内臓の調子を整え、精神の安定を図るようにしましょう。

適度な力加減でもみほぐす

骨や臓器の上などは、あまり強い力でもまないようにしましょう。軽い力でもみほぐしてください。

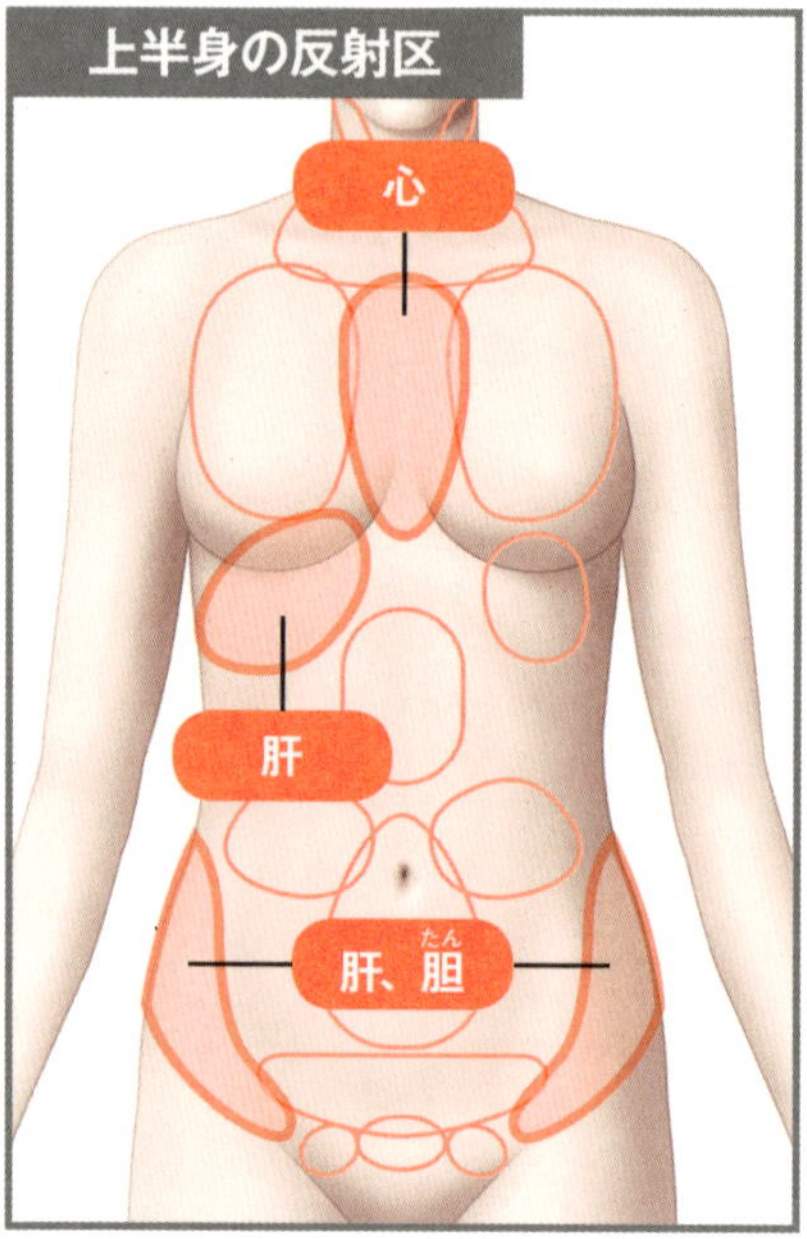

上半身の反射区

指でつまんでまんべんなく

腕をわきから手首までまんべんなく、指でつまんでもんでいきます。左右それぞれ3～5分間もみましょう。

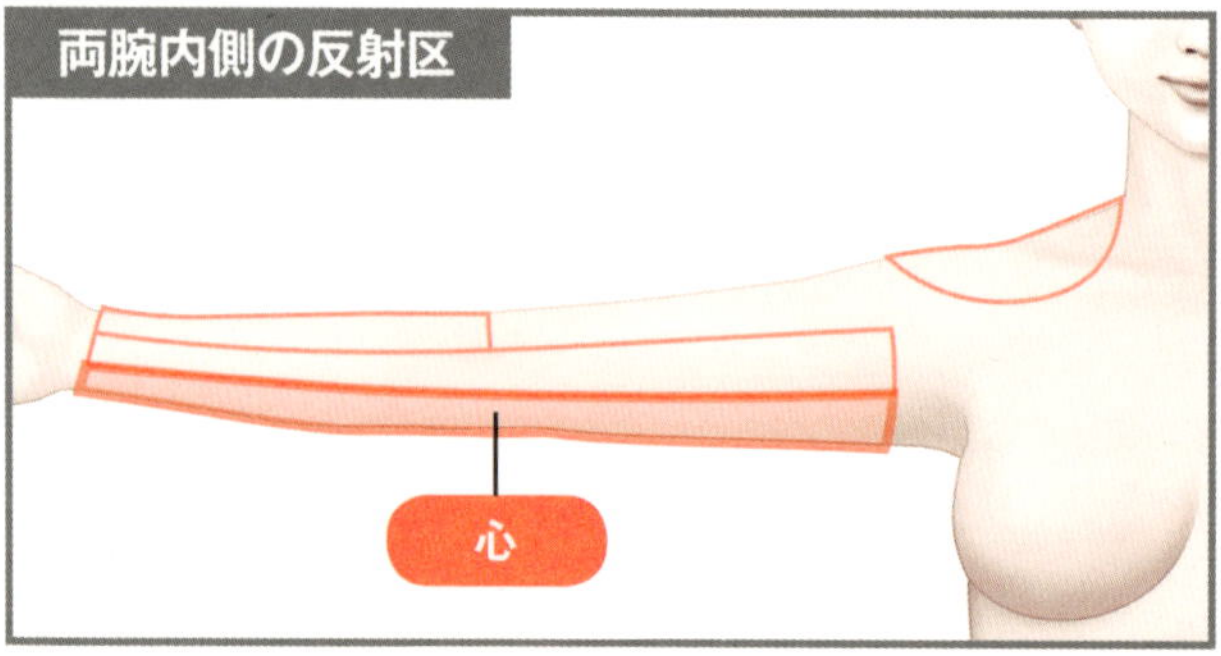

両腕内側の反射区

やる気が出ない

症状

何もする気がしない
何事にも関心がない
疲れを感じる

なかなかやる気がわいてこなくて、仕事や勉強に打ち込めない……という覚えはないでしょうか。そういうときは、たいてい何もしていないのに疲れを感じています。

これは腎《じん》が弱っているのが原因です。腎に溜められている腎精は、生殖や成長のエネルギーになるものです。不足すると、疲れやすくなり、意欲が落ちていきます。

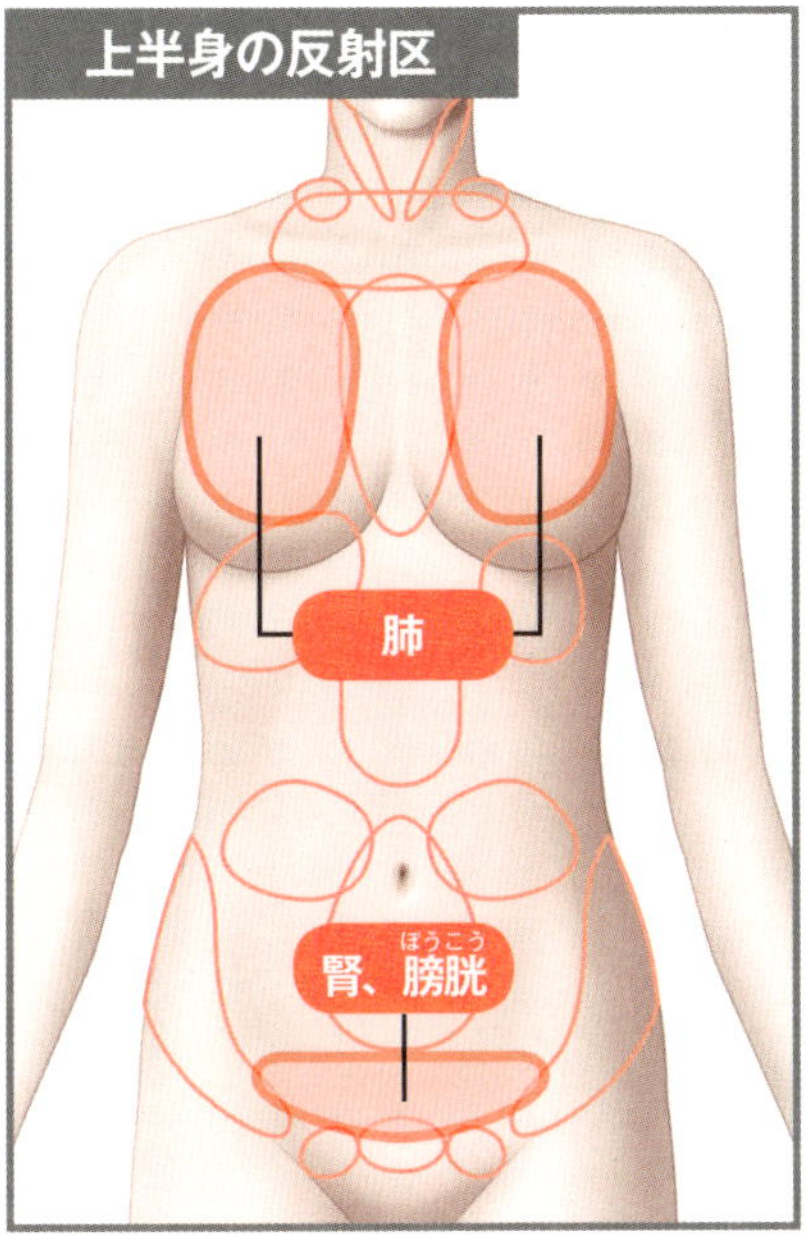

肺のマッサージで元気が出てくる

気をつかさどる肺が弱ると、元気がなくなります。肺と腎とあわせてマッサージすることでやる気を取り戻すことができます。

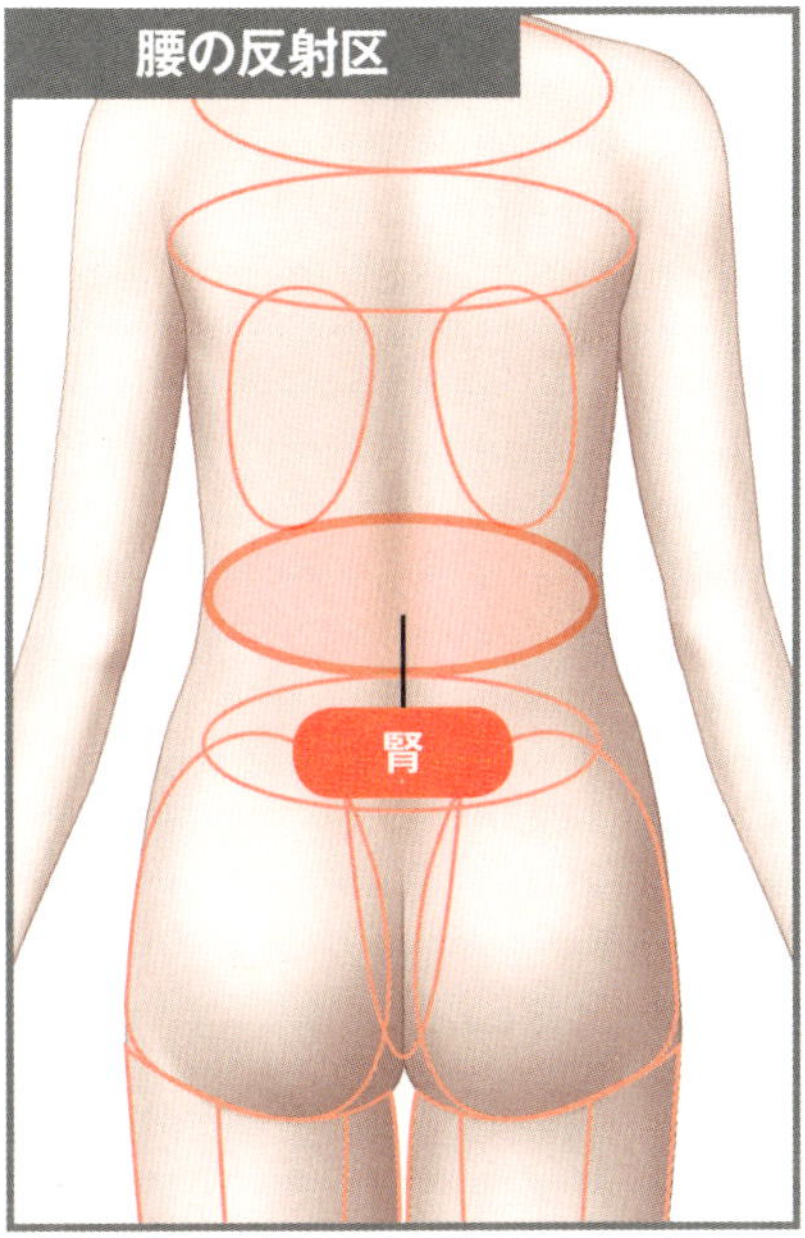

強すぎる刺激に注意　適度な力加減で

手が届きにくいので、押すより、たたくマッサージが向いています。ただ、強くたたくと内臓の調子を崩すので気をつけてください。

憂うつな気分

症状

- 気持ちが沈みがち
- 軽いうつの症状
- 落ち込むことが多い

あまり気分が上向かず、憂うつな気分が続くことがあります。こういうときは、前向きに考えることができず、すぐに落ち込んで、何もできなくなってしまいます。原因としては、精神をつかさどる心《しん》の不調が考えられます。

また、憂うつな気分は、脾《ひ》へ影響を与え、食欲不振を招きます。心と脾への刺激で、精神の不調から立ち直りましょう。

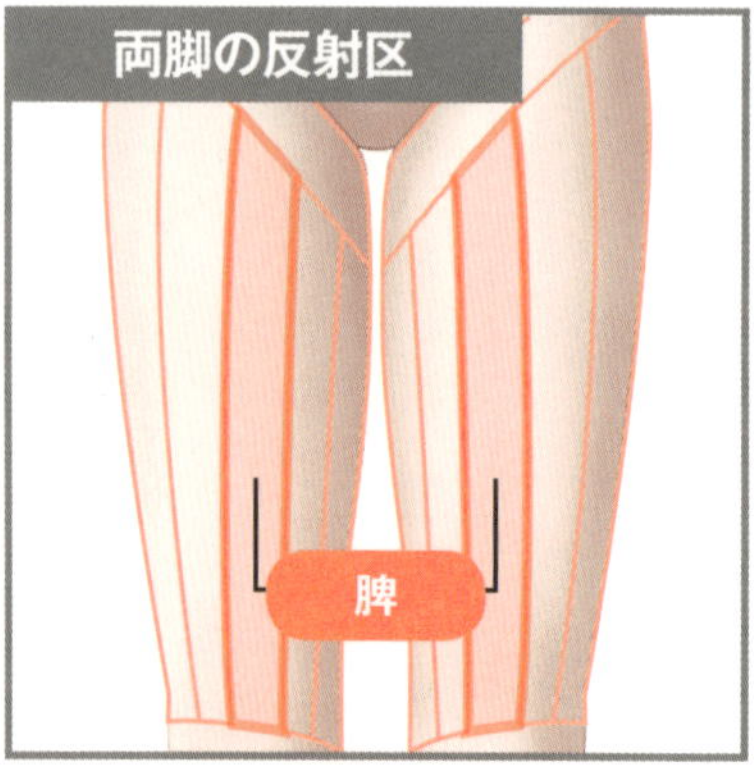

脚のつけ根からひざへなぞるように

親指の腹を使って脚のつけ根からひざへ向かって、なぞるようにさすります。左右それぞれ3分ほど行います。

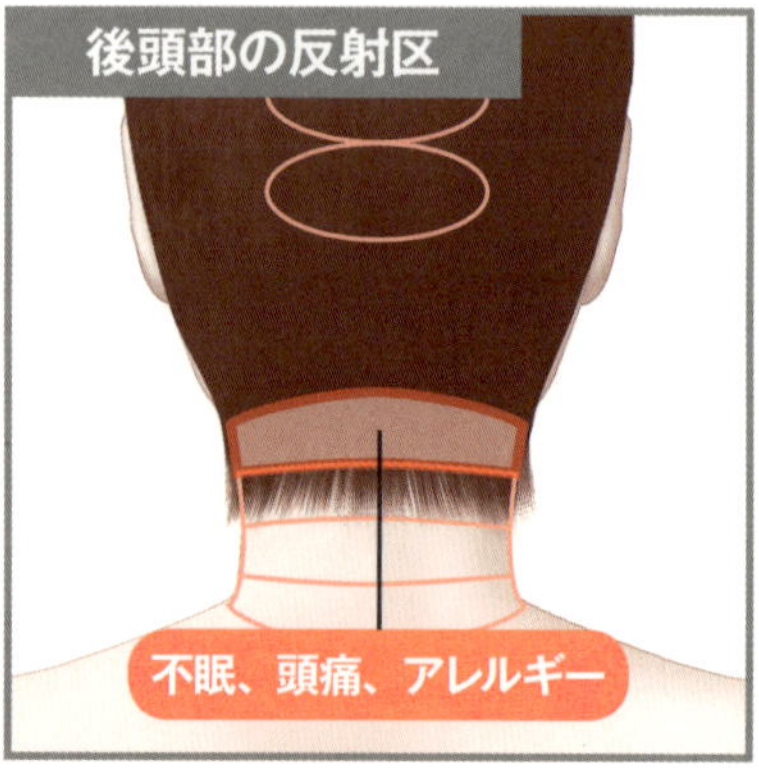

指先で何度も押してほぐしていく

うなじの上部にあって、指2本ほどの幅があります。指の先で軽く何度も繰り返し押して、ほぐしていきましょう。

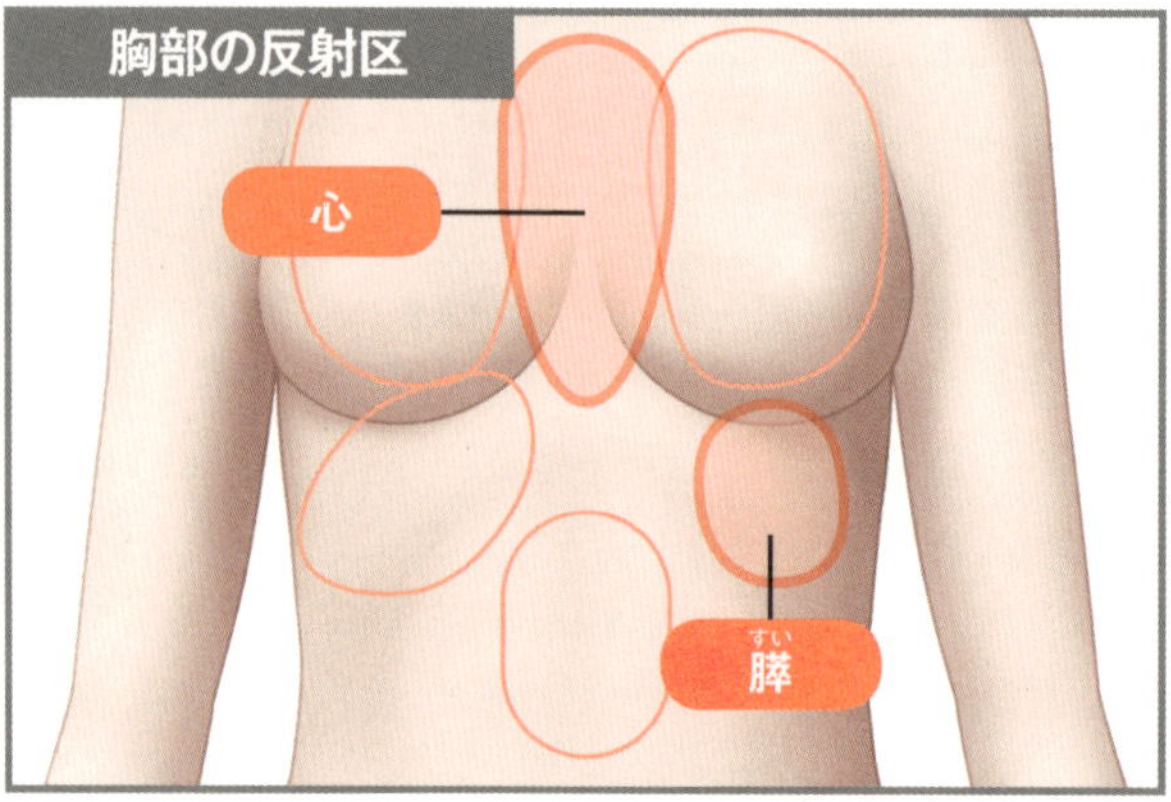

指先でつまんで軽くもむ

膵への刺激は、脾をマッサージするのと同じ効果があります。指先でつまんでもむ、軽いマッサージをしましょう。

眠れない

症状

- 布団に入っても眠れない
- 夜に眠くならない
- 昼間に眠くなる
- 眠りが浅い

夜になっても寝つけず、疲労が蓄積していきます。また昼間に眠くなってしまい、日常生活に支障が出ることもあります。

これは自律神経の乱れですが、昼全身を巡っていた気血が夜になっても肝《かん》に収まらないからです。肝をマッサージし、調子を整えましょう。放置するとイライラや不安感が募り、情緒不安定になる可能性があります。

上半身の反射区

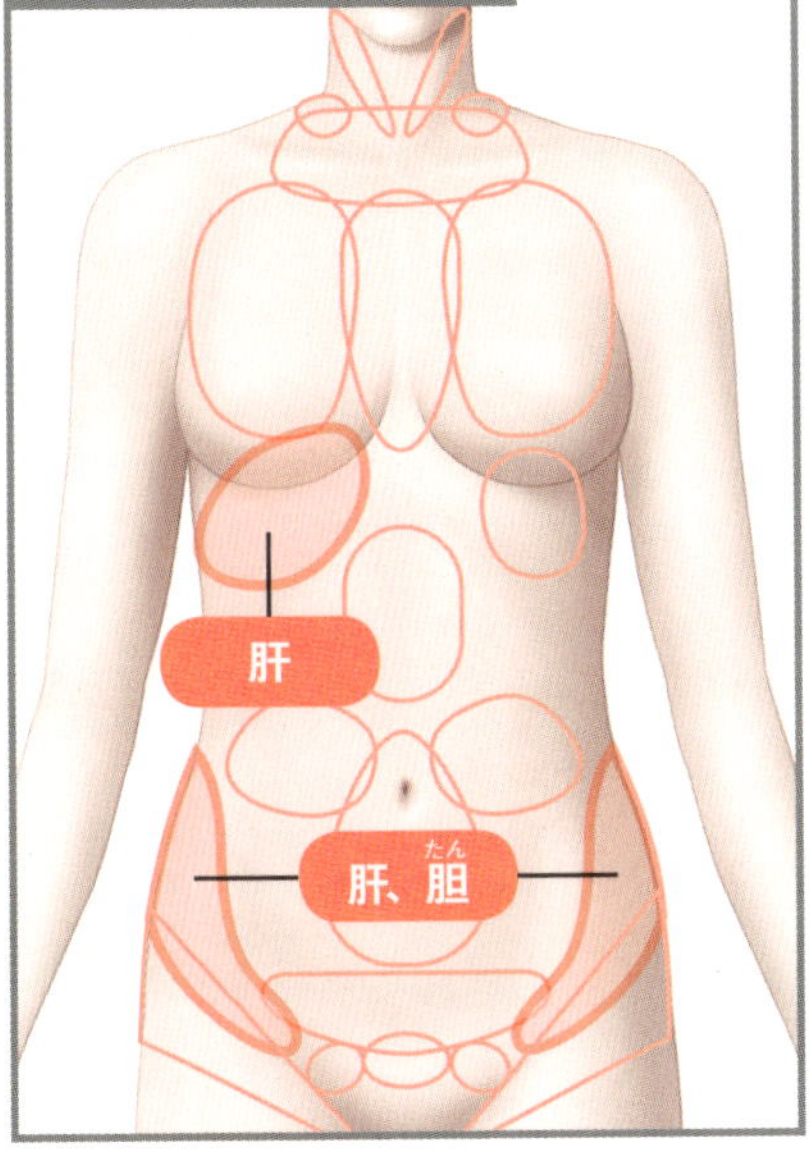

肉のある場所は つまんでマッサージ

骨の上にある肝は、さすったり、軽く押す程度に。わき腹の肝、胆は、肉をつまみながら、マッサージしましょう。

後頭部の反射区

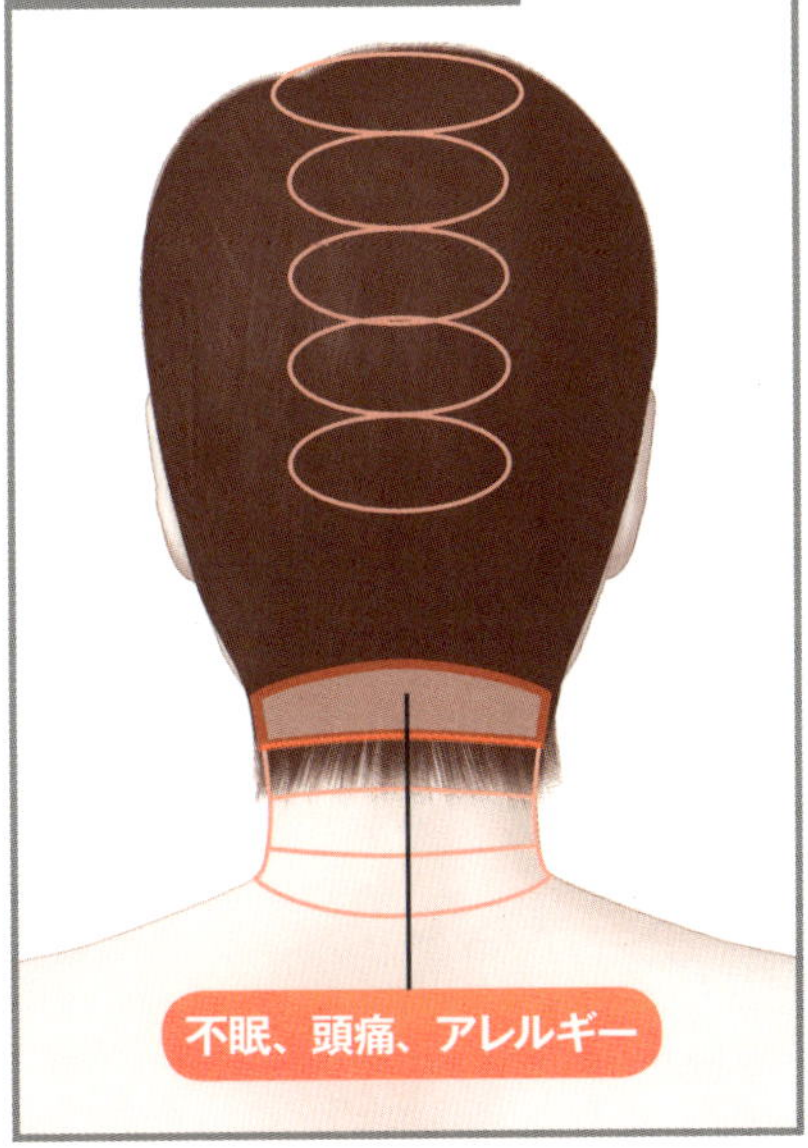

痛みを感じたら 負担の少ない方法に

しこりや痛みなどを感じたときは、さすったり、あたためたりと、負担の少ないマッサージ方法に切り替えましょう。

「集中力を高める」

症状

持続力がない
集中力がよく途切れる
やる気が出ない

試験前の大事なときなのに、集中力が続かない、すぐに気が散ってしまうということがあります。休憩をして体や頭を休めたくてもあまり時間がないときは、頭と脳の反射区をもんでみましょう。頭がすっきりして、集中力がよみがえってきます。

　また、腎《じん》が弱っていると集中力だけでなく、持続力も落ちてくるので、あわせて反射区を刺激します。

両手のひらの反射区

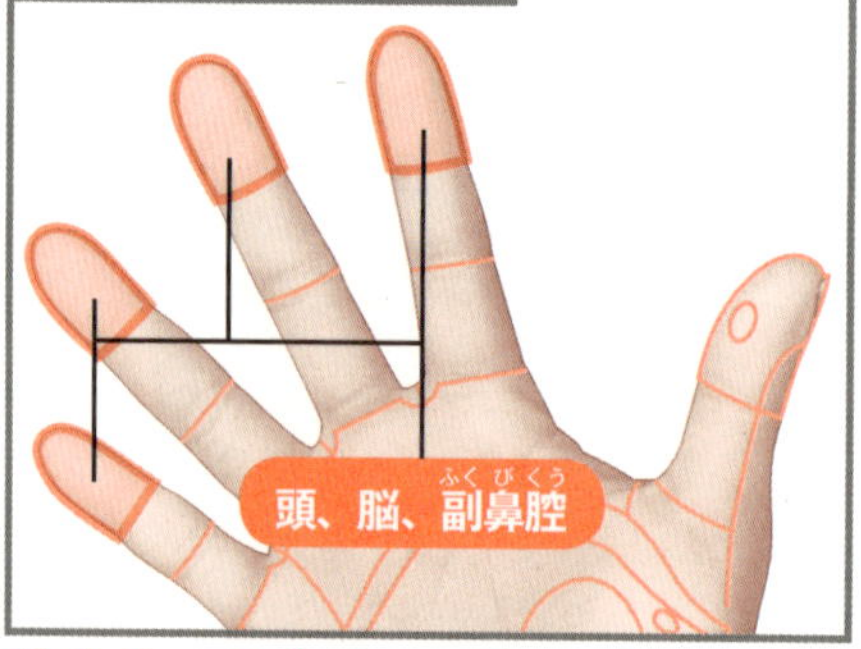

指先をつまんでマッサージする

指先をつまんで、軽くもみます。両手の指をそれぞれ10回ずつ刺激してください。

下腹部の反射区

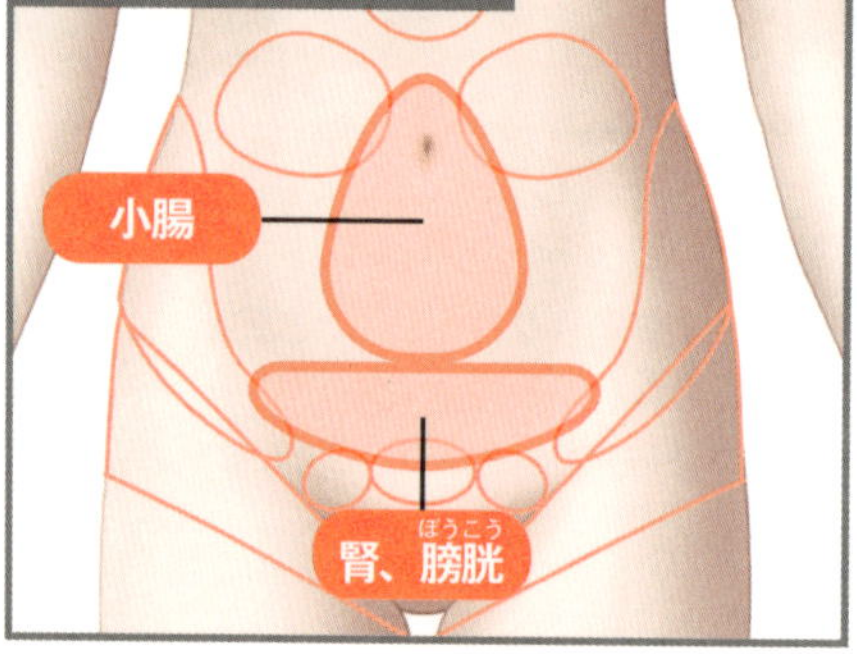

強すぎず、弱すぎずの加減で

下に臓器があるので、強く押さずに、軽くさすりましょう。あたためても効果があります。

両足うらの反射区

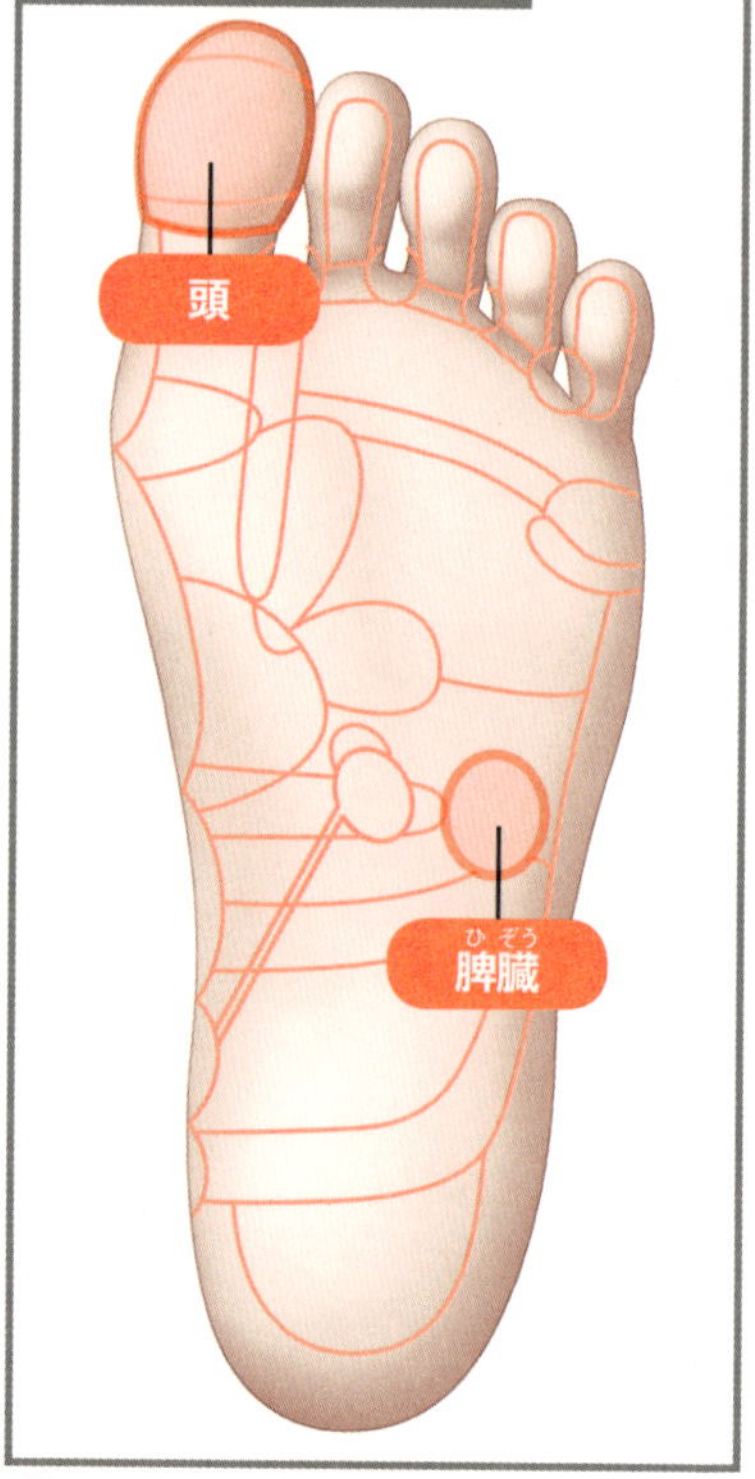

皮の厚い足うらは少し強めに押す

頭に関連する反射区と、考えすぎた心を落ち着かせる脾臓を刺激します。足うらは皮が厚いので、少々強く押しても大丈夫です。

リラックスする

症状
焦った気分になる
緊張している
落ち着きがない

不安で焦っていたり、緊張していると、どんなこともうまくできません。一度落ち着いて、リラックスしましょう。

心《しん》は喜びの感情を、肺は憂《うれ》いの感情をつかさどっています。それぞれの反射区を刺激することで、精神の落ち着きを得ることができます。また、大脳も感情に関わっているので、反射区を刺激してリラックスさせます。

上半身の反射区

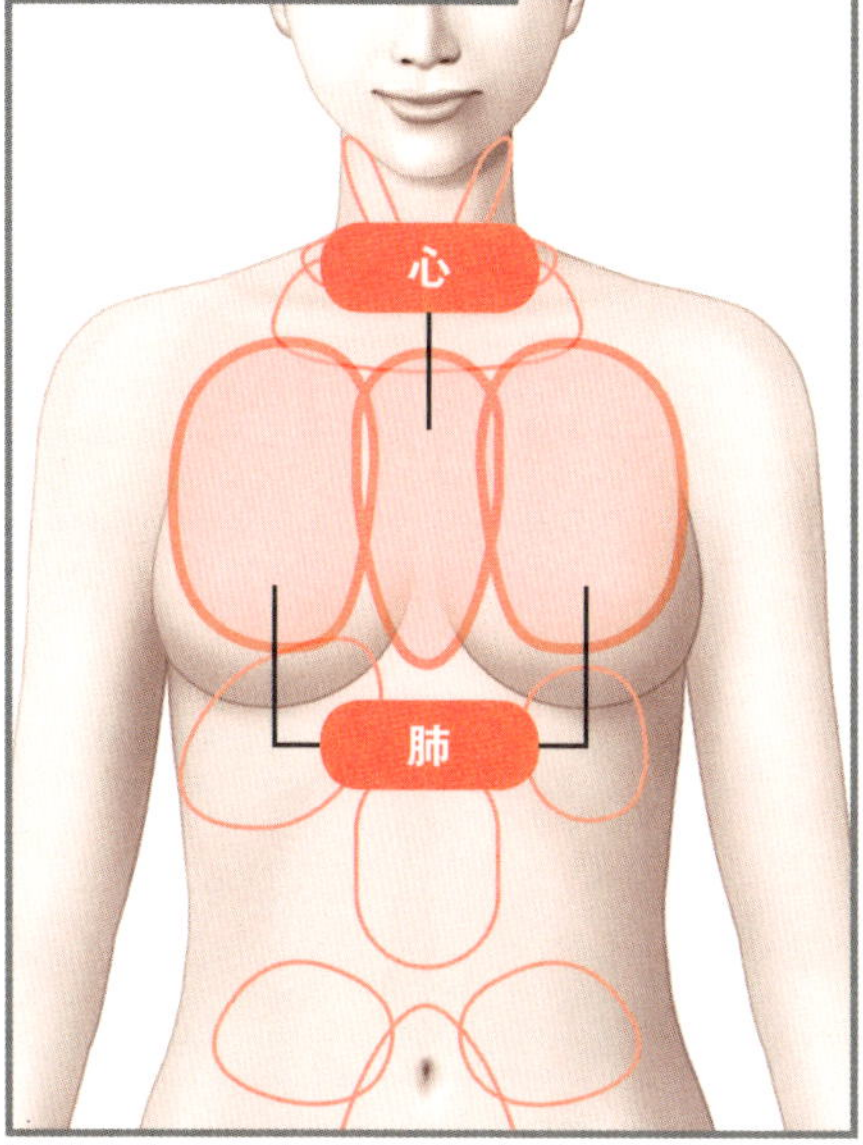

骨の上の反射区はさすって刺激

骨の上に反射区があるので、さすって刺激します。肺のように、少し肉づきのある部分はもんでマッサージしましょう。

両足うらの反射区

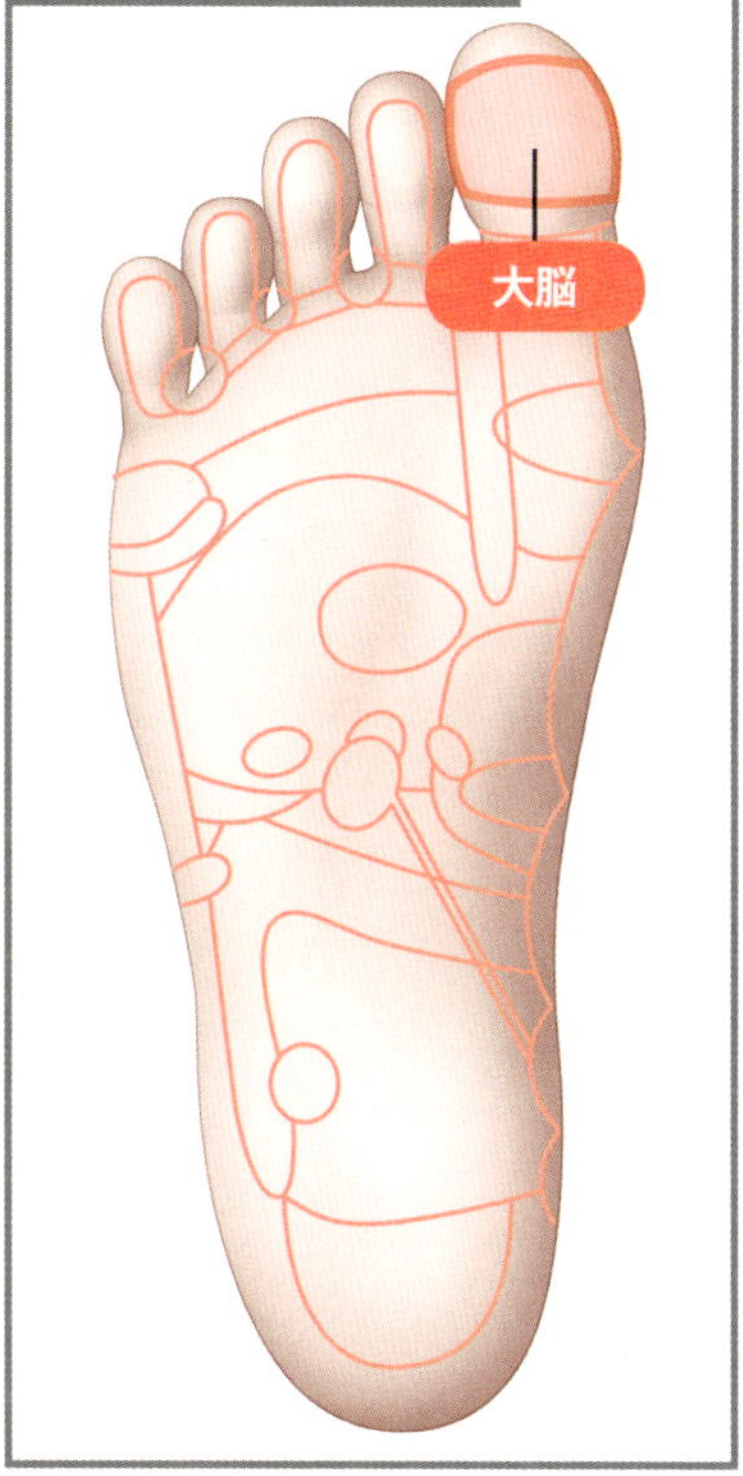

小さい場所は指先で押す

押す場所が狭いときは、指で押すといいでしょう。やや強めにリズミカルに押します。多少はみ出してもかまいません。

健康な体をつくる

病気や不調を治すだけが反射区マッサージの役割ではありません。さまざまな反射区を刺激することでより健康的な体をつくることができます。

病気を予防する

効果　免疫力を高める　代謝を高める

病気にかかりにくい体をつくるには、日々の健康管理が大切です。さらに、病原菌が体内に侵入しても排除できるように、免疫力や代謝を高める反射区マッサージをしましょう。腎《じん》や膵《すい》・脾《ひ》は水分を、肝《かん》は解毒作用があり、病原菌を体外へと排出します。

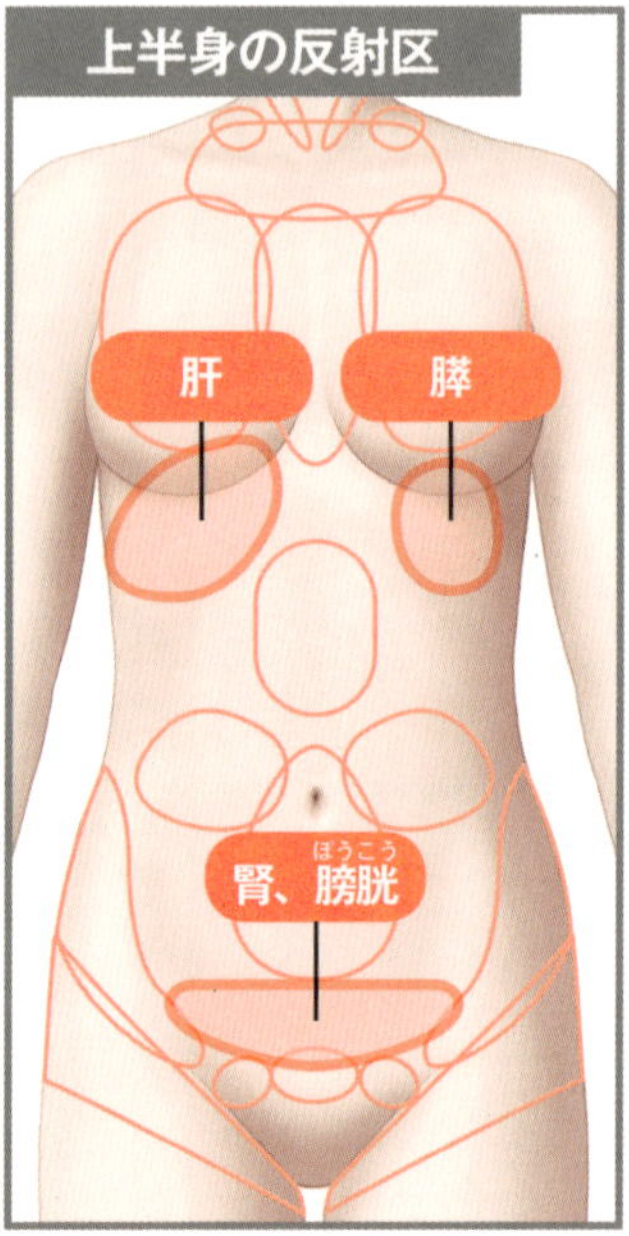

強く押さずに、やさしくさすって刺激を

お腹の反射区は、下に内臓があるので、強く押すのは控えてください。さする、もむのほか、あたためるのも有効です。

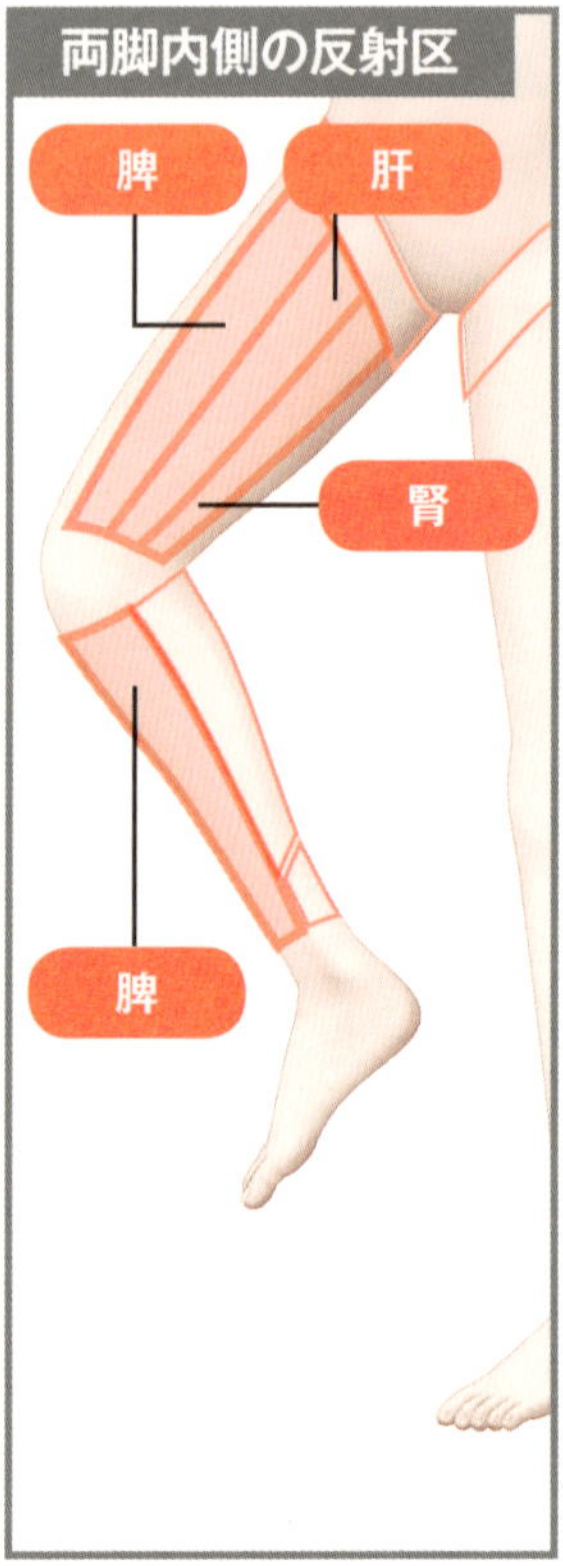

太ももももみで免疫力アップ！

太ももは3つの反射区をまとめて刺激できるので便利です。太ももの内側を、まとめてもみほぐしましょう。

足腰を丈夫にする

効果

足腰の関節を丈夫にする
足腰の筋肉を鍛える

年齢を重ねると、特に下半身の筋力が落ち、関節も痛んでくるため、長時間歩けなくなったり、階段を上るのにかなりの疲労を感じるようになります。

老化現象は、腎《じん》の影響が大きく、腎が弱っていると足腰が悪くなります。日常的に腎のマッサージをするようにしましょう。

また、太ももの筋肉をマッサージすることで、腰への負担をやわらげることができます。

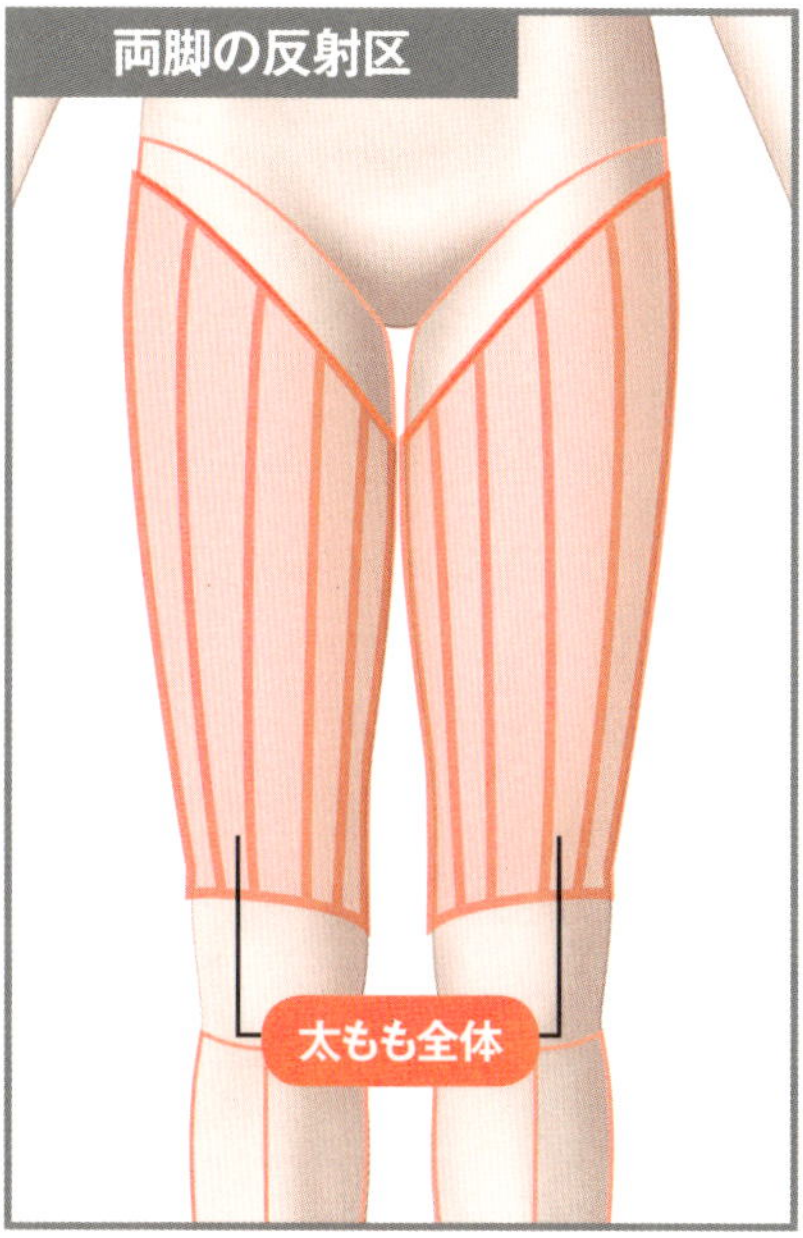

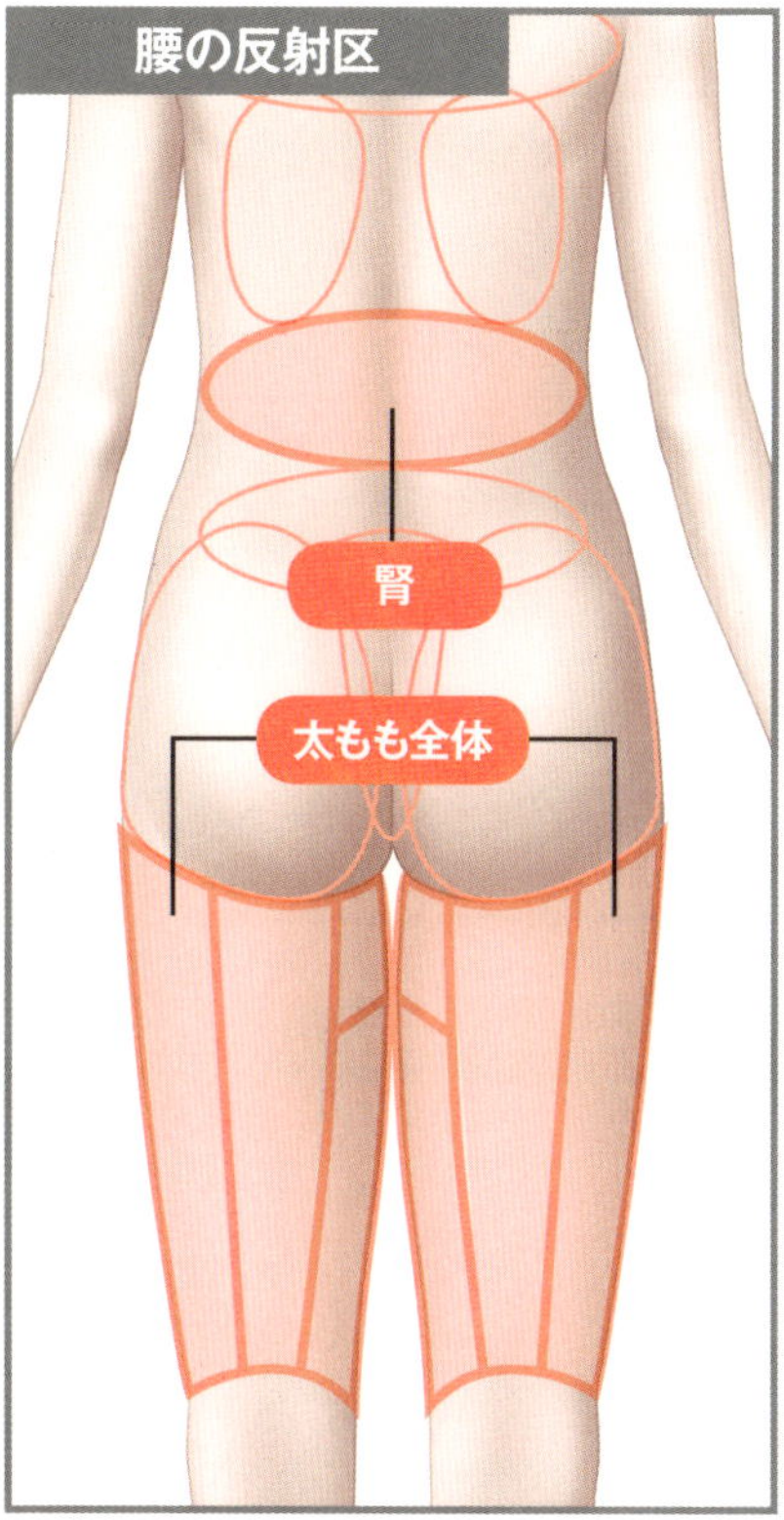

広い反射区は両手でもみほぐして

マッサージの範囲が広いので、両手を使ってもみほぐしていきましょう。ときどきさするなど、変化をつけてもいいでしょう。

もみにくい腰は手のひらでたたいて刺激

腰の腎は、もみにくい場所なので、手のひらでたたいてもいいでしょう。多少強めにたたいても大丈夫です。

運動能力を高める

効果
肺活量を増やす
集中力を高める

スポーツで結果を残すには、日々の地道な練習が大事です。反射区マッサージは、その助けをすることができます。肺の反射区を刺激すると、肺活量が高まり、持久力を向上させられるので、より身体能力を高めることができます。

　また、身体能力だけでなく、メンタルも大事な要素です。精神面をサポートするため、足にある大脳の反射区を刺激して、集中力を高めましょう。

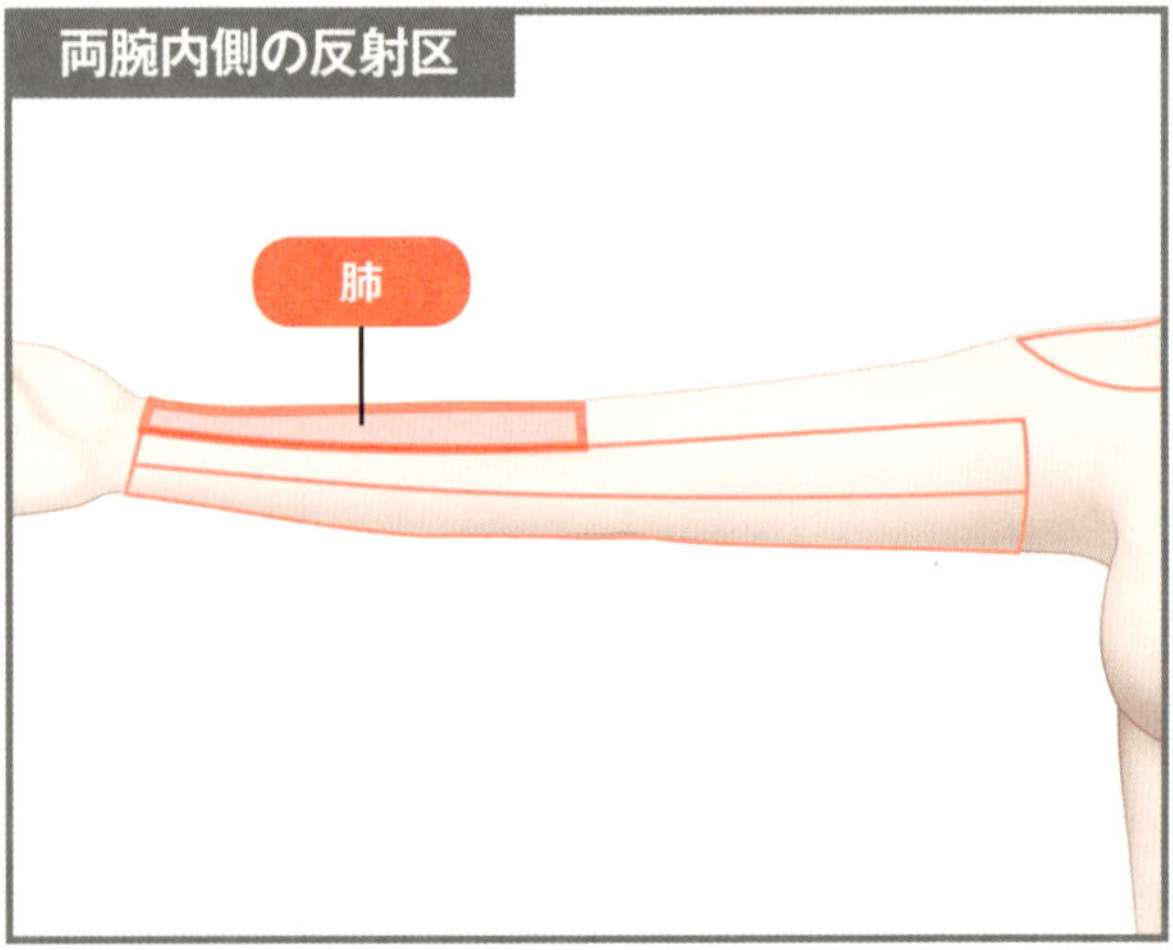

一息ついてリラックスしながらマッサージ

腕をつかんで、筋肉をほぐすようにもんでいきます。運動後や就寝前など、リラックスしたときにマッサージしましょう。

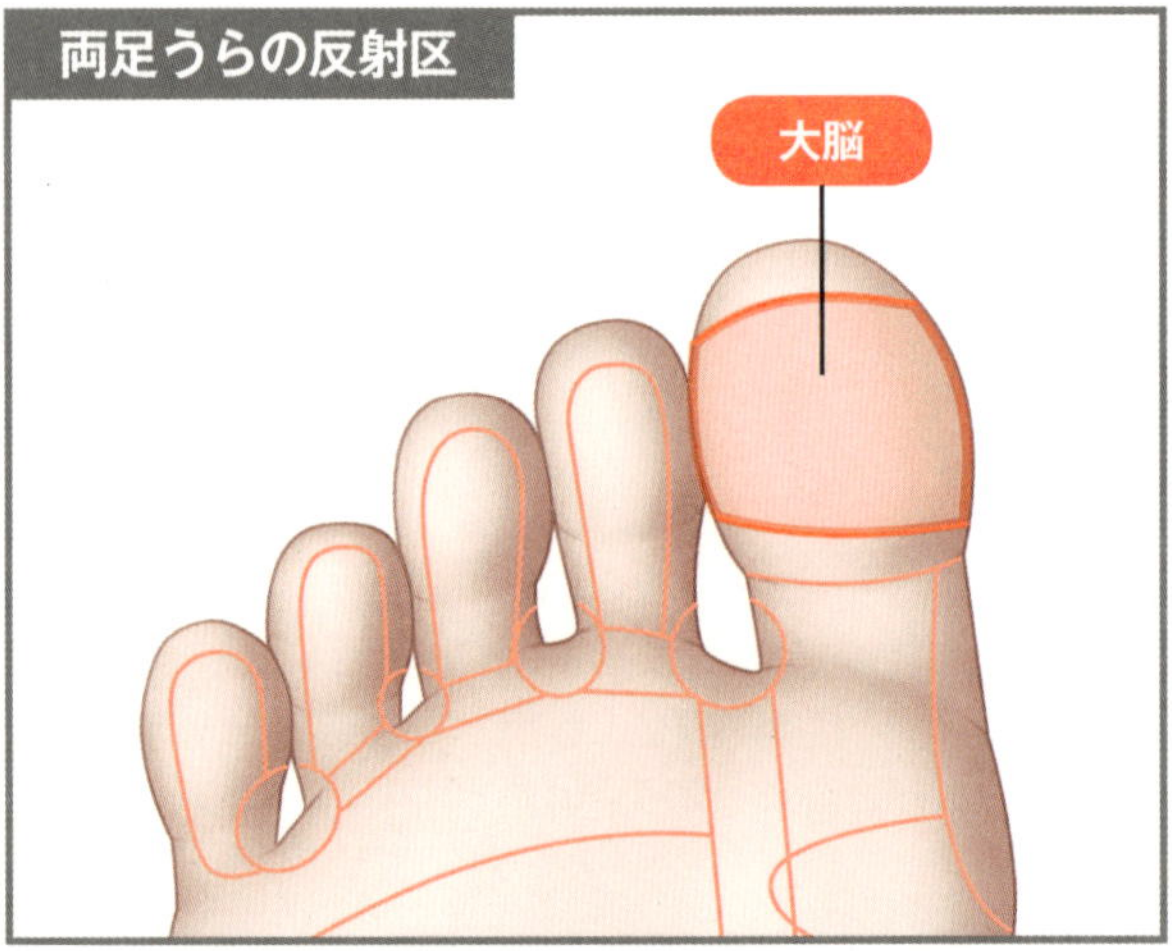

これから、というときに集中して刺激する

足の親指を指でつまんで、軽く3分ほど刺激します。競技の直前にマッサージして、集中力を高めましょう。

歌が上手になりたい

効果
大きな声を出す
声の出をよくする

カラオケなどで上手に歌うコツは、大きな声を出すこと。どんなにリズムや音程が合っていても、声が小さいと上手には聞こえません。大きな声が出やすくなる反射区を刺激しましょう。胸の気管支、肺の反射区は声の出をよくするので、歌う前に刺激します。

お尻にある肺の反射区は、肺活量を高める役割があり、マッサージをしていくことで、大きな声を出せるようになります。

歌が上手になりたい

上半身の反射区

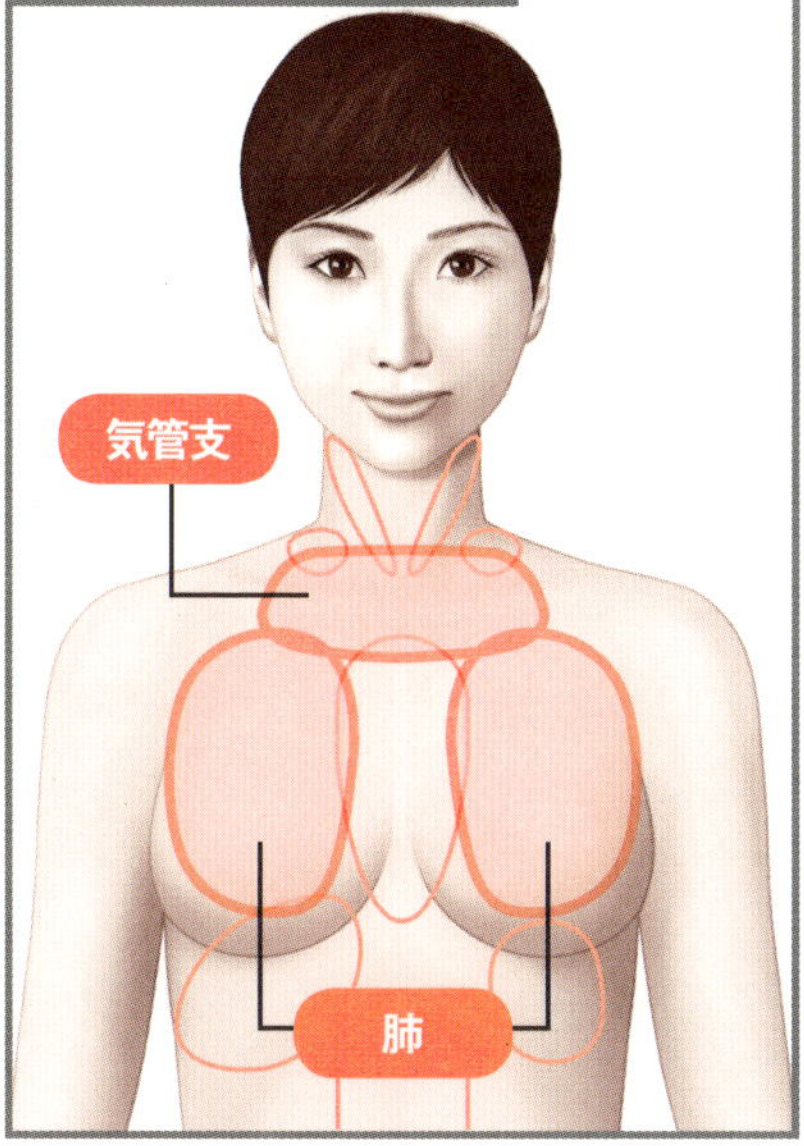

**やさしくさすって
胸をあたためるように**

空気の通りをよくして、声を出しやすくします。胸全体を手のひらでやさしくさすって、あたためるように刺激します。

腰の反射区

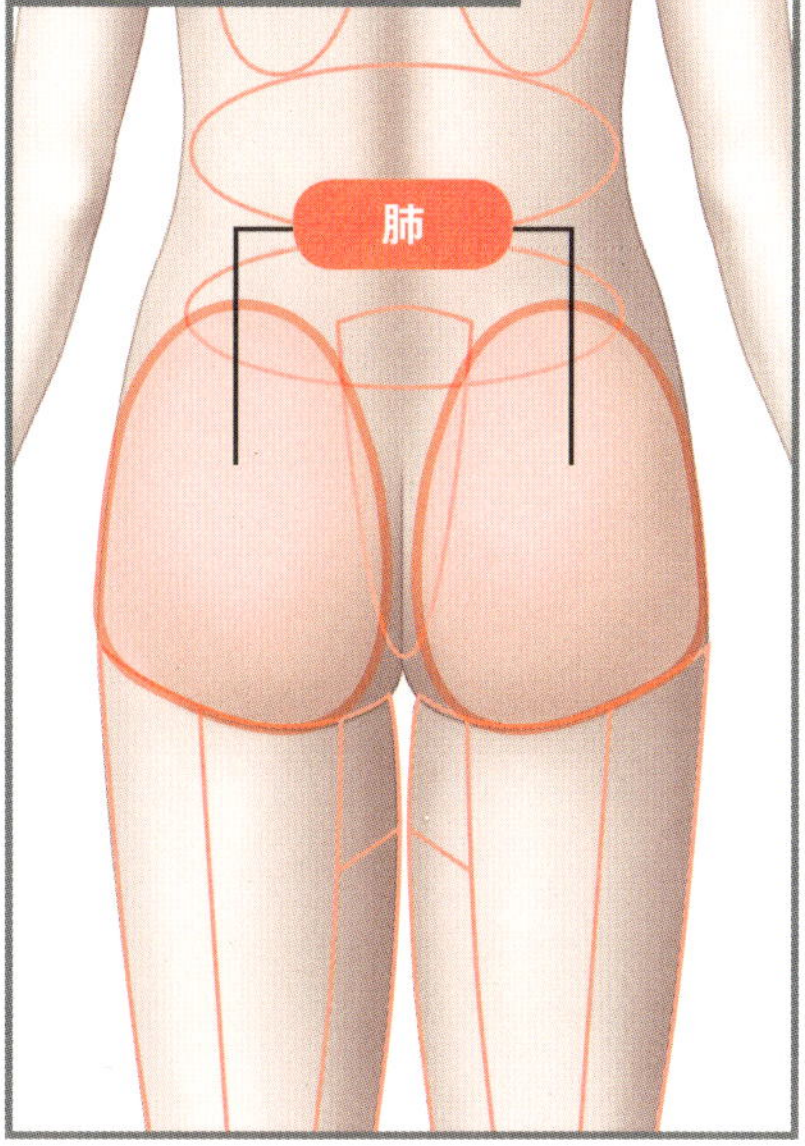

**強い刺激も大丈夫なので
念入りにマッサージ**

脂肪が多く、強い刺激にも耐えられる反射区です。両手を使って、左右同時に痛くない程度に念入りにマッサージしましょう。

疲れにくい体をつくる

効果 疲労回復が早くなる
体力をつける

歳をとると、疲れが抜けにくく、翌日まで残ってしまうことがあります。健康的な生活を維持するためには、疲れが溜まりにくい体づくりが大切です。

腎《じん》は老化の予防に効果があり、日ごろからマッサージをしておきたい反射区の1つです。そのほかの内臓もマッサージしておくと、より安心です。毎日の就寝前など、リラックスしているときにマッサージしましょう。

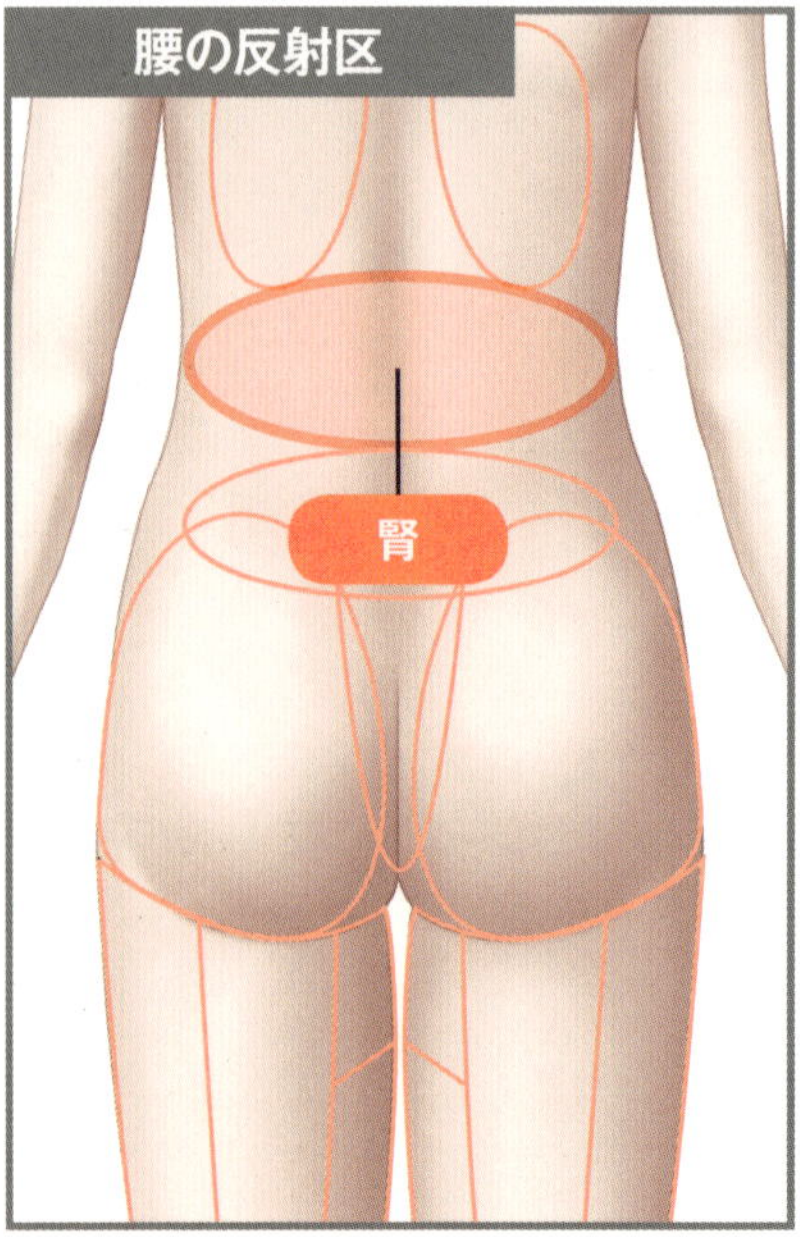

手をあてるなど簡単な方法で刺激を

毎日マッサージしておきたい反射区です。枕をあてる、手をあてるなど、やりやすい方法で刺激を与えましょう。

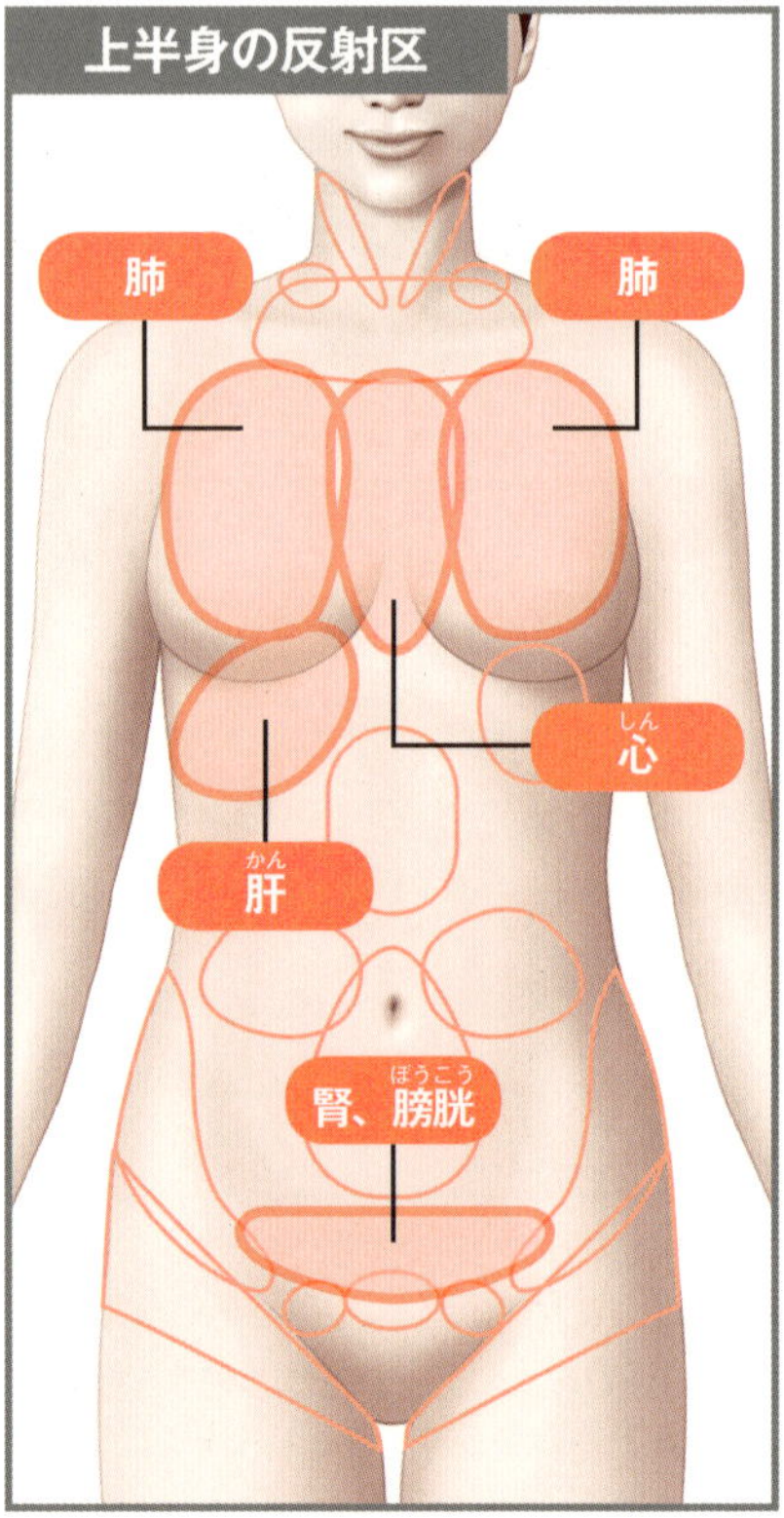

もんだり、さすったり軽いマッサージでOK

軽くもんだり、さすったりするだけで効果があります。頻繁にマッサージする場所なので、強すぎる刺激は禁物です。

視力を回復させる

効果
焦点があう
目が潤うようになる

パソコンや携帯電話など、日ごろの生活で目を酷使していると、焦点があいにくくなったり、目に痛みを感じます。こういった目のトラブルは、体にもストレスが溜まり、ひどい疲れを感じます。

肝《かん》は、目と関わりの深い反射区で、弱るとものがかすんで見えることがあります。マッサージすることで、目に潤いが戻ったり、焦点があいやすくなったりします。

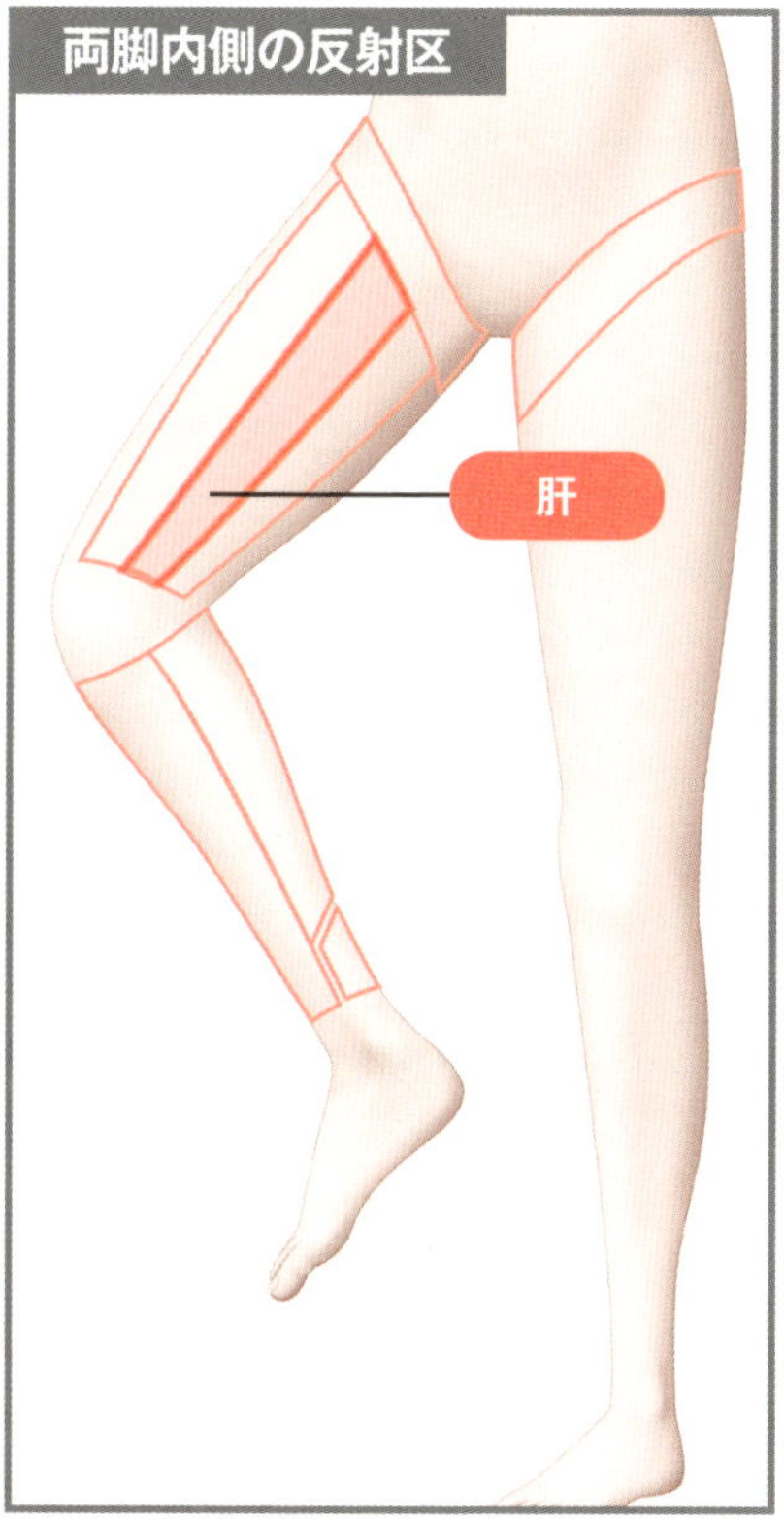

強めに押しながら何度も反射区をさする

反射区に沿って、指先で3分間ほど押しながらさすってください。多少強めに押しながらさすっても大丈夫です。

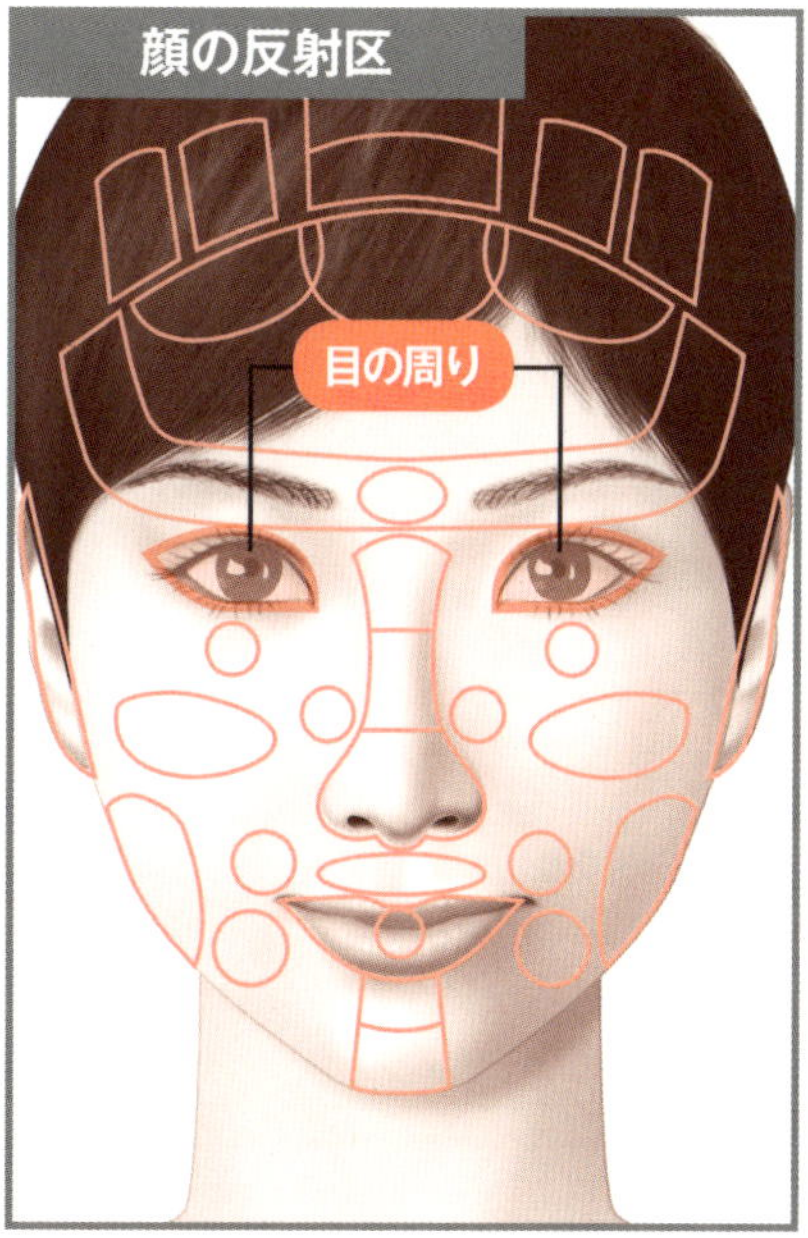

眼球を押さず目の周りをさする

まぶたを閉じて、指の先で目の周りを軽くさすります。くれぐれも眼球を強く押さないように気をつけてください。

コラム●

お風呂マッサージをしよう

お風呂の反射区マッサージは、効果が高いのでおすすめです。
安眠のマッサージをすれば、1日の疲れもとれてぐっすり眠れます。

お風呂マッサージのすすめと気をつけたいポイント

お風呂での反射区マッサージは、いくつかの注意点がありますが、お湯の熱で効果が上がり、さらに体を洗いながら行えるなど効率もいいのでおすすめです。シャワーの水圧を利用するなど、お風呂ならではのマッサージもできます。

　お風呂マッサージを行うときは、ご飯を食べて1時間～2時間ほど時間を空けてください。食べてすぐのマッサージは、体によくありません。また、入浴前のマッサージも避けるようにしましょう。

　仕上げに安眠できるマッサージをすれば、湯上がり後は、1日の疲れもすっかりとれて、ぐっすりと眠ることができます。

お風呂マッサージのメリット

- お湯で血行がよくなり、マッサージの効果が大きい
- 裸なので反射区を直接マッサージできる
- シャワーで熱と刺激を反射区に与えられる
- 安眠のマッサージでリラックスした睡眠が得られる

お風呂マッサージの注意点

- 入浴前にマッサージをしない
- 平常時血圧の高い人はやらない
- 高齢者は控える
- 食後は1～2時間ほど時間を空け、飲酒した場合は控える
- のぼせるので、マッサージに時間をかけない
- ナイロンタオルは肌を傷めるので使用を避ける

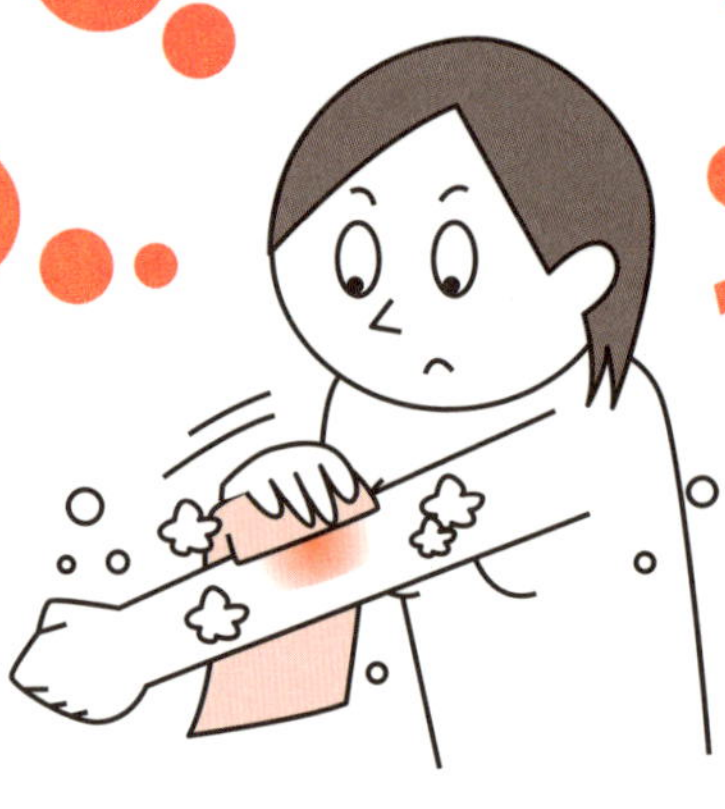

浴槽の中のマッサージは水圧と熱で効果がアップ！

お湯に浸かっているときは、水圧によって全身が押されている上に、お湯の熱を受けています。つまり、軽い反射区マッサージを受けているような状態なのです。もちろん、こういうときのマッサージは、効果がアップします。

のぼせないように気をつけて、浴槽に入った状態で簡単な反射区マッサージをしてみましょう。

おすすめなのが、ふくらはぎのマッサージです。腎《じん》、心《しん》、腸と3つの反射区を同時に刺激することができ、疲労の回復、精神の安定、消化促進の効果があります。1日の疲れをとるのに最適です。

のぼせないように、お湯はややぬるめの40度以下にするといいでしょう。マッサージの時間も、1～2分と短めにします。

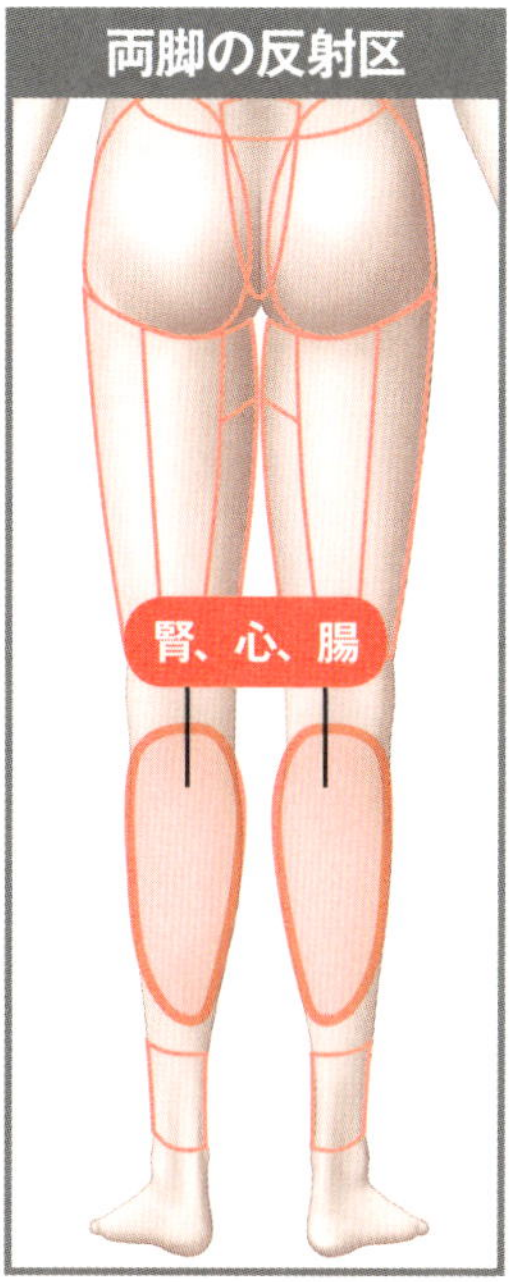

おすすめ反射区

- 足の指の間 ▶ 上部リンパ腺
- 右手のひら ▶ 肝臓《かんぞう》

新陳代謝が促進され、かつ免疫力が高まるので、病気になりにくい体質になります

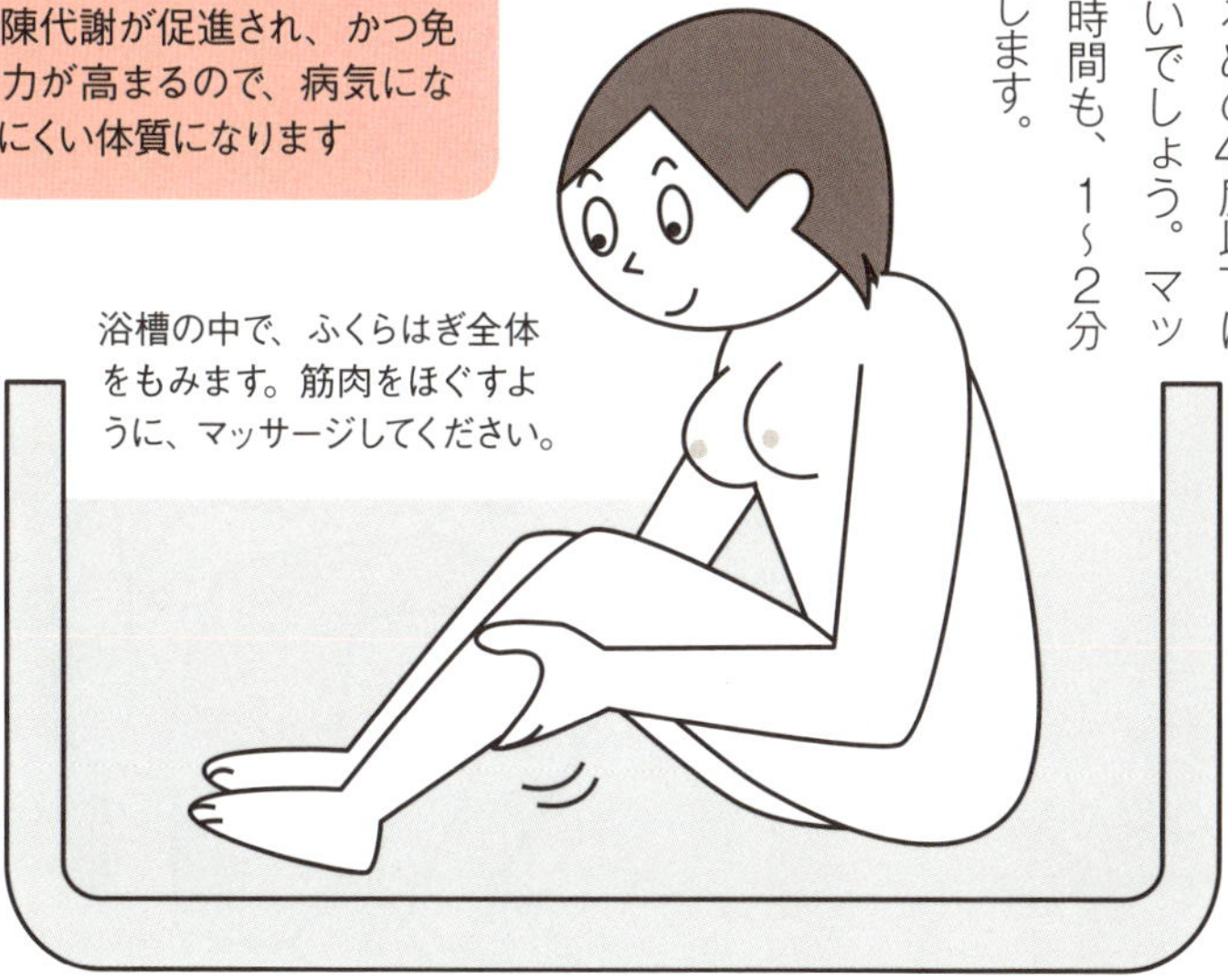

浴槽の中で、ふくらはぎ全体をもみます。筋肉をほぐすように、マッサージしてください。

体を洗いながらできる健康になるマッサージの仕方

　体を洗うときが、反射区マッサージのチャンスです。石けんなどで肌がすべりやすくなっているので、とてもマッサージがしやすいのです。

　しかも手の届かない反射区も、タオルなどを使って簡単に刺激することができます。ちなみに、体洗い用のナイロンタオルは、マッサージに使うと刺激が強すぎて、肌が荒れてしまうことがあります。綿や絹などの肌にやさしいタオルを選んでください。

　コンピュータを使う仕事で疲れた目には、わき腹の肝《かん》と胆《たん》へのマッサージがよく効きます。また肝は、爪へ栄養を送る働きがあるので、きれいな爪になります。

　肌に直接マッサージをするので、肌を傷めないように力を入れすぎたり、爪を立てないように気をつけてください。

おすすめ反射区

●**脚全体**▶ 胃、脾《ひ》、胆、腎《じん》、肝
内臓の働きを整え、体の不調を改善します

●**お尻**▶肺、生殖
呼吸を整え、安眠を助けます

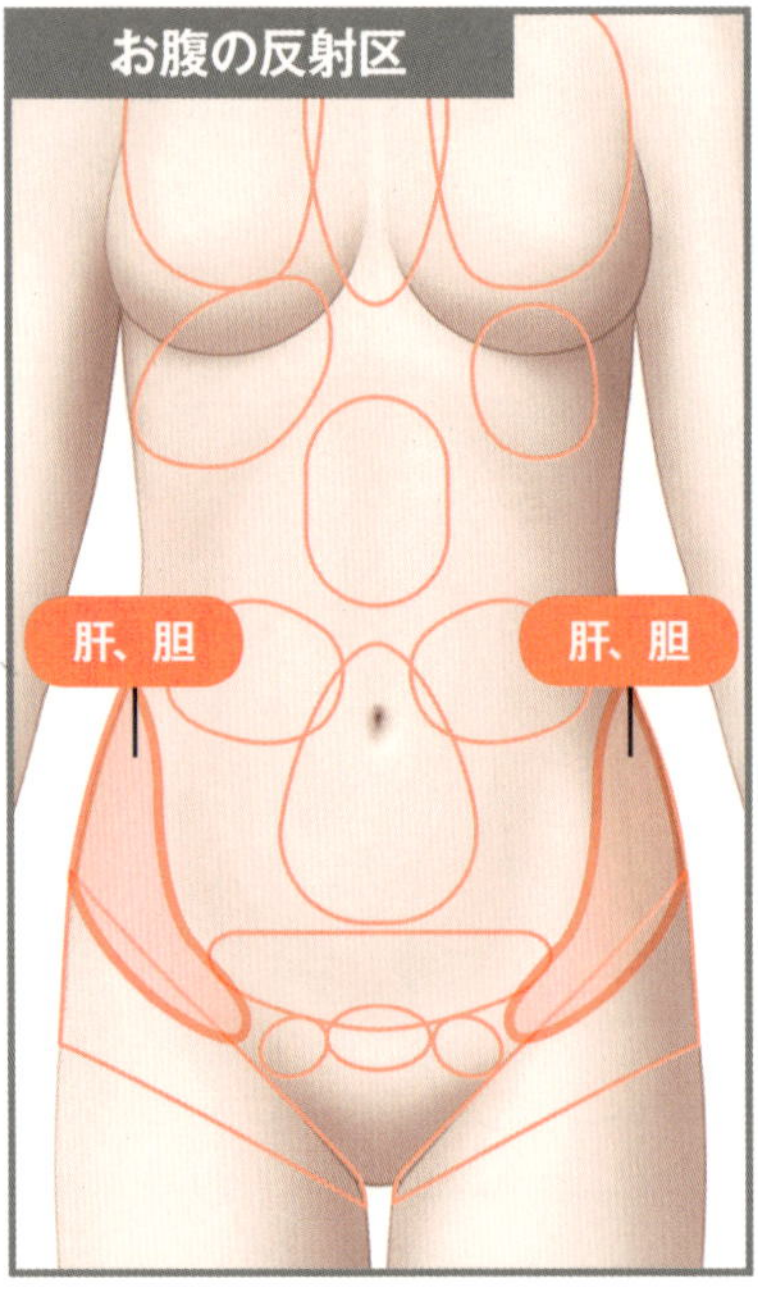

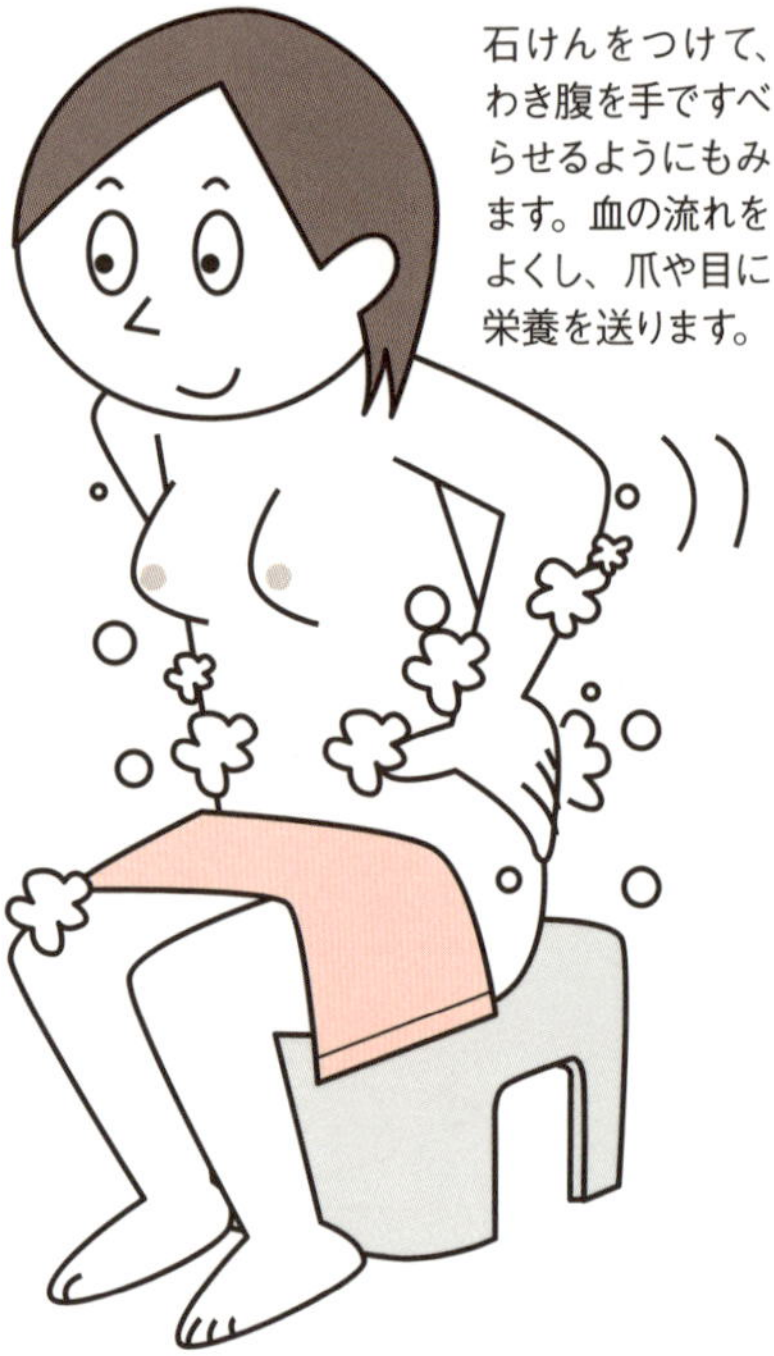

石けんをつけて、わき腹を手ですべらせるようにもみます。血の流れをよくし、爪や目に栄養を送ります。

シャワーの刺激が気持ちいい お湯と水圧のマッサージ

どんな場所でも簡単に刺激を与えられる上に、お湯の熱の効果もあるシャワーはとても高性能なマッサージ器具といえます。ちょっと強めの水圧で、いろいろな反射区をマッサージしてみましょう。

ただ、あまり長い時間シャワーのお湯を浴びていると、のぼせてきてしまいます。マッサージする場所は2か所くらいにしぼって、1つの反射区につき、1分程度にとどめましょう。

特にシャワーをあてると気持ちいいのが、首の反射区。冷えやすい場所でもあるので、あたためるだけでもリラックスできます。首の反射区は、頭痛や眼精疲労、鼻炎など、さまざまな症状に効果があるので、疲れている人におすすめです。

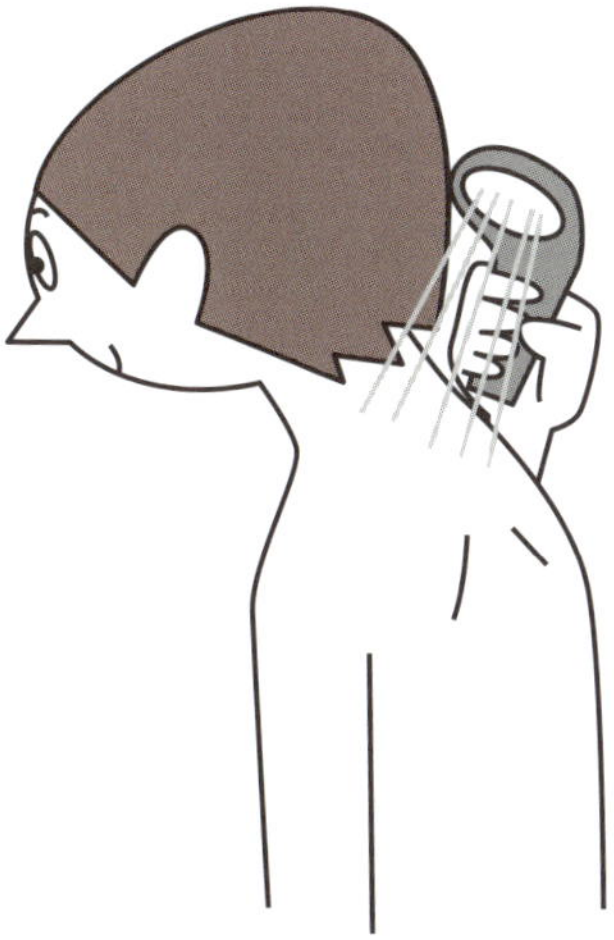

やや強めの水圧で首にシャワーをあてます。頭痛や眼精疲労などに効果があり、疲れた体に最適です。

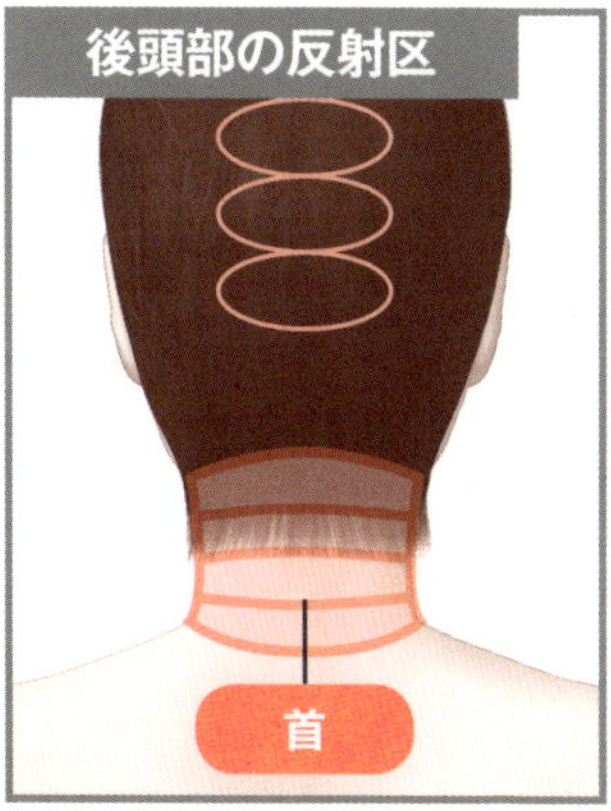

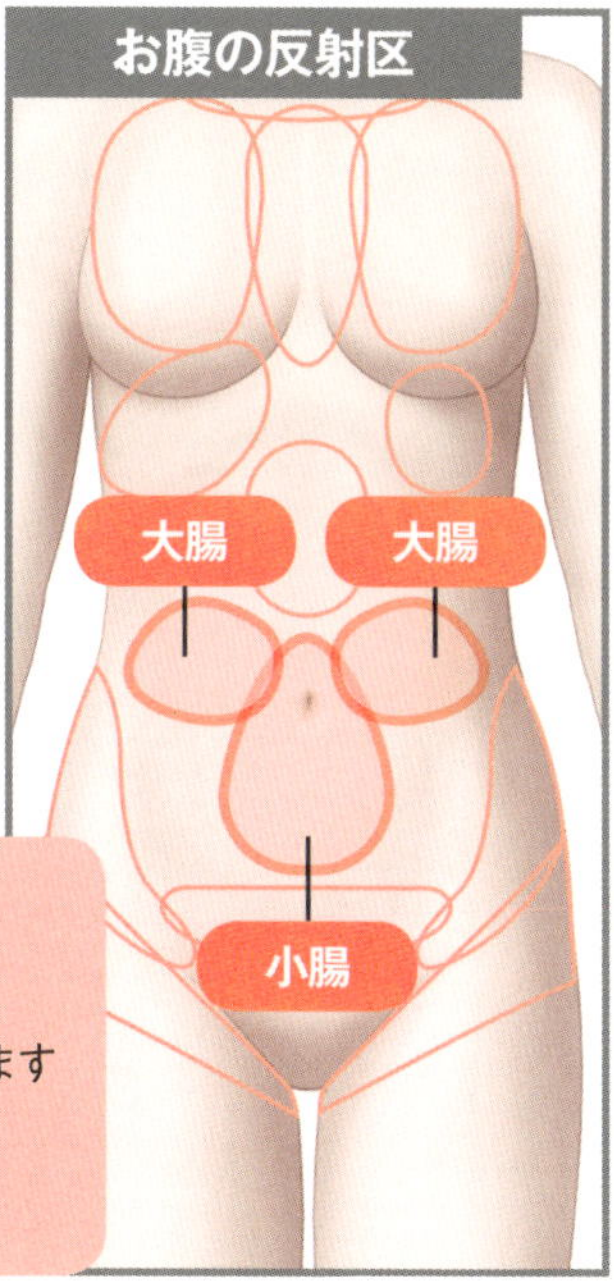

おすすめ反射区

● 肩 ▶ 肺
呼吸をしやすくして、安眠を助けます

● お腹 ▶ 小腸、大腸
食べ物の消化・吸収を助けます

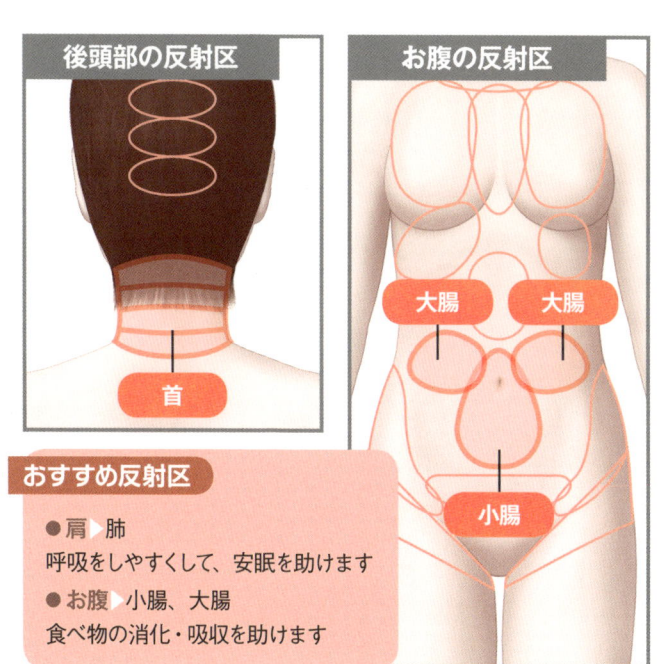

ぐっすり眠るための湯上がり安眠マッサージ

お風呂上がりは体があたたまってリラックスしていますから、そのまま眠っても疲れのとれる、いい睡眠を得ることができます。ただ、せっかく血行や代謝がよくなっている状態なので、簡単なマッサージをして、より深い睡眠ができるようにしましょう。

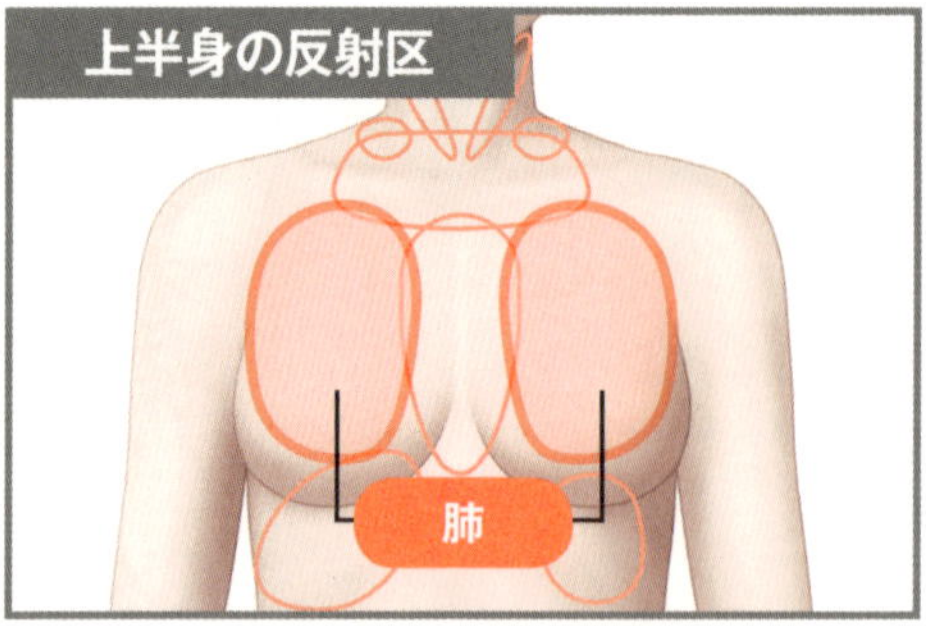

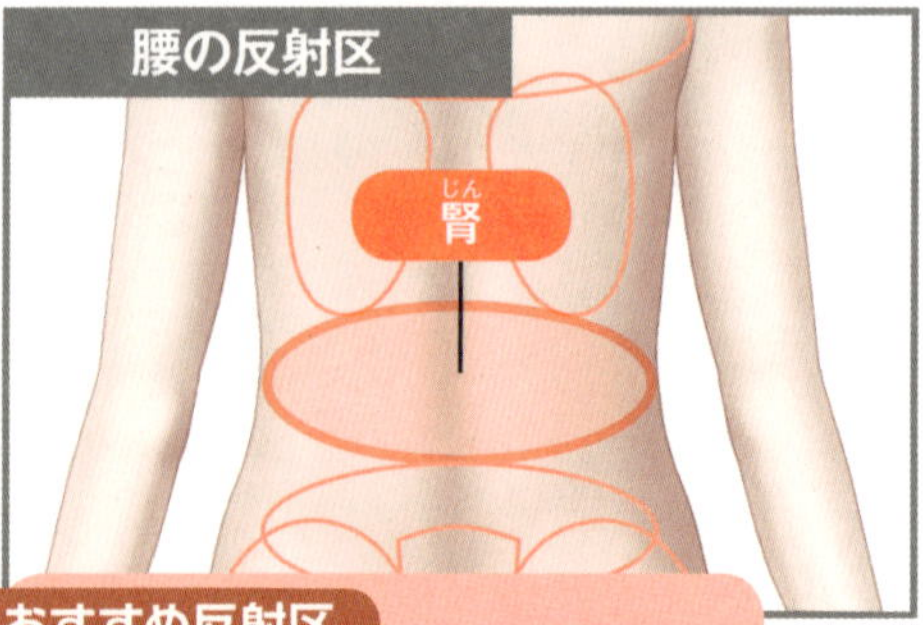

おすすめ反射区

● 胸 ▶ 心《しん》
精神を安定させリラックスします

● 顔 ▶ 鼻
呼吸をスムーズにして、安眠できます

腰に枕などをあててあお向けになるだけで、腰の腎を刺激できます。老化予防に効果があります。

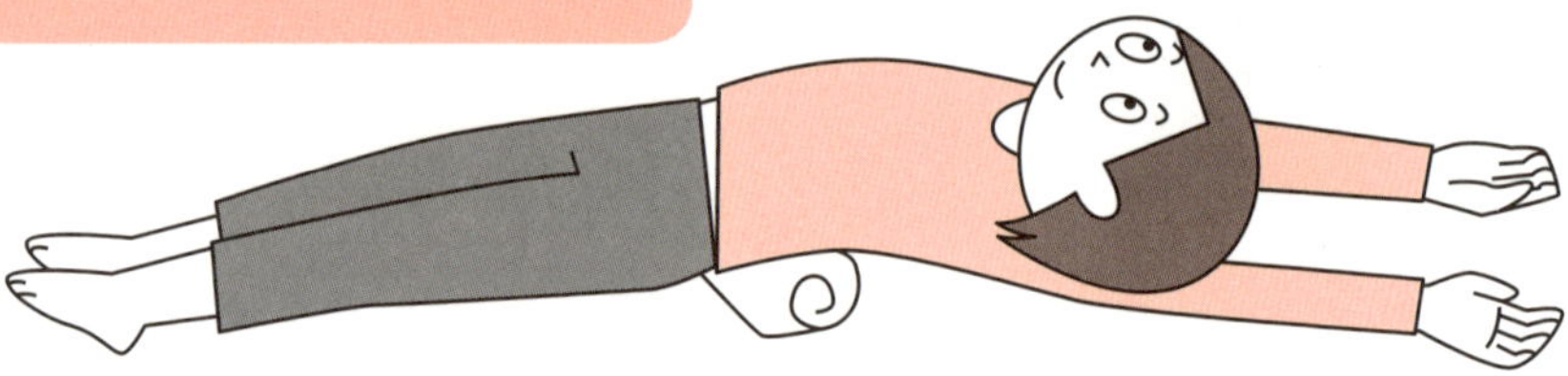

睡眠を充実させるなら、胸にある肺をマッサージしましょう。さすって刺激すれば、呼吸がスムーズになり、ぐっすりと眠ることができます。

さらにマッサージをするなら、腰の腎がおすすめです。腰は手が届きにくい場所なのですが、枕をあてて、あお向けになるだけでもマッサージの効果があります。つまり寝転がっているだけで効くわけです。

腎は成長や生殖などに関わる重要な臓器です。腎が弱ると、老化が進行したり、美容に悪影響を及ぼします。できるだけ毎日マッサージしましょう。

PART3

すぐに効く！
緊急反射区マッサージ

腹痛や頭痛、吐き気など、日常生活で突然起こった症状にも反射区マッサージは効果があります。とにかく、いますぐ症状を抑えたい、そんなときはここで紹介しているマッサージをぜひ活用してください。

急な胃痛

症状

急に胃が痛む
みぞおちが痛い
胃に鋭い痛みがある
吐き気がある

前触れもなく、突然胃に痛みを感じることがあります。これは、胃の粘膜が炎症を起こしているために起こります。アルコールや辛いものを食べたり、暴飲暴食、強いストレスが原因です。

みぞおちが苦しいときは、胃だけでなく、胸の心《しん》の下まで影響が出ます。胃と心の下方の反射区をマッサージして、症状を抑えましょう。

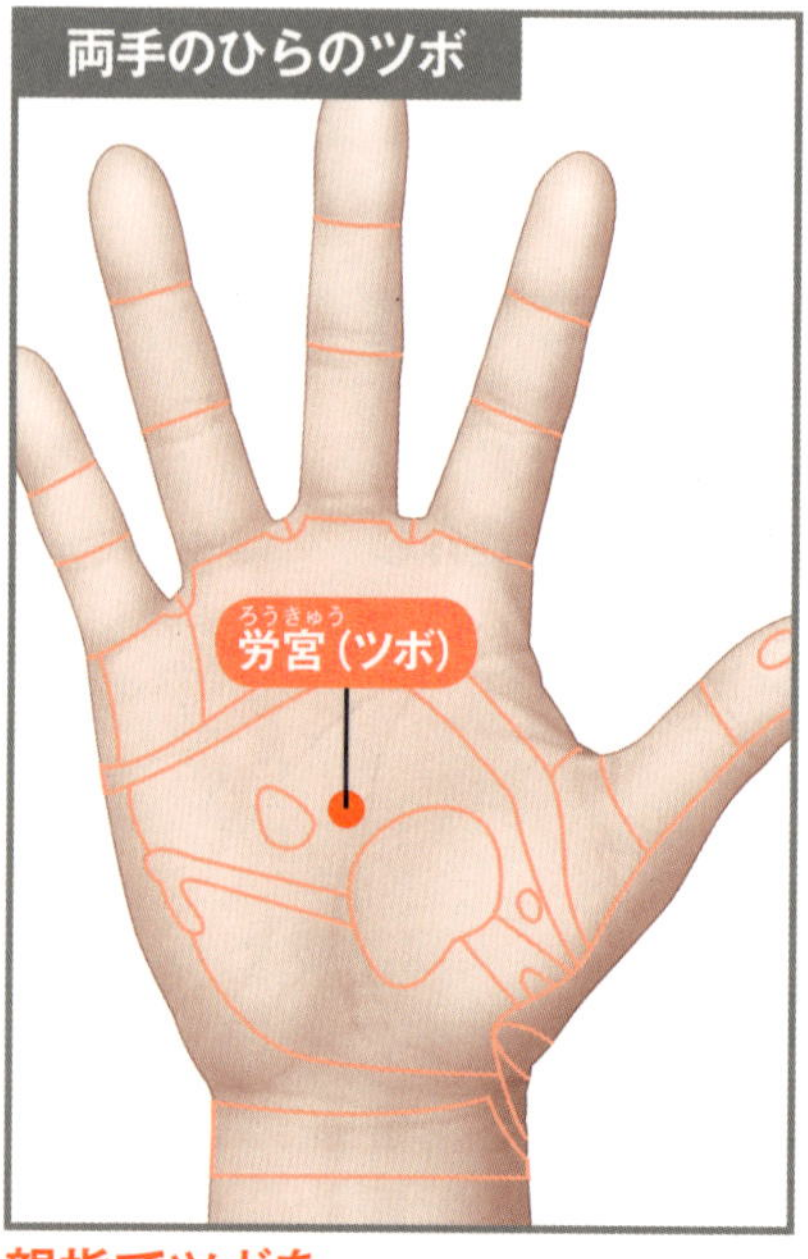

親指でツボを10回強く押す

手を握ったときに中指の先がつく場所が、粘膜の炎症に効く労宮のツボです。親指で強く、10回ほどツボを押してください。

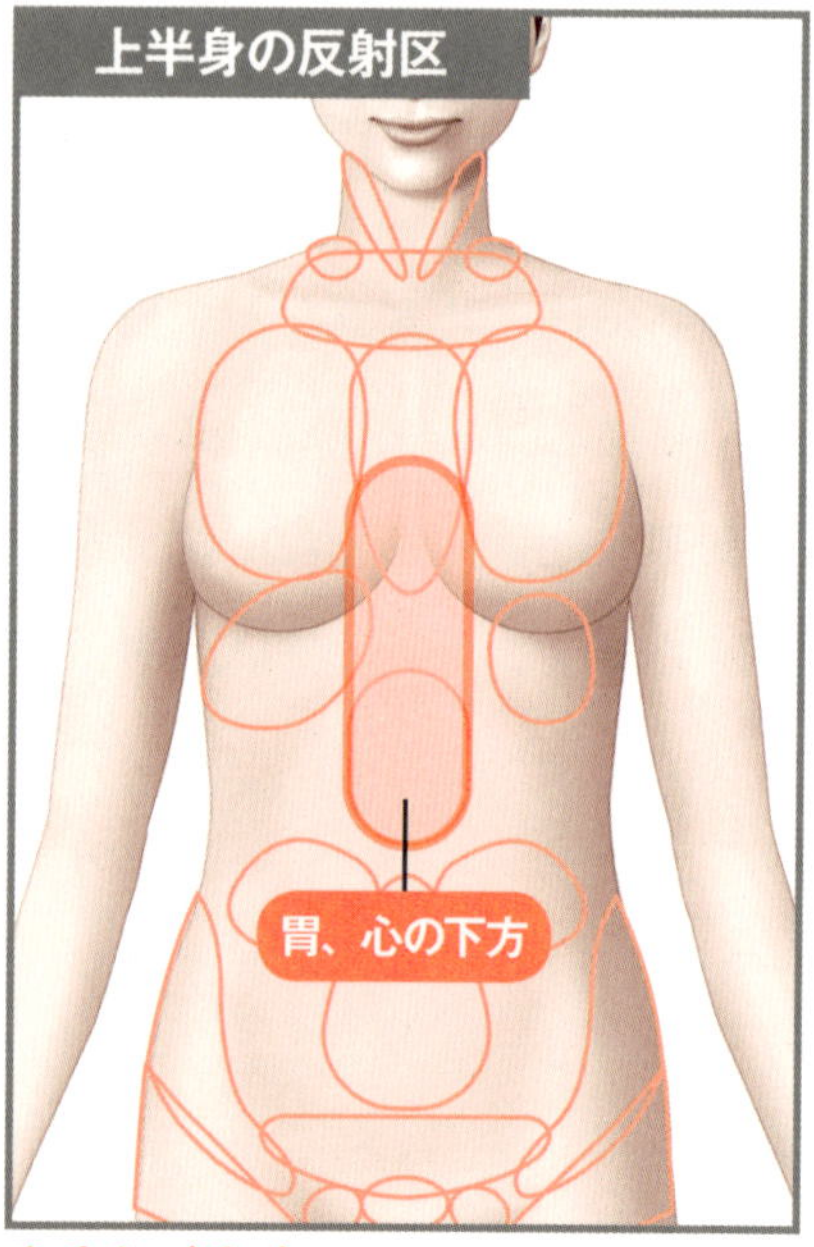

やさしくさすって痛みをやわらげる

胃に痛みがあるのに、強く押すのは逆効果。やさしく手のひらでさすってあたため、徐々に痛みをやわらげましょう。

二日酔い

症状

お酒を飲みすぎた
頭痛がする
吐き気がする
酔いが残っている

お酒を飲みすぎると、翌日に吐き気や頭痛といった二日酔いの症状が出ます。これは、自分の処理能力を上回る量のアルコールを飲んでしまい、アルコールの毒素が分解されずに体内に残ってしまったために起こる症状です。

肝《かん》と腎《じん》を刺激して、毒素の分解・代謝を促進させ、胃への刺激で吐き気やむかつきを抑えます。

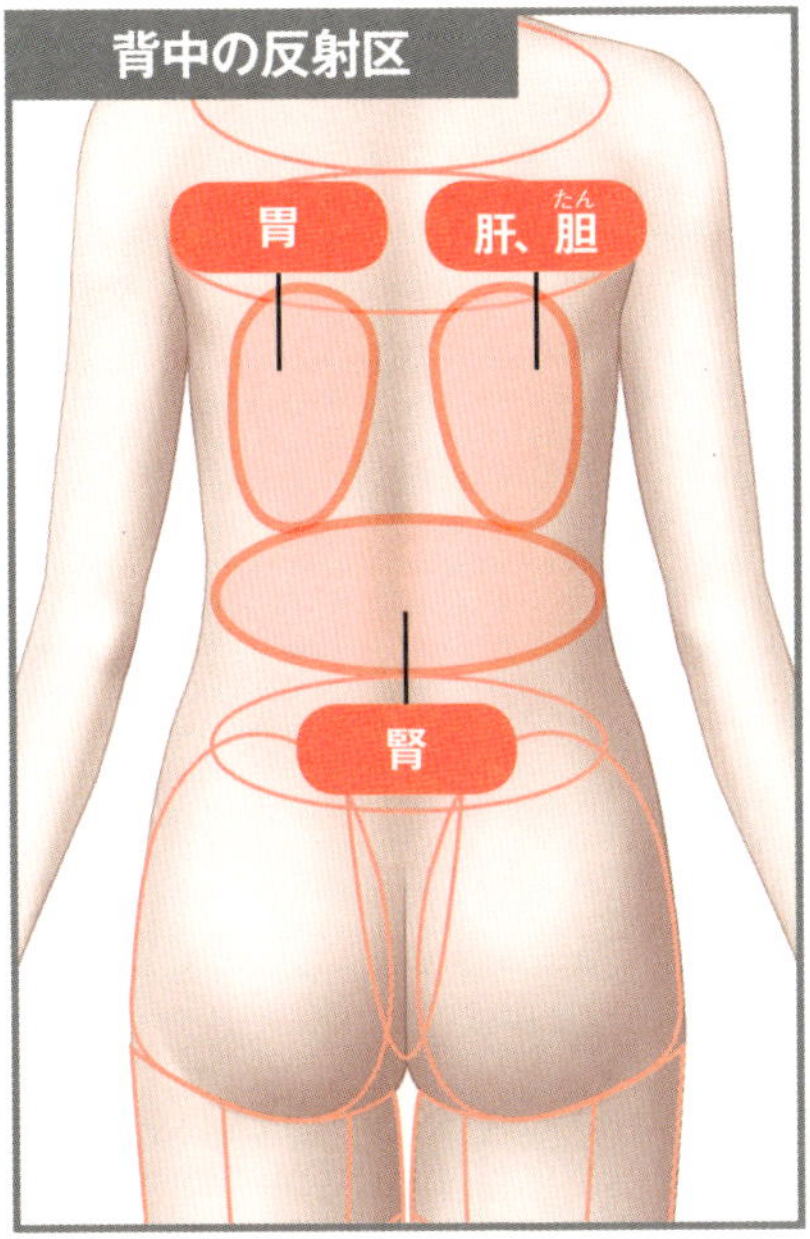

手のひらや指でやや強めに押して刺激

手のひらや指でやや強めに押してください。背中に手が届かない人は、マッサージ器具などを利用してください。

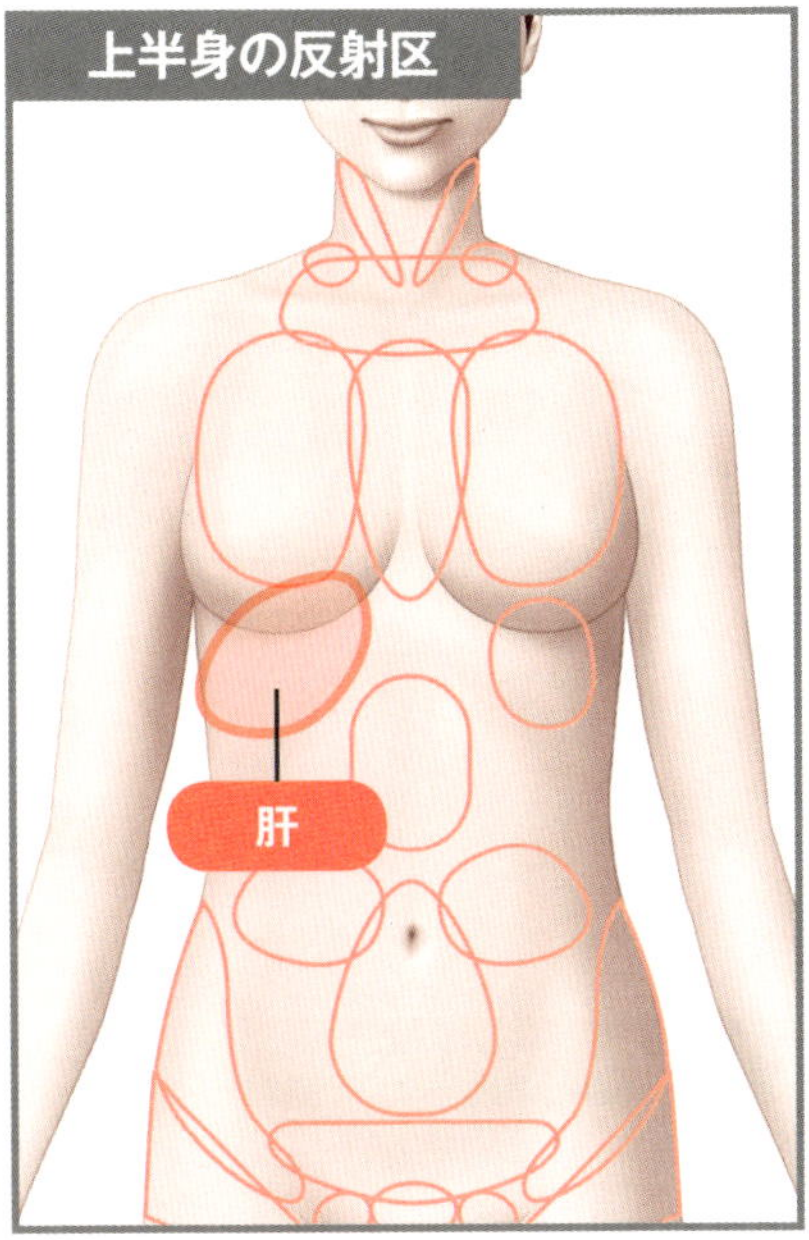

強い刺激は避けてやさしくさする

吐き気などがあるときに、強く押すのは禁物です。さすったり、あたためたりと、やさしく刺激してください。

乗り物酔い

症状

吐き気がする
頭痛がする
冷や汗が出る
生あくびが出る

自動車や飛行機、船などの乗り物の振動や揺れによって三半規管が刺激され、気分が悪くなることを乗り物酔いといいます。

普段は平気な人でも、乗り物や体調によって、乗り物酔いの症状が出ることがあります。酔い止めの薬がなかったり、途中で降りられないときは、反射区マッサージで症状を抑えましょう。

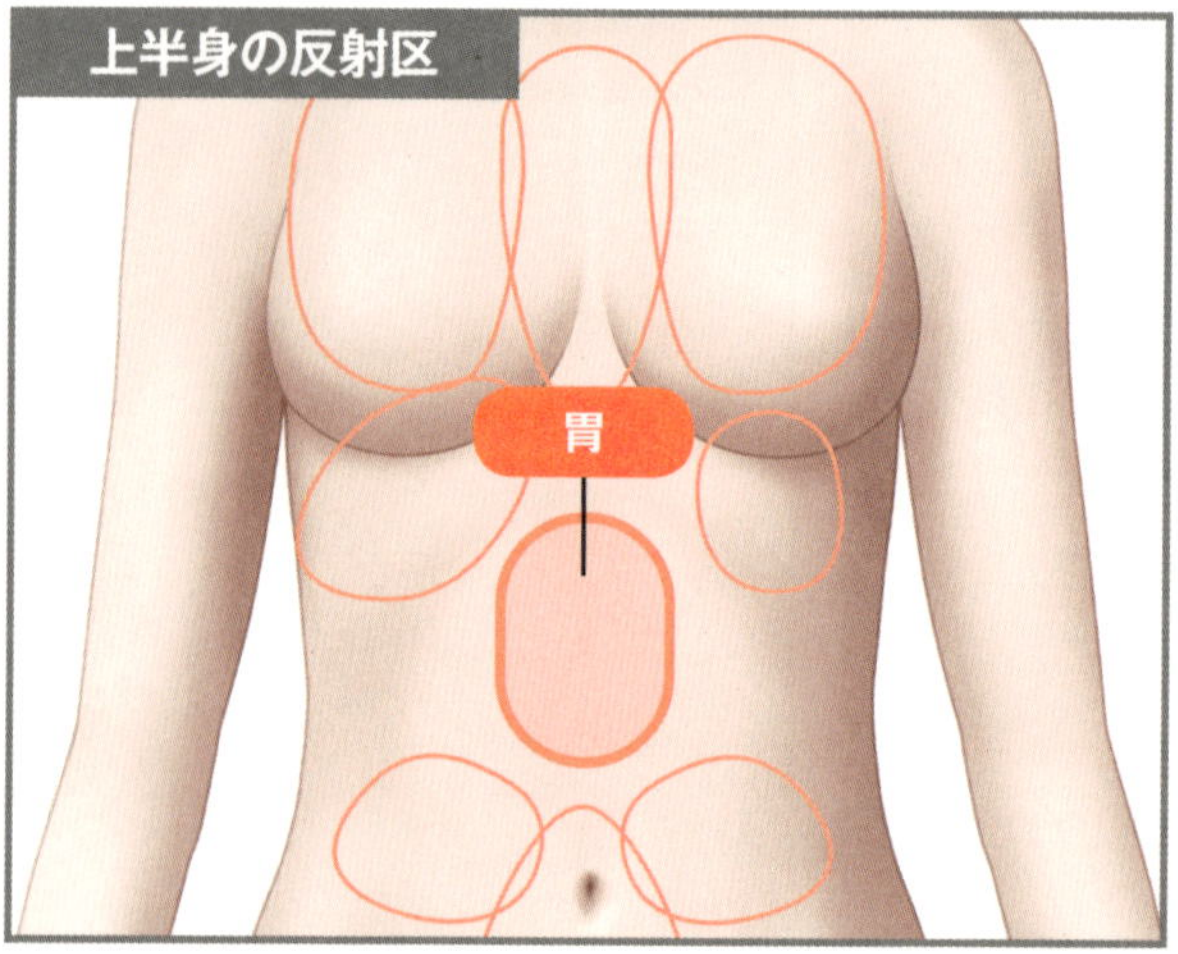

押さないように時間をかけてさする

むかつきや吐き気は、胃の反射区を刺激することで抑えられます。時間をかけて、押さないように軽くさすってください。

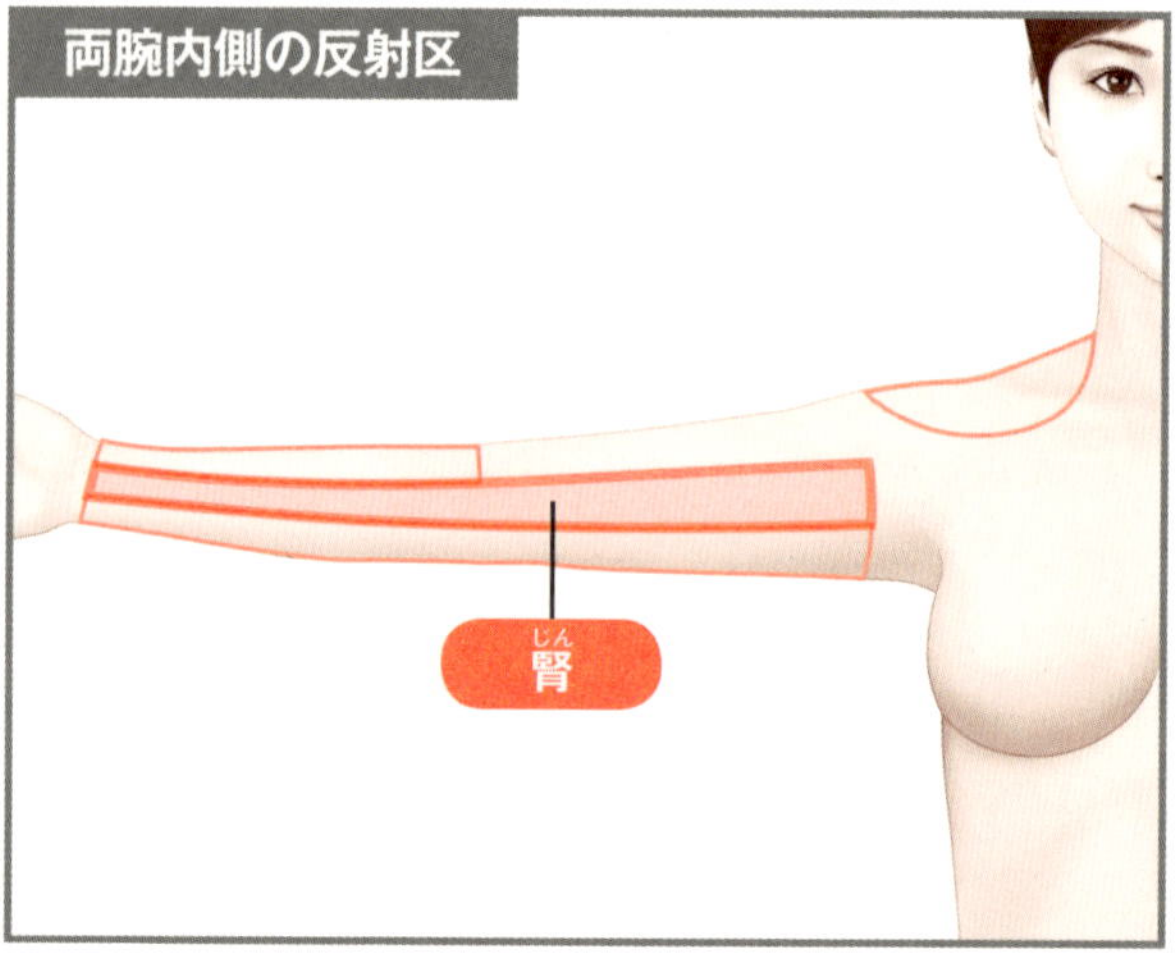

反射区全体を親指で押していく

乗り物酔いが起こるときは、腎が弱っているときです。親指で腕のつけ根から手首まで反射区をまんべんなく押していきましょう。

こむら返り

症状　ふくらはぎがつった　ふくらはぎが激しく痛む

こむら返りは、ふくらはぎの筋肉がけいれんすることで、「足がつる」ともいいます。運動などで汗をかいて体内のナトリウムやカルシウムが排出され、不足することで起こるといわれています。

　こむら返りの痛みには、ふくらはぎにある承山《しょうざん》のツボがよく効きます。また、ストレッチ運動でふくらはぎの筋肉を伸ばしてやることで、こむら返りの症状を緩和できます。

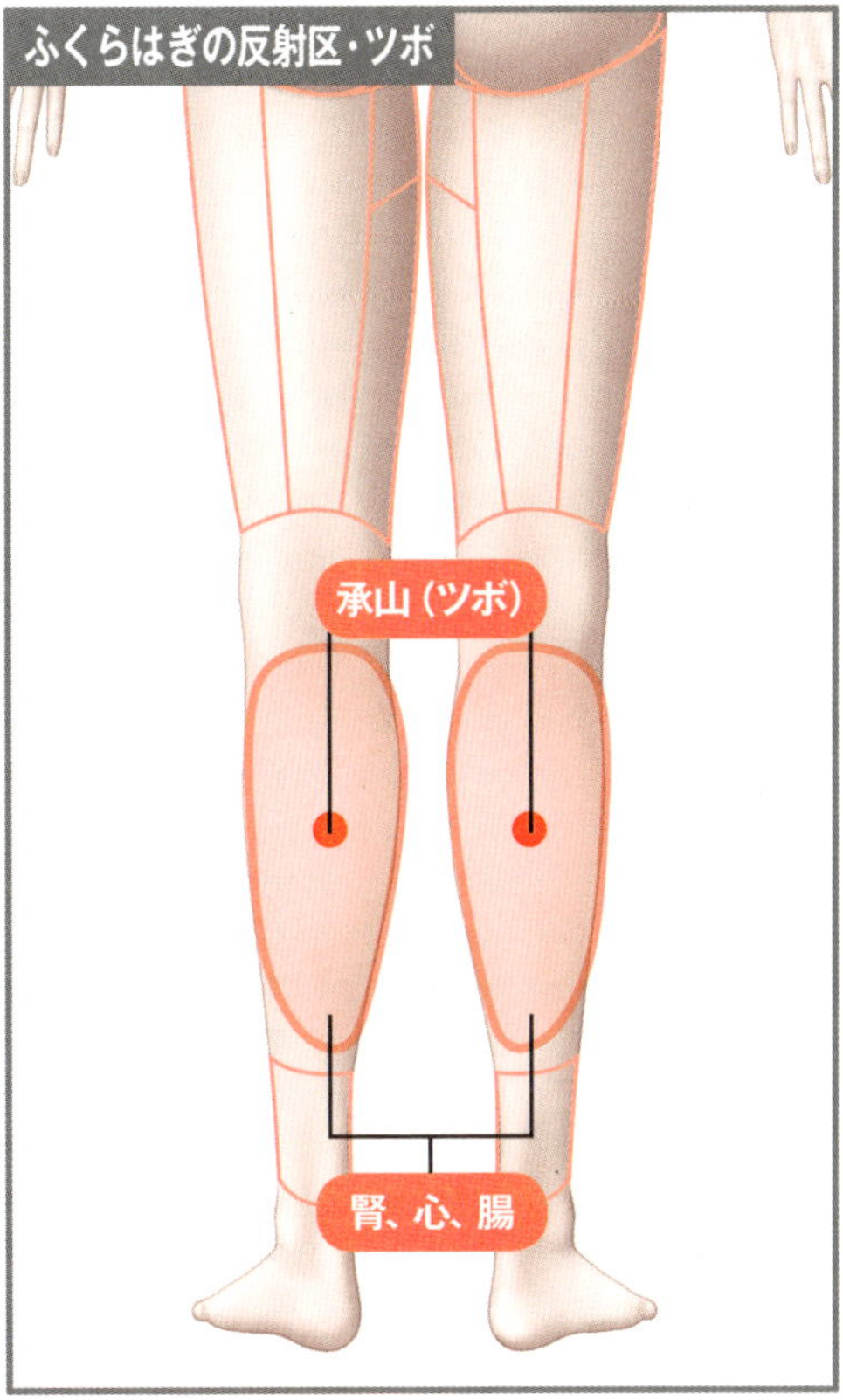

痛みのあるほうの
ツボを指で強く押す

承山は、ふくらはぎの中央にあります。こむら返りを起こしたふくらはぎのツボを指で強く押すと痛みがやわらぎます。

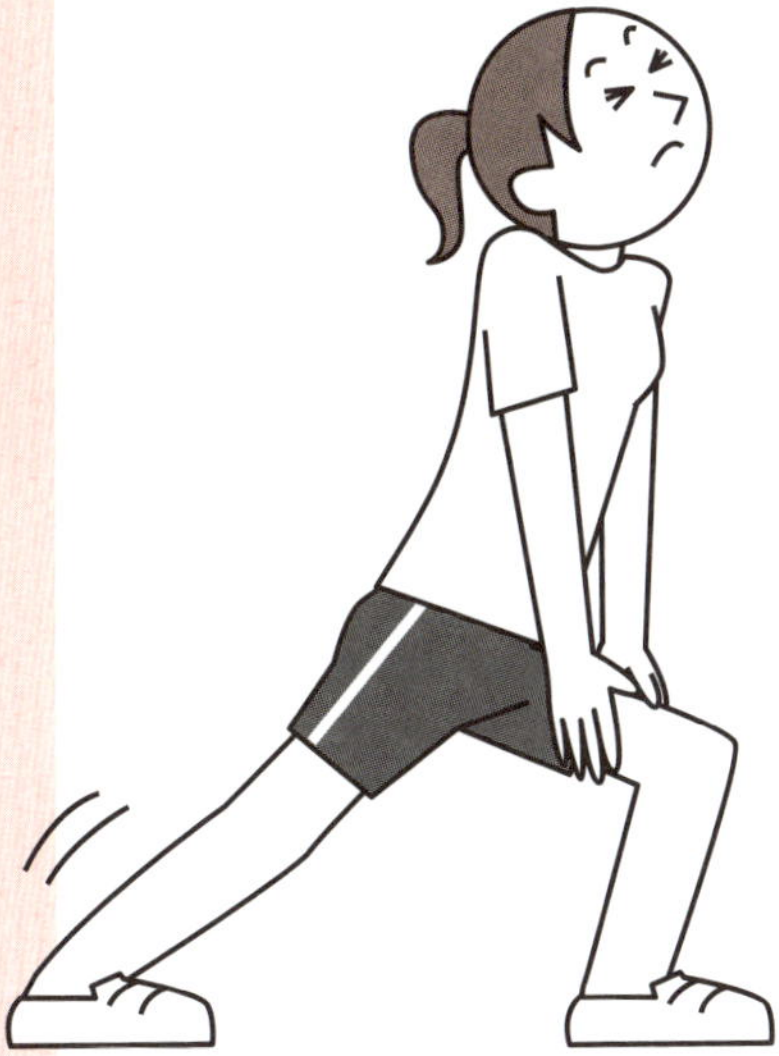

ツボ押しと筋肉を伸ばすストレッチ運動で、こむら返りの症状を抑えます。

ぎっくり腰

症状 急に激しい腰痛になった
腰痛がひどくて動けない

重い物を持つ、くしゃみをするなどをきっかけにして、急に腰痛が起こることを、ぎっくり腰といいます。

腰の筋肉や腰椎《ようつい》に強い負担がかかって起こるといわれています。慢性的な腰痛とは治療法が異なるので、注意してください。

腰の痛みには、委中《いちゅう》のツボが効きます。特に、腰の痛みがひどくて、腰に触れられないときに役立ちます。また、脚をもむと、腰の筋肉の緊張をやわらげます。

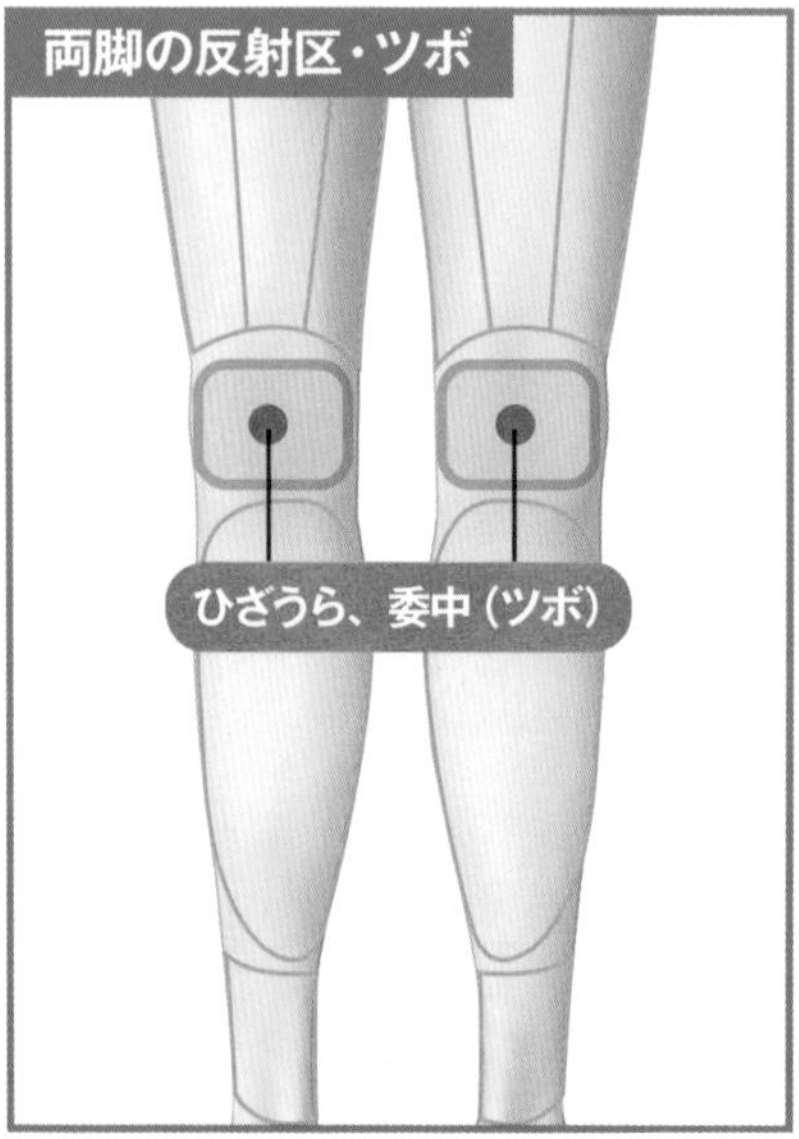

ツボは指で押して脚全体をマッサージする

委中のツボは、指で両脚を各10回ほど押してください。また、腰の筋肉をやわらげるため、できるだけ脚をもみほぐします。

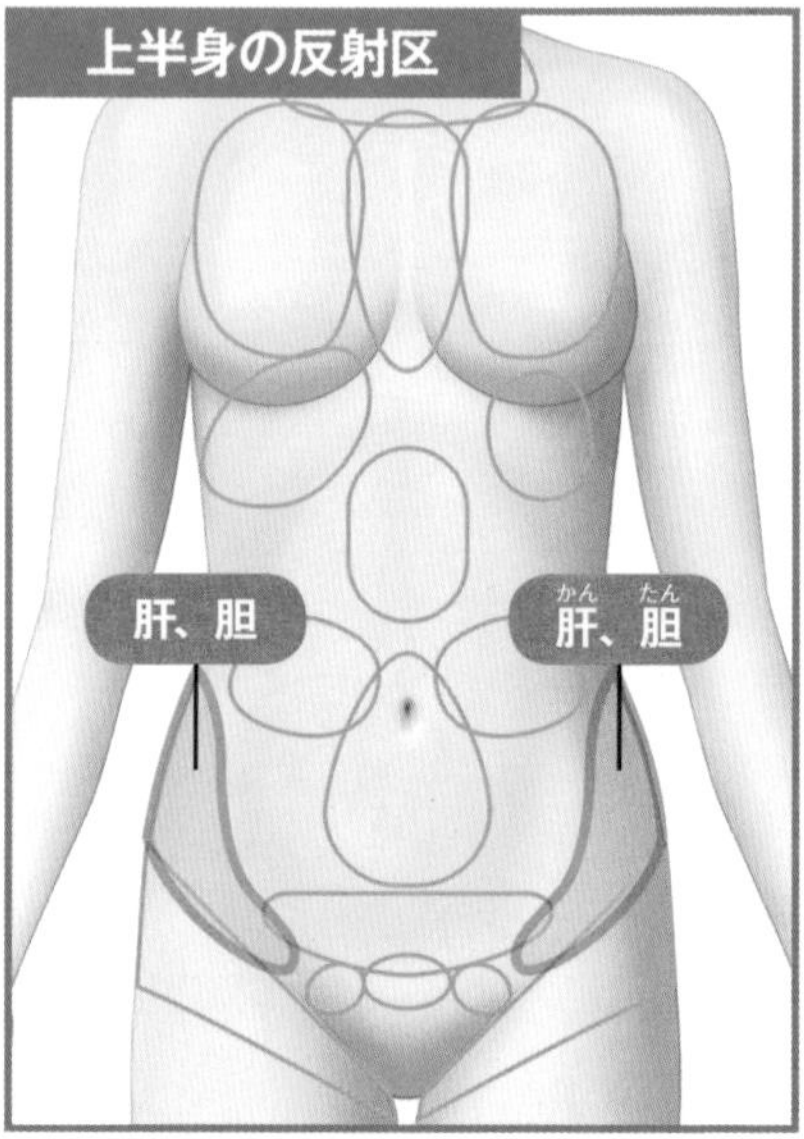

わき腹をもんで筋肉の緊張をほぐす

わき腹をもんで、腰の筋肉の緊張をやわらげます。痛みがひどいときは、触らずに、脚をマッサージしてください。

ぎっくり腰になったら

ぎっくり腰になったときは、2日間ほど安静にして寝るのが最適です。冷湿布やしぼった濡れタオルで腰を冷やしましょう。外出が必要なときは、骨盤ベルトかさらしで腰をがっちりと固定させてください。

慢性的な腰痛の治療法は、37ページにあります。

下痢

症状

- 腹痛がある
- 下痢が止まらない
- 便が液状になる

ウイルス感染や冷えなどによって、消化器官が不調を起こすと、正常に機能しないため、便が液状になる下痢の症状が出ます。

腸内で便から水分を吸収できていないため、大腸と小腸の反射区を刺激して、調子を整えます。

また、下痢で大量の水分が失われるため、水分補給が必要ですが、冷えた飲み物は腸の調子を悪くするので避けてください。

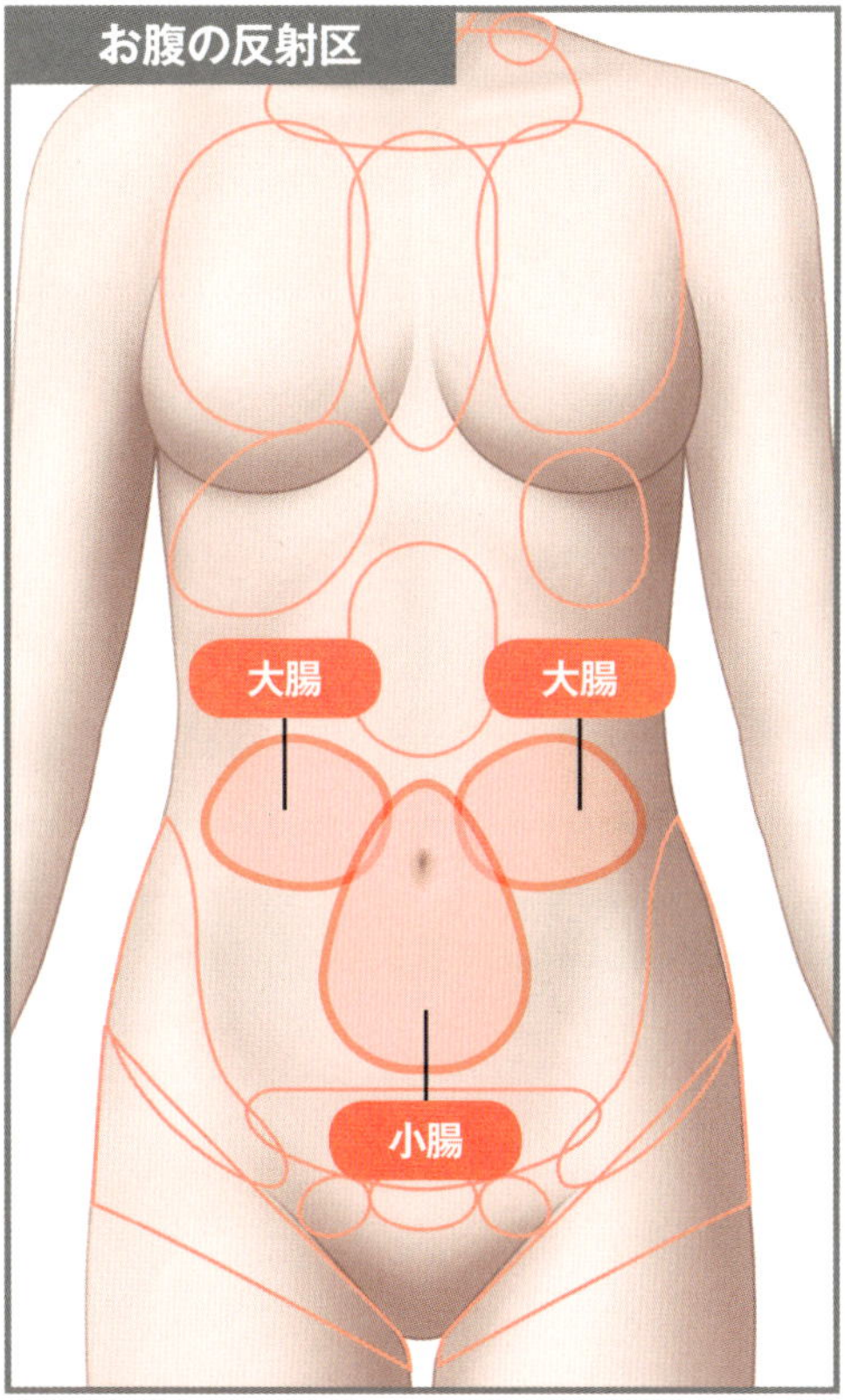

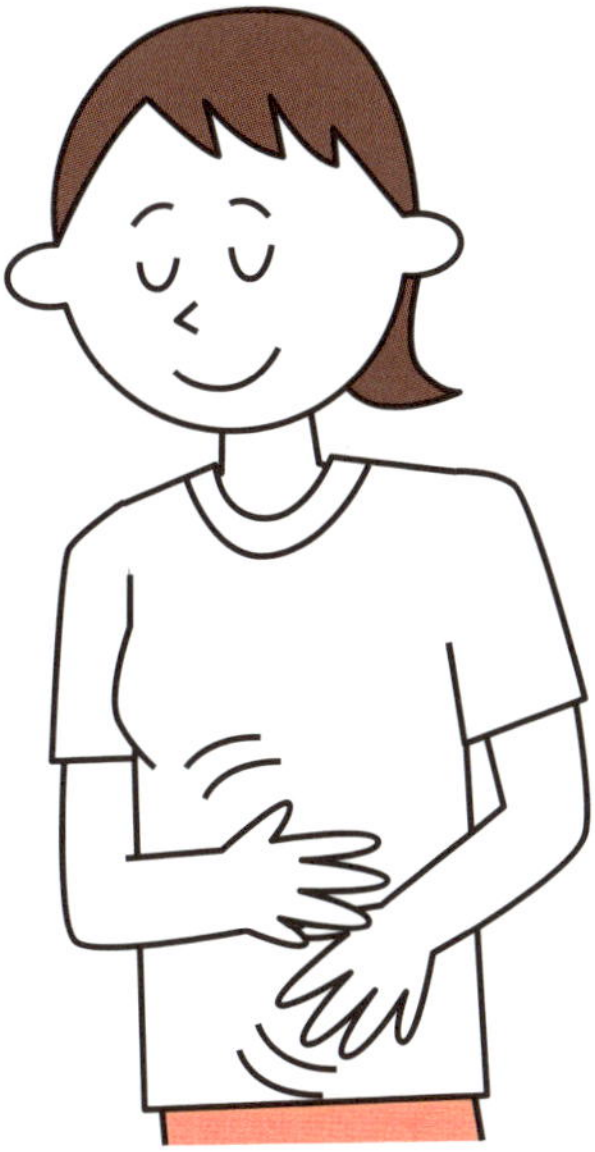

押さずに軽くさすって、あたためるように刺激します。手をあてるだけでも効果があります。

大腸はさすって　小腸はあたためる

内臓が弱っているので、強い刺激は避けてください。大腸は軽くさすって、小腸は手のひらをあててあたためてください。

のどの痛み

症状

のどが痛い
声が枯れる
のどが赤く腫れる

大声を出してのどを酷使したり、細菌やウイルスの感染などによって、のどが炎症を起こして痛みを感じます。

原因はさまざまですが、のどの炎症を抑えるには、合谷《ごうこく》のツボが効果的です。このツボは、首から頭部にかけての疾患に効き、また粘膜の炎症を抑えます。さらに肺の反射区を刺激することで、炎症で息苦しくなっていた呼吸を楽にします。

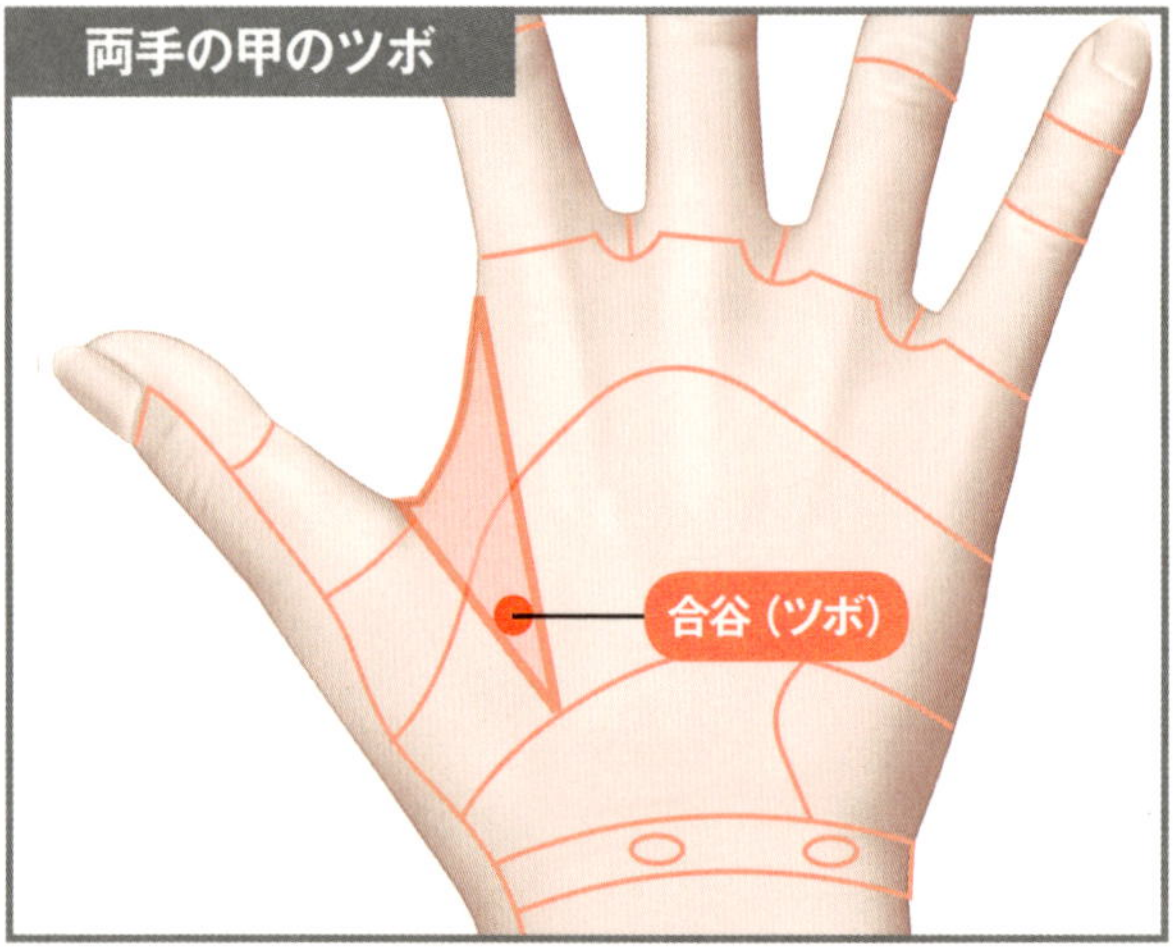

親指と人差し指の間を10回程度押す

合谷は、親指と人差し指の骨の間にあります。ツボのあたりを親指で10回ほど軽く押してください。

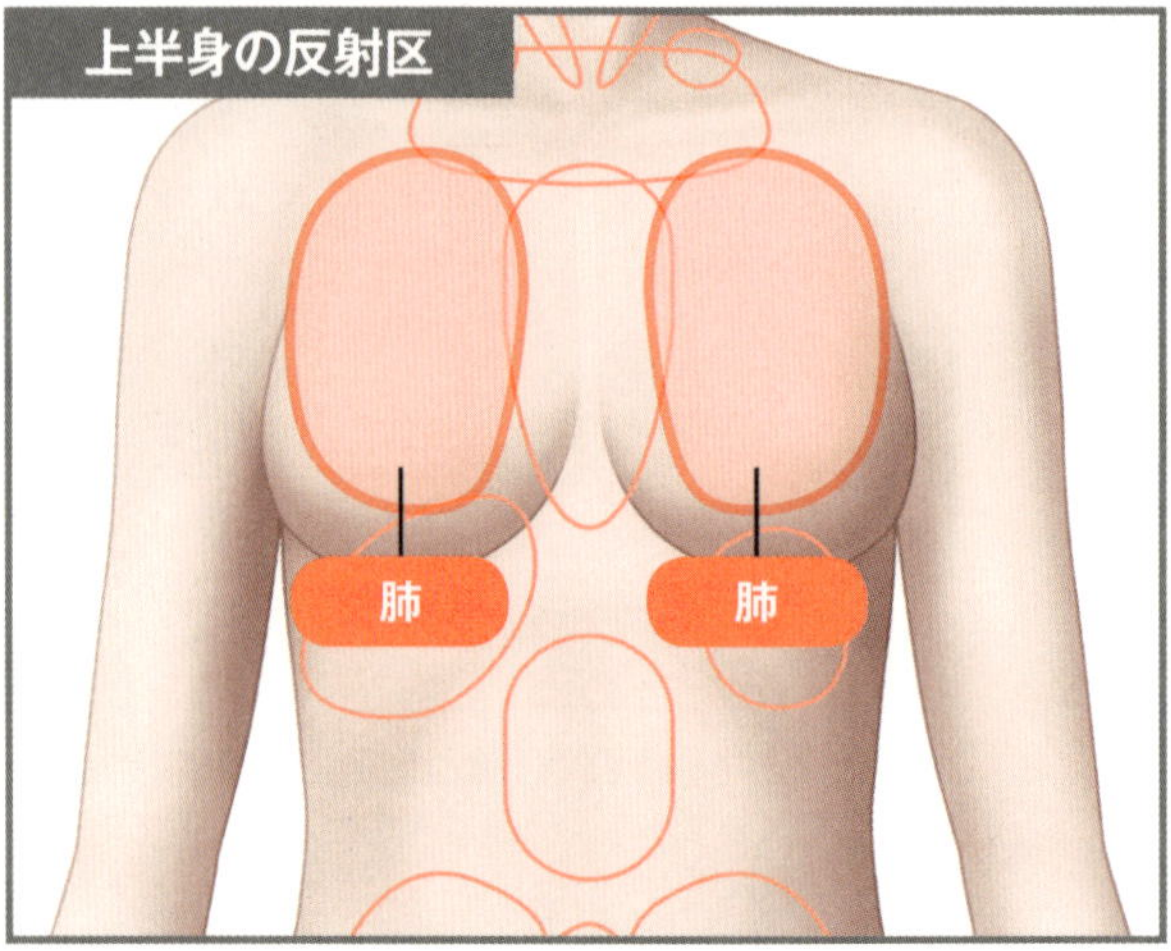

手のひらで反射区を押しながらさする

胸にある肺の反射区を、手のひらで押しながらさすります。片方につき3分ほど時間をかけて、マッサージしてください。

めまい

症状

ふらつくことがある
目の前がゆれる
頭がボーッとする

めまいは、血圧の異常や精神的な疲労などから、頭がボーッとしたり、視界がゆれたり、まわるような感覚を受けます。症状がひどいときは、失神することもあります。

これは腎《じん》が弱って、体全体から力が抜けているために起こっていると考えられます。また、自律神経が失調している可能性もあるので、あわせてマッサージしておきましょう。

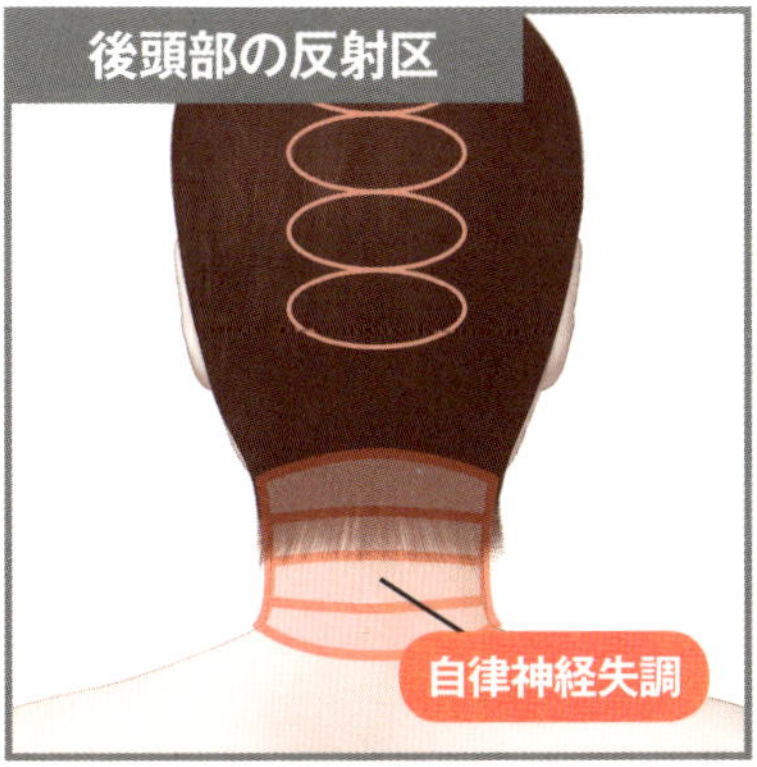

指先で首全体をまんべんなく刺激する

指先で首のうしろ全体をまんべんなく押して刺激します。しこりがあれば、そこを重点的に刺激してください。

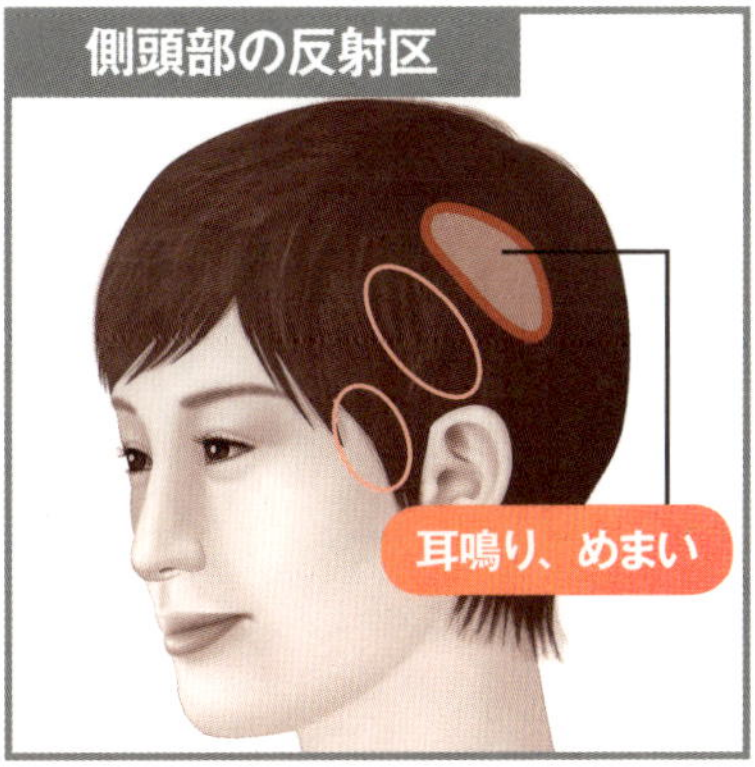

指でぐりぐり押しながらさする

指先で左右の側頭部にある反射区を同時にぐりぐりと押しながらさすります。強い痛みを感じるときは避けてください。

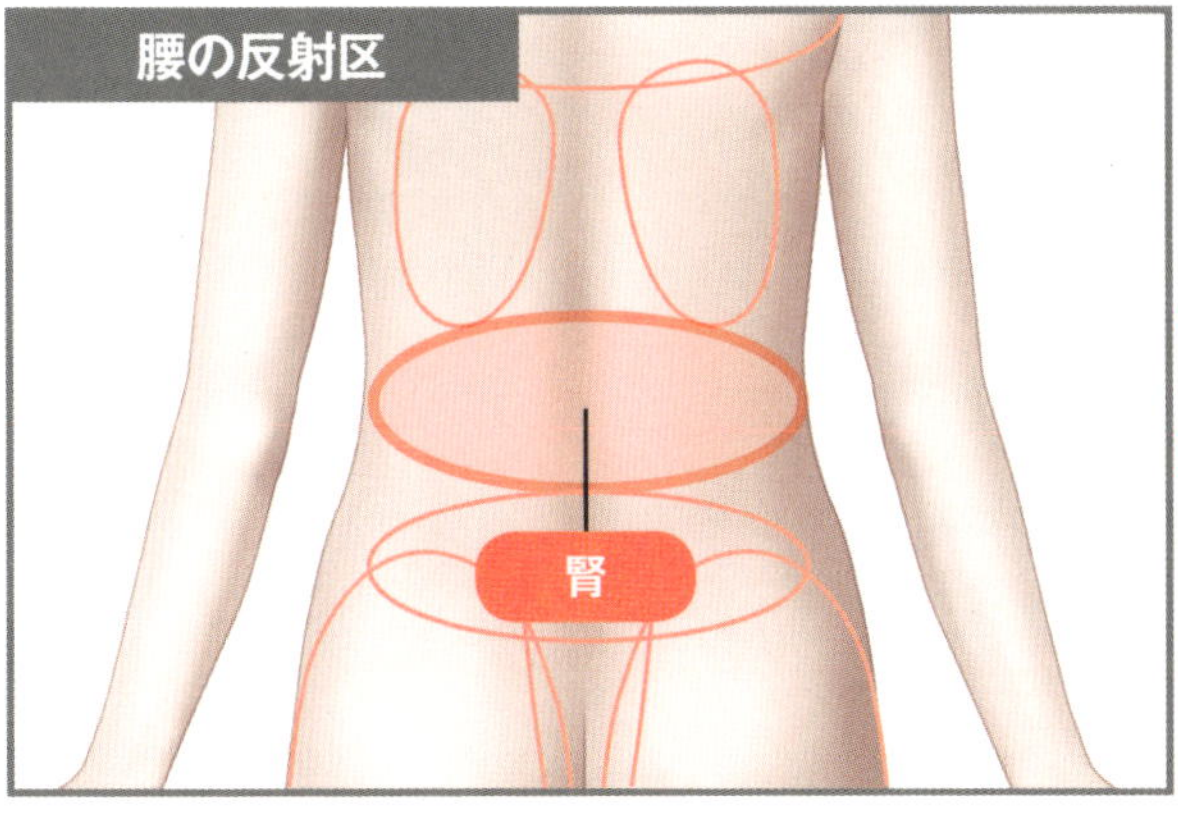

指先で押すかイスを活用して刺激する

指先で腰にある反射区を強く押します。押しにくいときは、イスに座って、背もたれの間にものを挟んで刺激してください。

頭痛

症状

急に頭痛がする
ズキズキと頭が痛む
頭に圧迫感がある

ズキズキとした痛みのある頭痛や、頭が圧迫されているような頭痛は、強いストレスや不規則な生活習慣が原因となって起こります。頭痛が頻繁にあったり、痛みがひどいとき、日常生活に支障が出てきますので、反射区マッサージで痛みをやわらげましょう。

ただ、頭痛は深刻な病気の前兆の可能性もあるので、痛みがひどいときは医師の診察を受けてください。

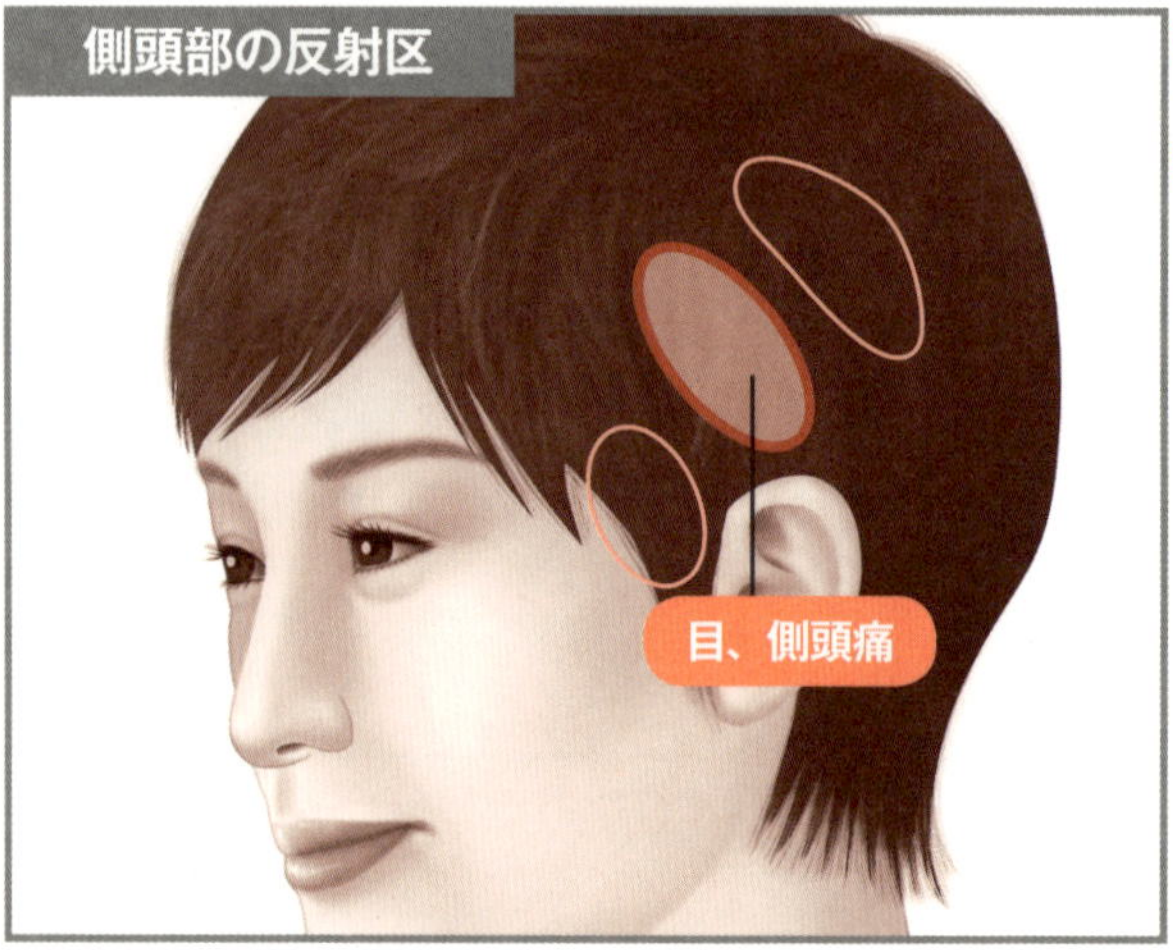

指先で押しながらぐりぐりと刺激する

指先で押しながら、反射区をぐりぐりと刺激します。だいたい3分ほどのマッサージで痛みがやわらいできます。

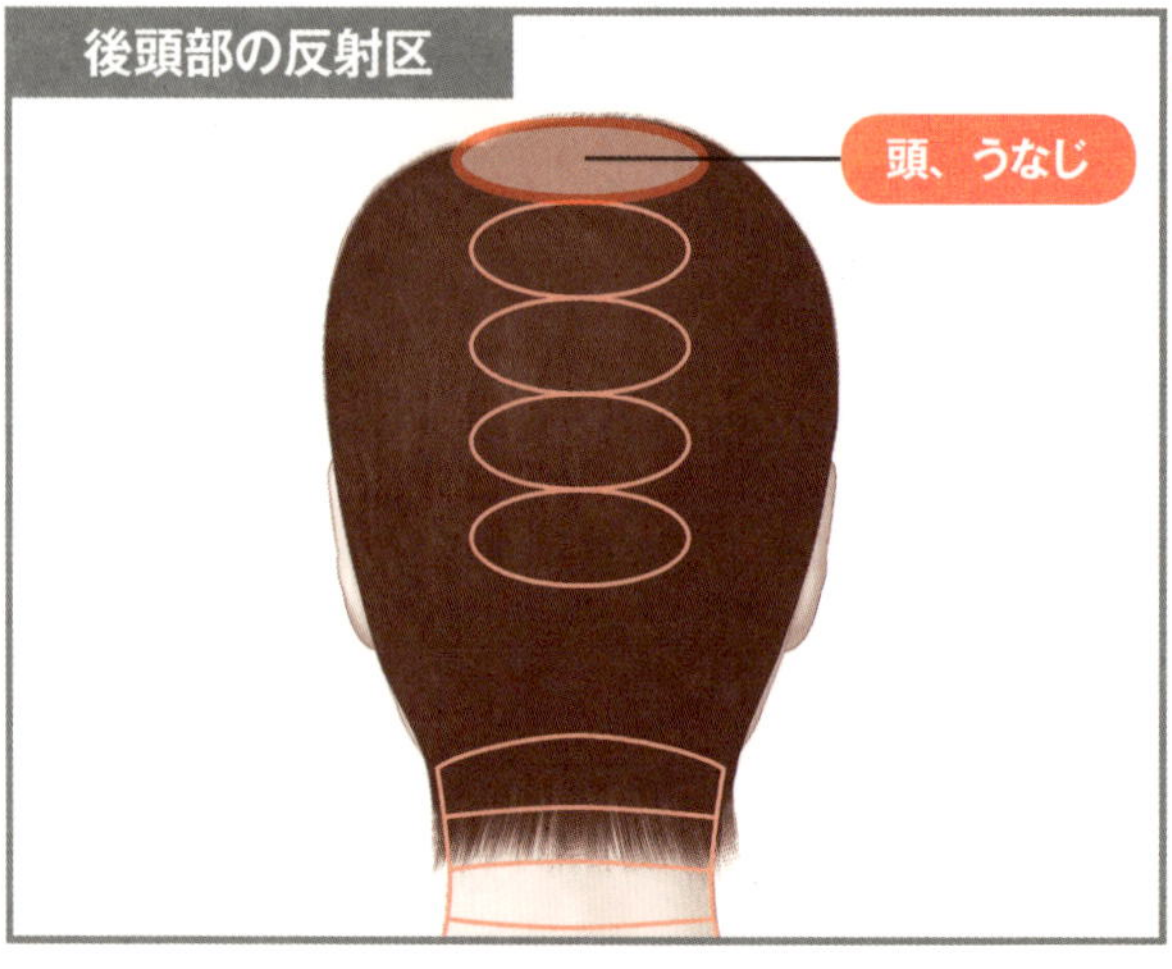

反射区を軽くたたいて刺激する

頭部の頂点のあたりが反射区になります。指先でトントンと軽くたたいて刺激すれば、髪型もくずれません。

眠気

症状

- 昼間に眠くなる
- 急に眠気がくる
- 突然寝てしまう

不規則な生活で睡眠時間が足りなかったり、あまり熟睡できていないと、急に眠くなることがあります。自動車を運転している場合、事故につながる可能性もあります。

強い眠気を感じたら、なるべく早くツボと反射区に刺激を与えて、すっきりとしましょう。水溝《すいこう》には目を覚ます効果が、申脈《しんみゃく》と照海《しょうかい》は、眠気やだるさをとる効果があります。

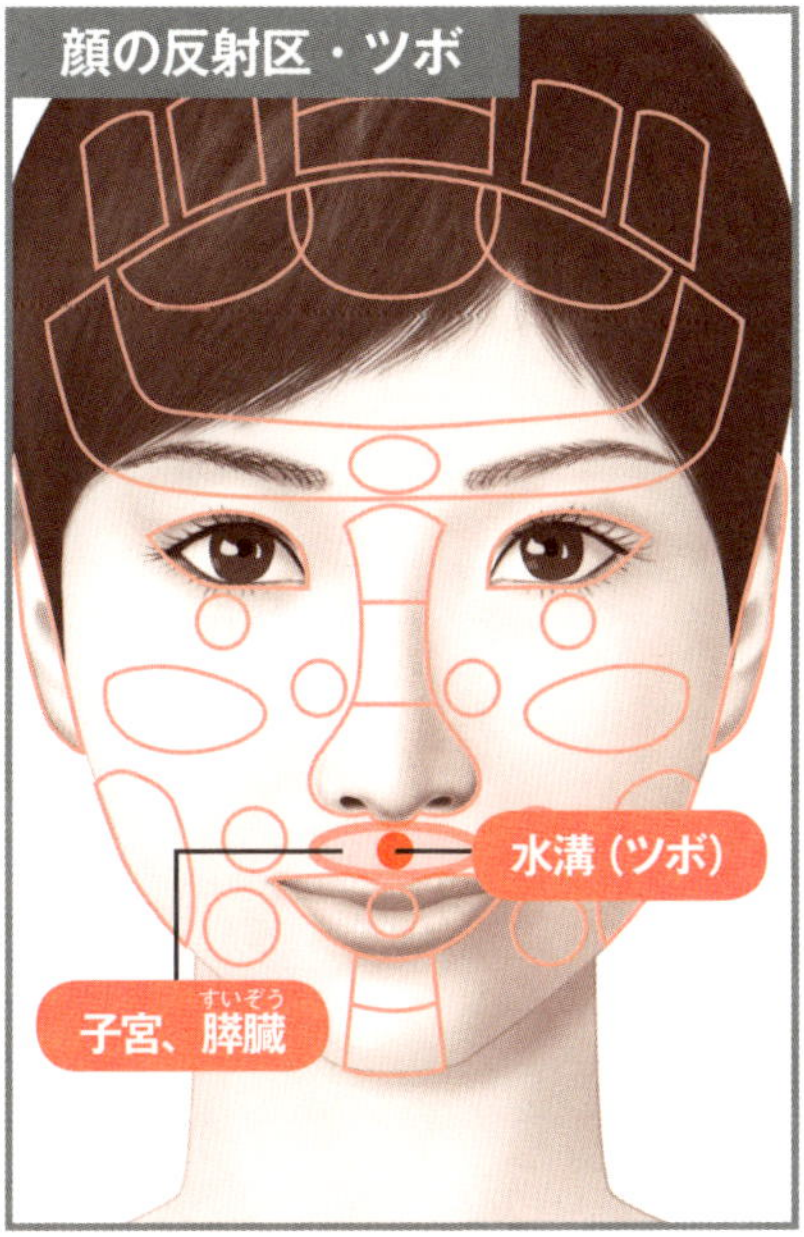

強いと激痛があるので軽く押すだけでOK

水溝は急所でもあり、あまりにも強く押すと激痛があります。反射区とあわせて、軽く押して刺激しましょう。

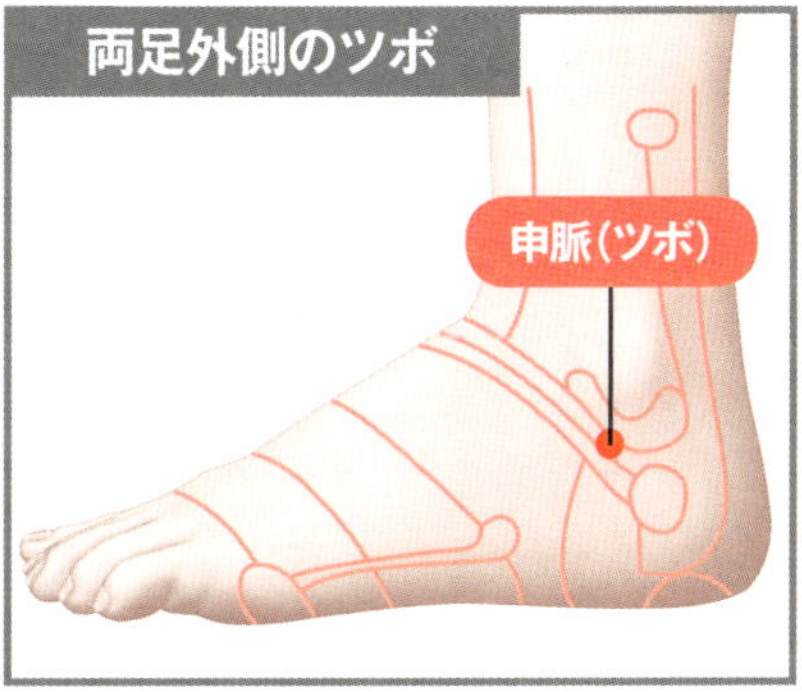

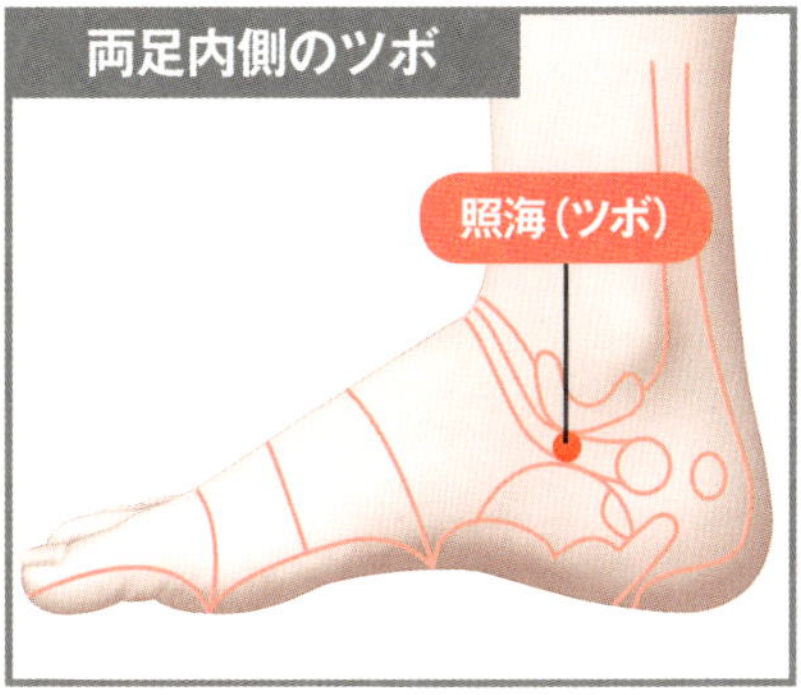

3分間ほど指先で強く押す

両方ともくるぶしの下にあります。それぞれ指先で強く押し、3分間ほど、そのままにしておきましょう。

吐き気

症状

吐き気がする
胃がむかつく
気持ちが悪い

吐き気の原因はさまざまで、お酒の飲みすぎや食べすぎ、体調不良などが考えられます。吐き気をもよおしたときは、思い切って吐いたほうが楽になりますが、いま吐くことができない、という状況のときに活用する反射区です。

吐き気がするときは、胃が調子を崩しているときです。胃の反射区を刺激し、調子を整えることで、一時的に吐き気を抑えます。

左手のひらの反射区

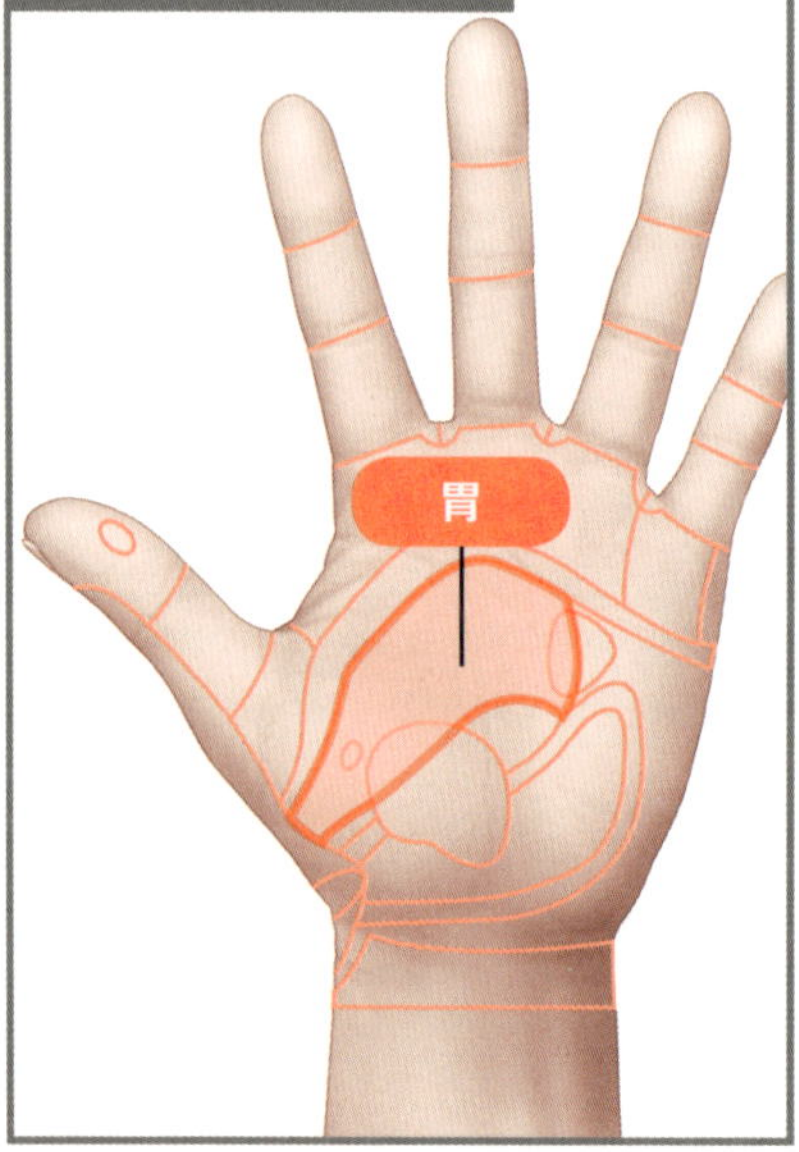

親指でやや強めに力を入れて押す

親指でやや強めに押して、刺激を与えてください。胃の反射区は、手のひらでは左にしかないので注意してください。

上半身の反射区

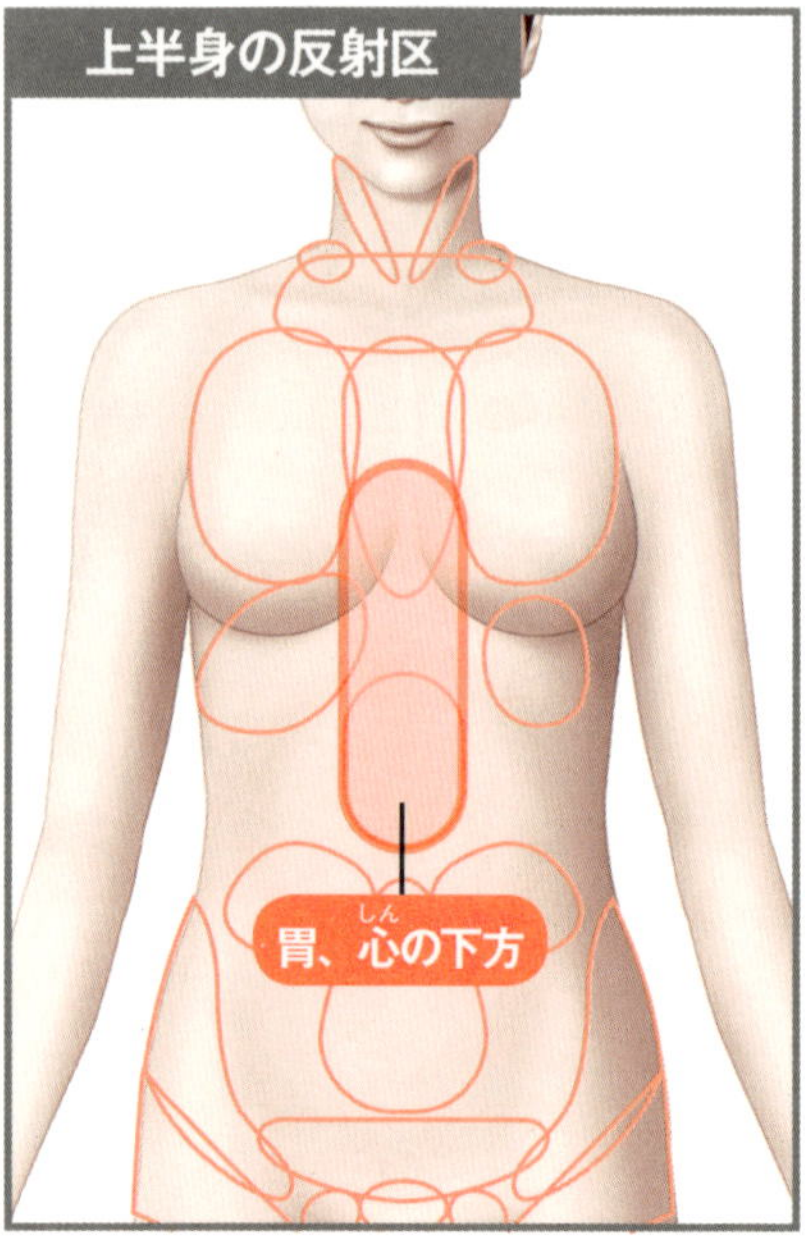

あたためるようにやさしくさする

吐き気がするときは、心の下まで影響が出ています。胃と心の下方を、あたためるように、やさしくさすってください。

しゃっくり

症状
しゃっくりが止まらない
のどが詰まる感じがある

しゃっくりは、急いで食べ物を飲み込んだりすると、よく起こります。横隔膜《おうかくまく》がけいれんすることによって、閉じた声帯に空気が通るために「ひっく」という声が出ます。

しゃっくりを止める方法として、息を一時的に止める、舌をひっぱる、水を飲むなどが知られています。これらの方法でしゃっくりを止められなかったときは、横隔膜の反射区を刺激してけいれんを鎮めます。

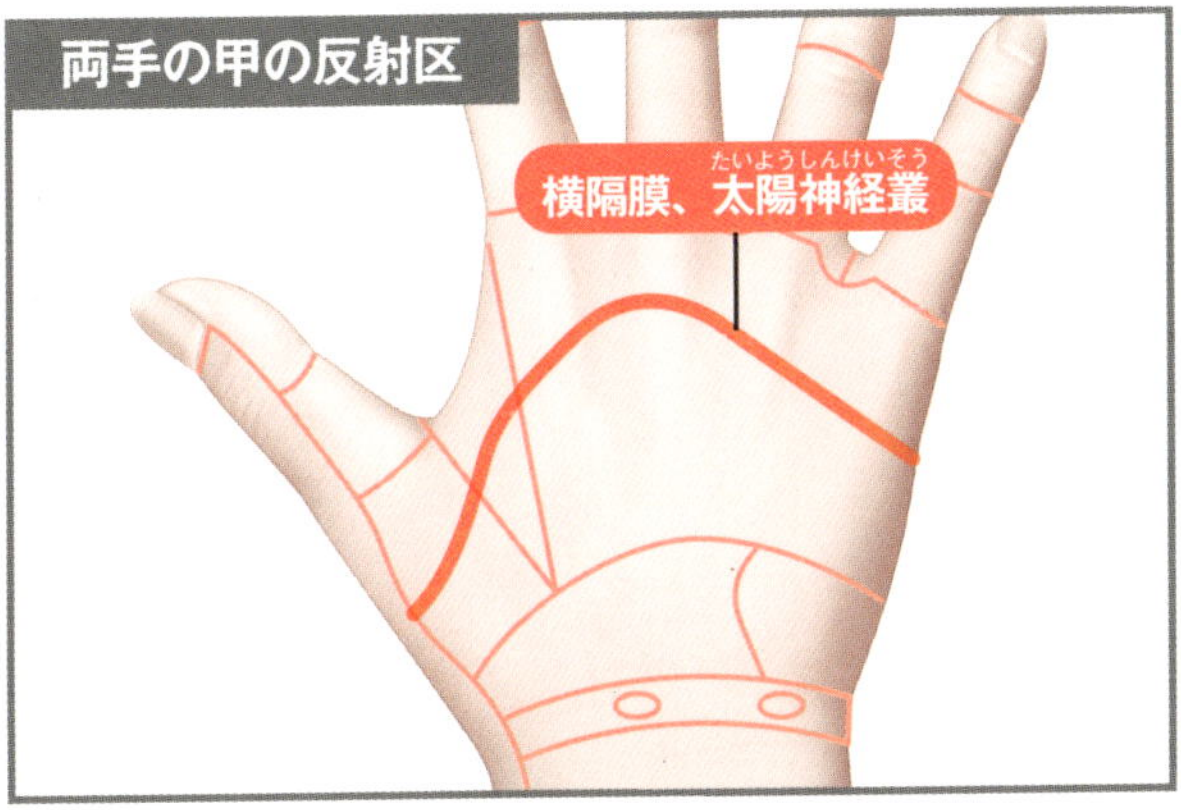

ラインに沿って指をなぞらせる

横隔膜の反射区は、手の甲にライン状になっています。このラインに沿って指をなぞらせて刺激してください。

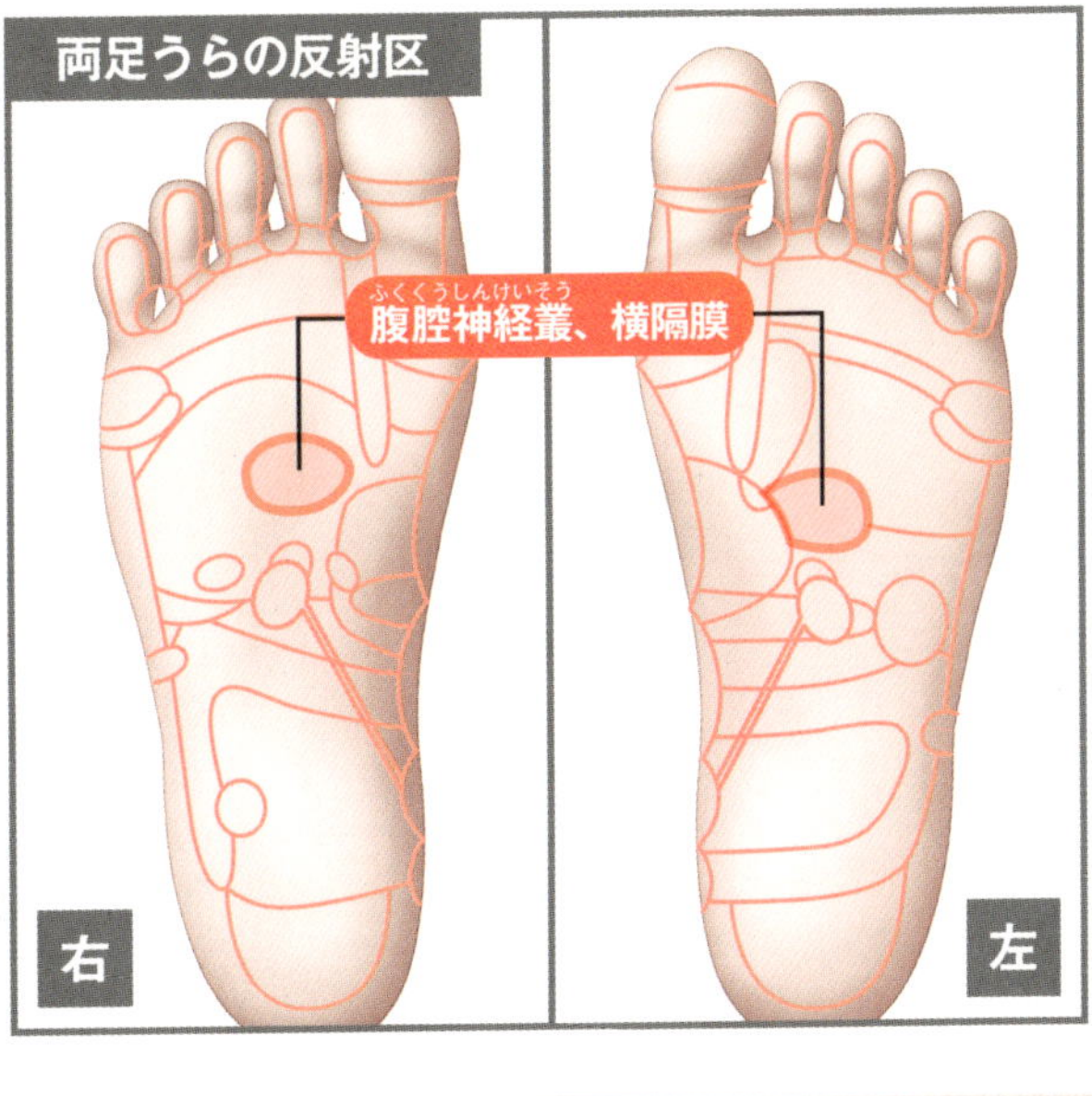

左右で異なる反射区に注意

両方の足のうらに反射区があります。反射区の部分を、痛すぎない程度に力を込めて、指で押してください。反射区の位置が左右で微妙に異なるので、気をつけてください。

発熱

症状
熱がある
のどが渇く
悪寒がする

熱が続いて、体調が悪いときは、反射区マッサージで解熱を行いましょう。ただ、体の免疫機能の働きで体温が上がっているときがあります。すぐに解熱するのではなく、様子を見て、熱で体がつらいときに行ってください。

体温は脳や自律神経によって調節されています。脳や自律神経に関わる反射区への刺激で、体温を平熱へと戻します。

後頭部の反射区

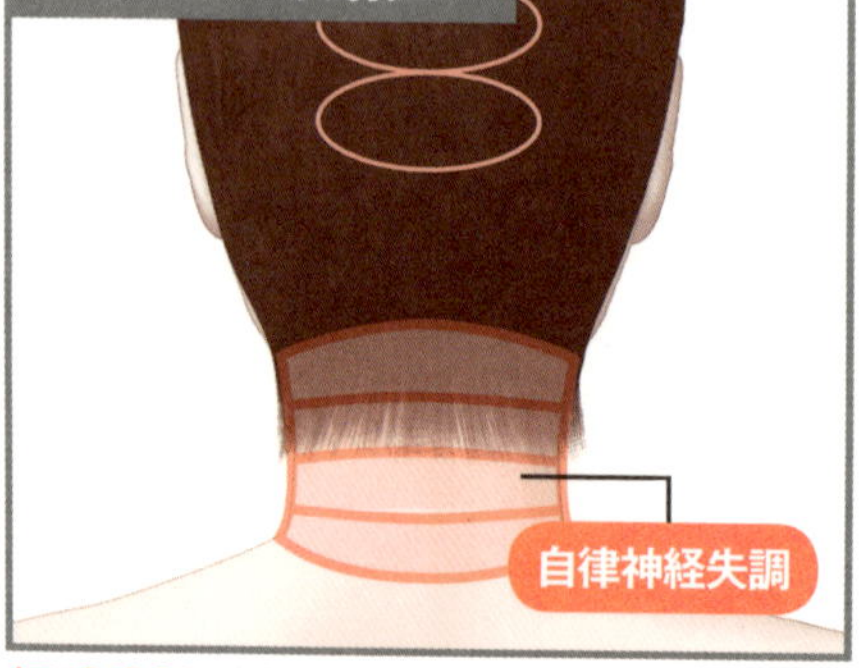

保冷剤などで反射区を冷やす

反射区をもむのではなく、保冷剤やぬれタオルで冷やすことで、熱を下げることができます。

両手のひらの反射区

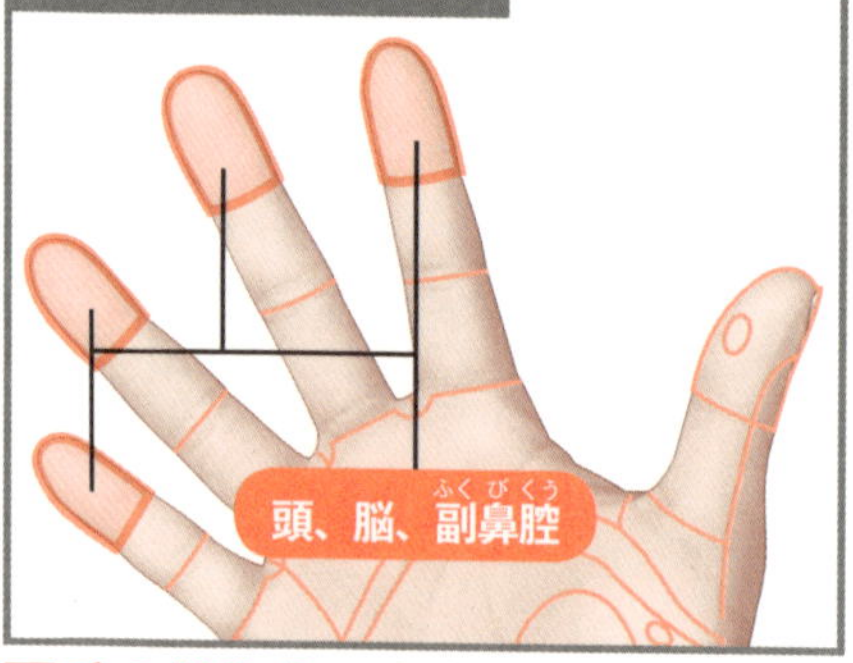

両手の指先をつまんでもみほぐす

指先を1本ずつ順につまんでもみます。マッサージがしにくい環境で適しています。

両足うらの反射区

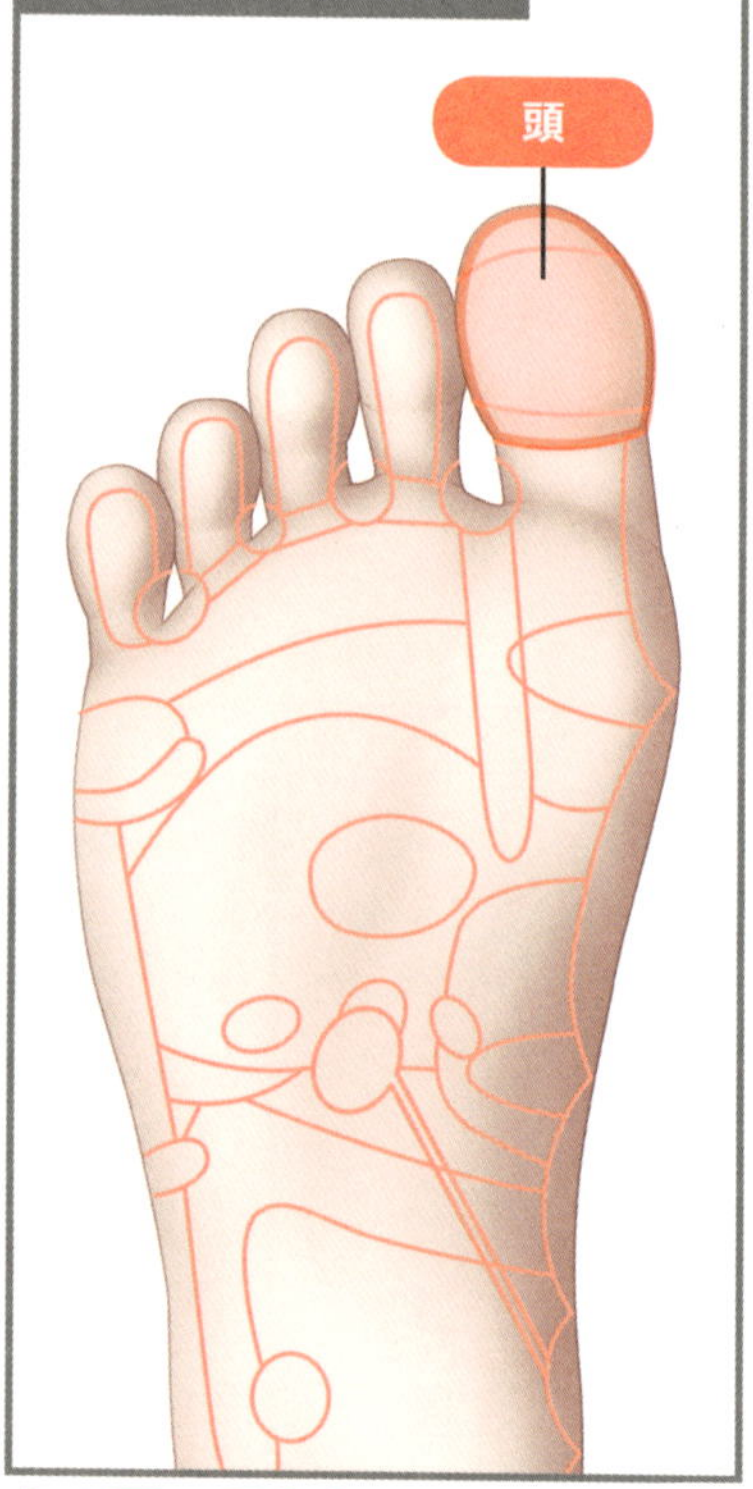

皮の厚い足うらは少し強めに押す

頭に関連する反射区を指先で強く押して刺激し、脳の働きを落ち着かせます。足うらは皮が厚いので、少々強く押しても大丈夫です。

鼻血

症状
鼻血がよく出る
鼻血が止まらない

鼻の穴の粘膜が乾燥したり、弱っていると、血管が傷つきやすくなります。特に花粉症のシーズンは鼻をかむことが多いので、粘膜が弱くなって、鼻血が出やすくなります。

鼻血を止めるには、鼻の穴をつまんで圧迫し、体を起こしてください。その上で、反射区を刺激して、血の流れを正常にします。上を向くと、のどに血が詰まって危険なので注意してください。

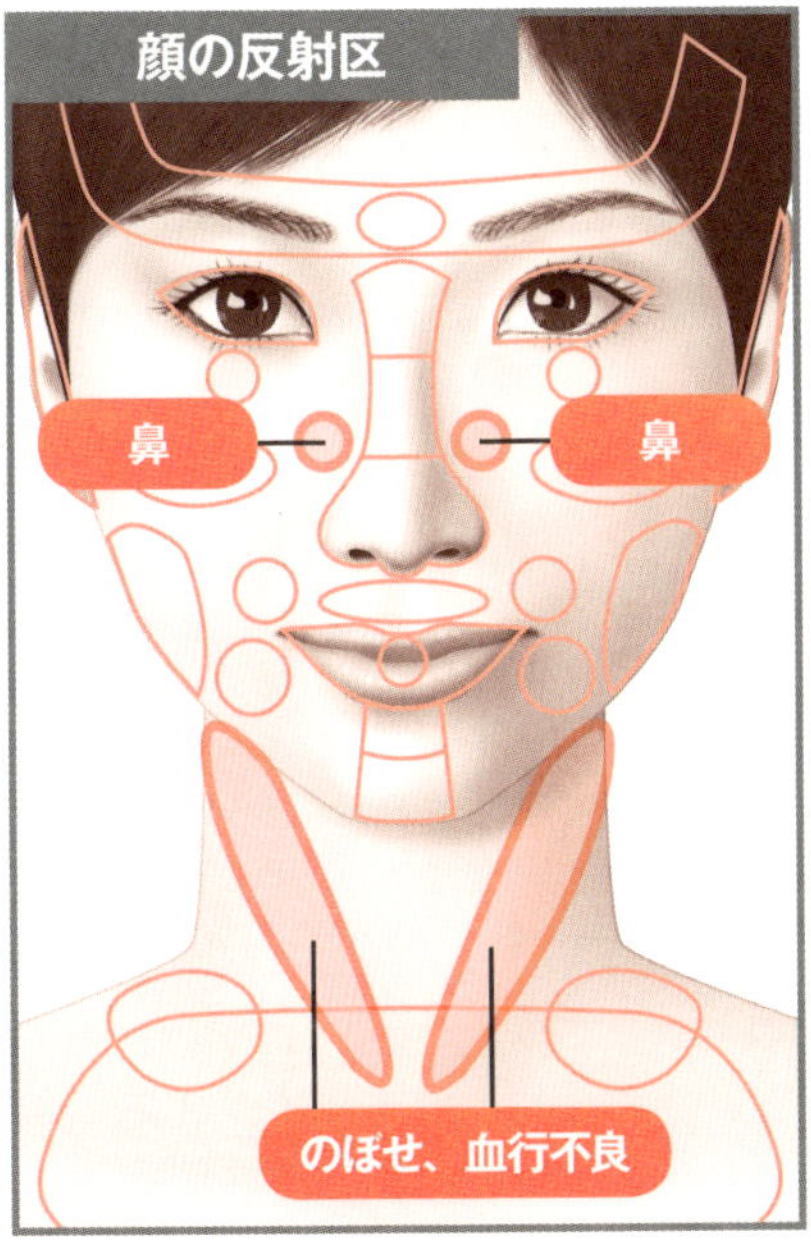

鼻は押して、首は手のひらでさする

鼻の反射区は指先で軽く押して、鼻の調子を整えます。首の血行不良の反射区は、押さずに手のひらでさすってください。

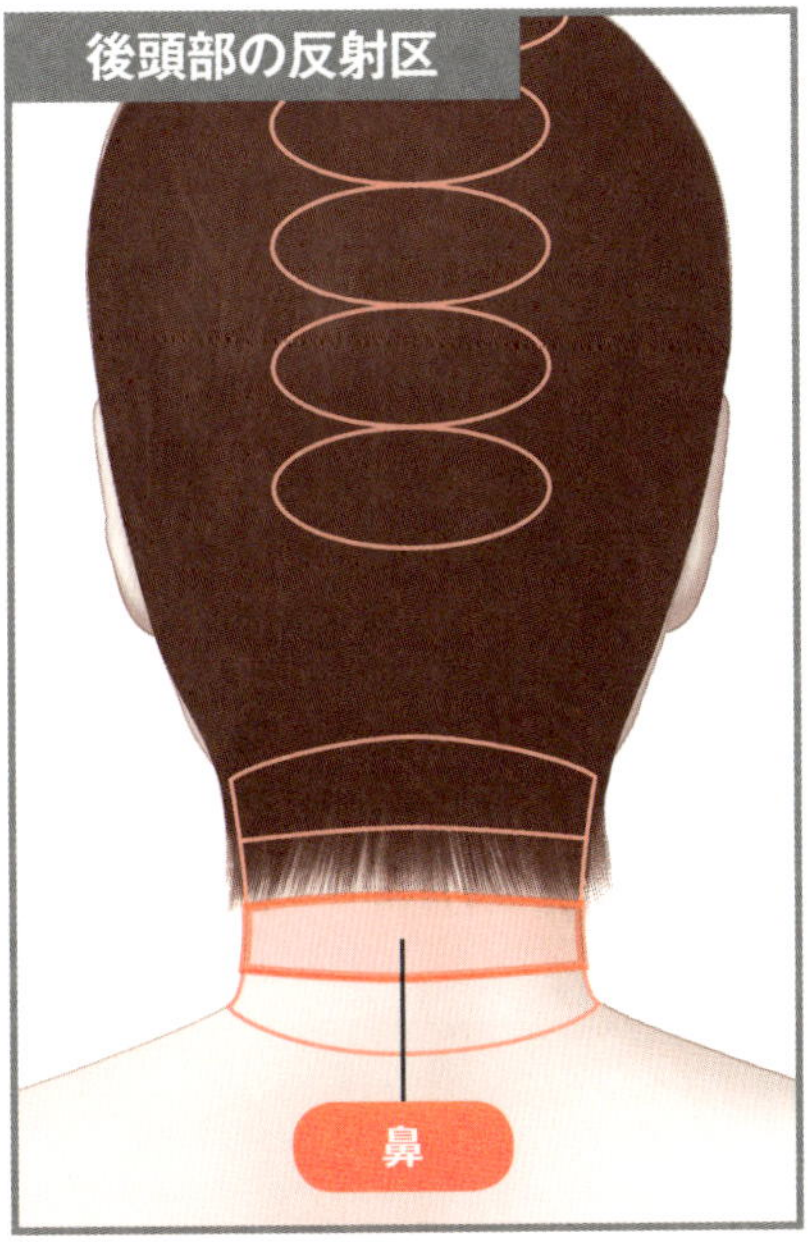

反射区をたたかずに指先で押して刺激する

昔からある鼻血の治療では、うなじをたたきますが、逆効果です。指先で押して刺激し、鼻の状態を整えます。

動《どう》悸《き》

症状
鼓動を感じる
不安感がある
息苦しい

心拍数が上がっていないのに、心臓の鼓動を平常時でも感じられる症状を動悸といいます。このとき、不安や息苦しさを同時に感じることが多いです。不整脈や精神的な失調によって起こると考えられています。

精神を落ち着かせるため、リラックスした状態で、血の流れを整える反射区をマッサージします。動悸が頻繁に起こるときは、医師の診察を受けてください。

両手のひらの反射区

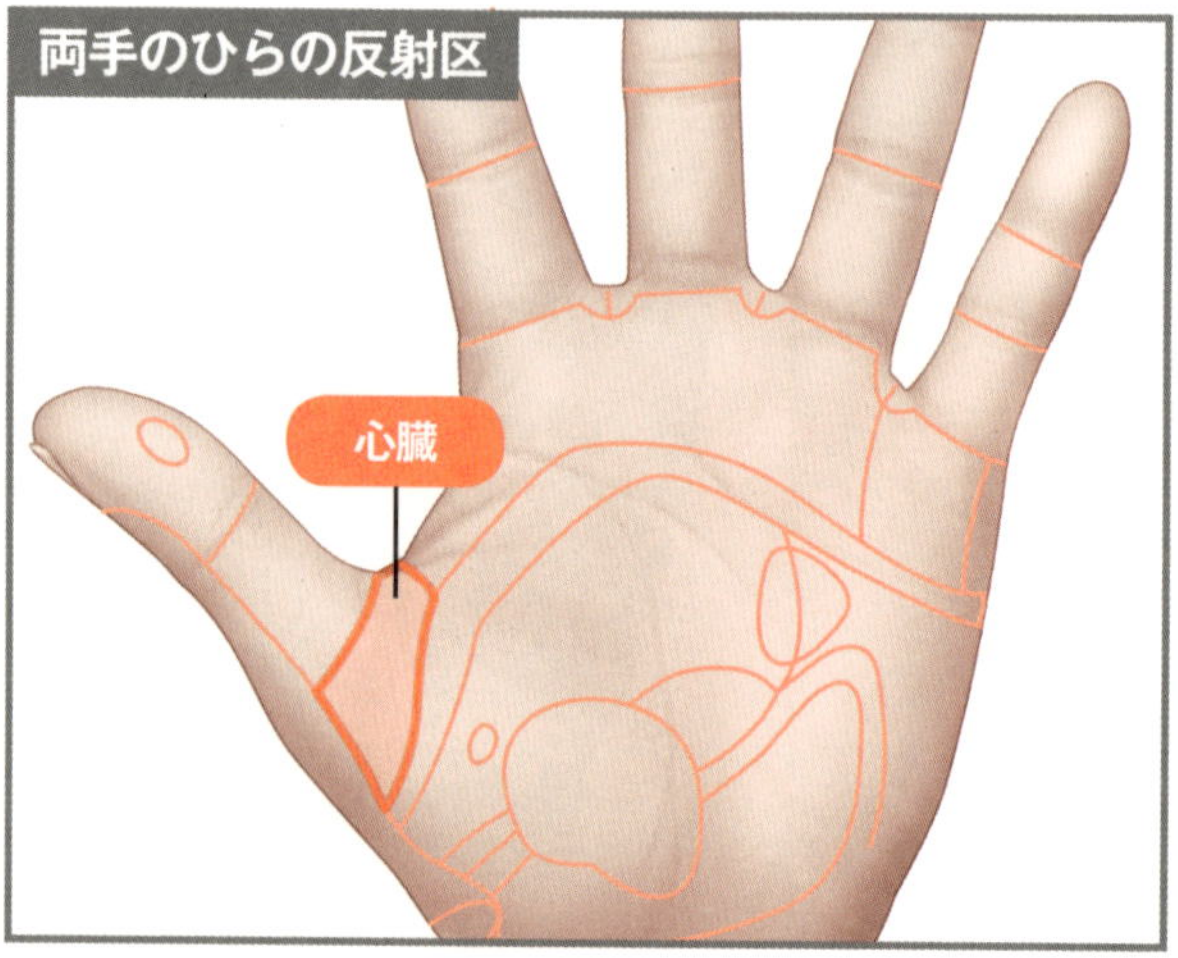

親指のつけ根を指で強めにマッサージ

親指のつけ根が、心臓の反射区になります。指で強めに押して、3分ほどマッサージしてください。

胸部の反射区

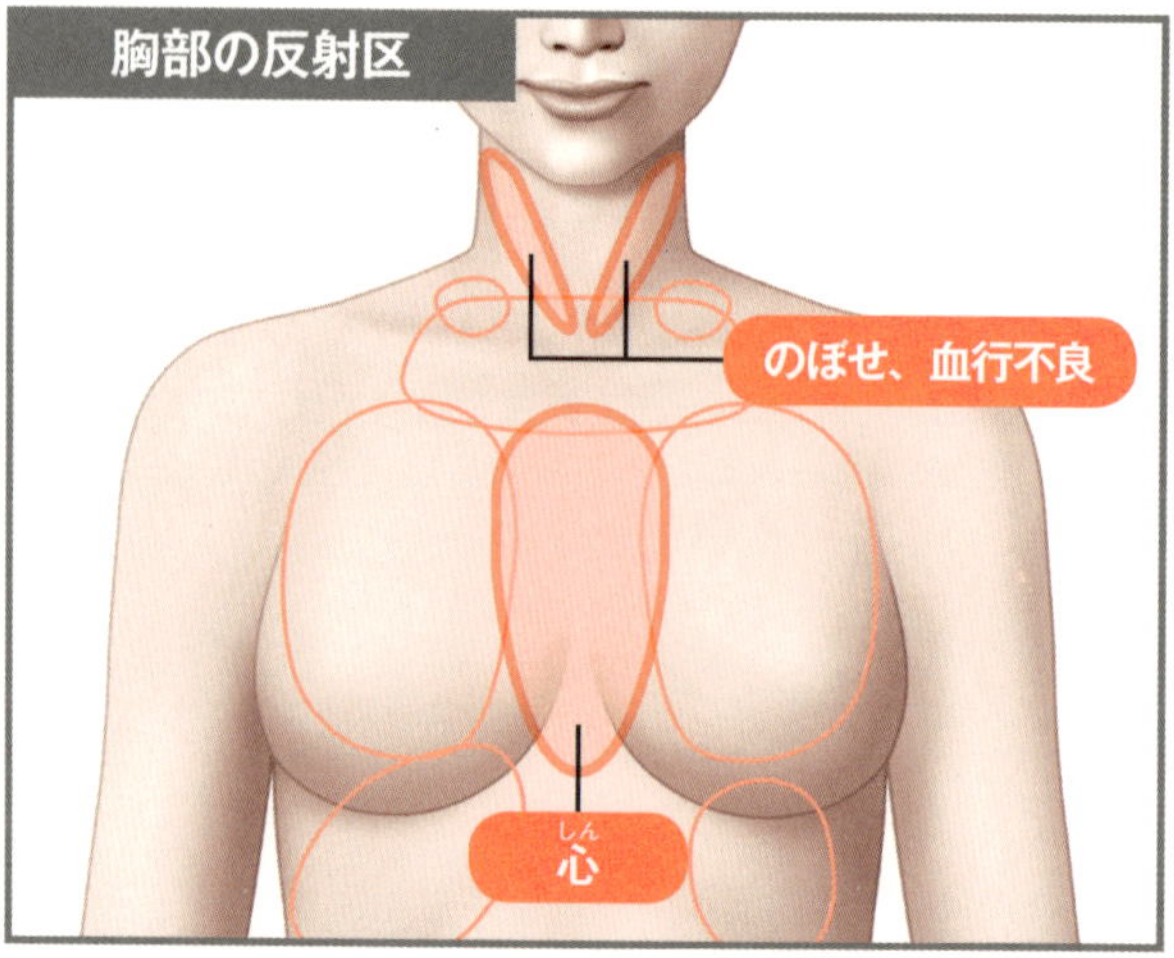

手のひらでやさしくさする

どちらの反射区も、手のひらをあてて、やさしくさすってください。首は、皮膚が薄いので特に気をつけてください。

息切れ

症状

うまく呼吸できない
息苦しさを感じる
すぐに息切れする

体の調子が悪いと、ちょっと歩いただけで息切れをしてしまうことがあります。これは、酸素を運ぶ血がうまく流れていないため、体に必要な酸素が不足するために起こります。

呼吸に関連する反射区と血の流れを整える心《しん》の反射区をマッサージで刺激し、充分な酸素が全身に運ばれるようにすることで、息切れの症状を抑えることができます。

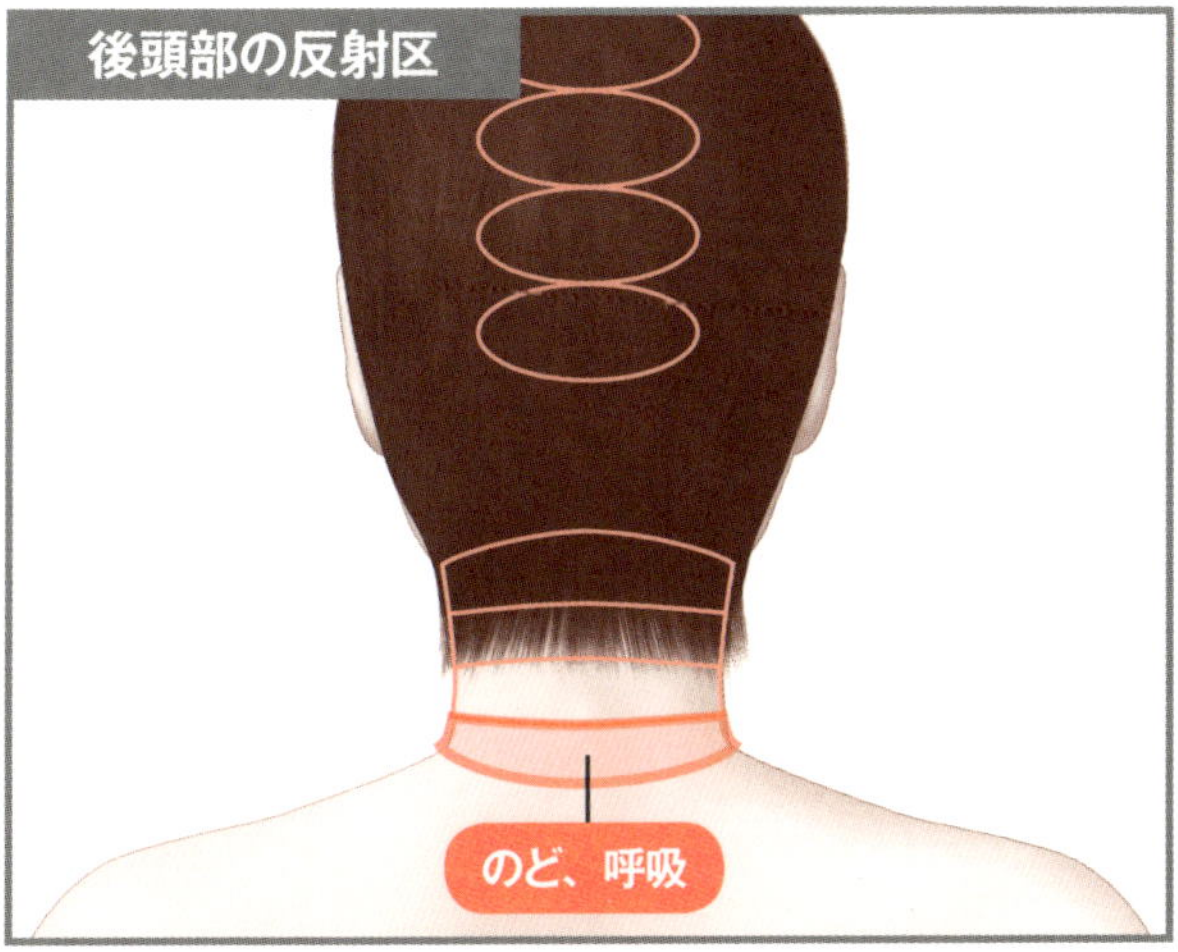

指で押してもむかつまんでマッサージする

うなじの下の方を、指で押してもむか、つまんでマッサージします。3分ほど続けると呼吸が楽になってきます。

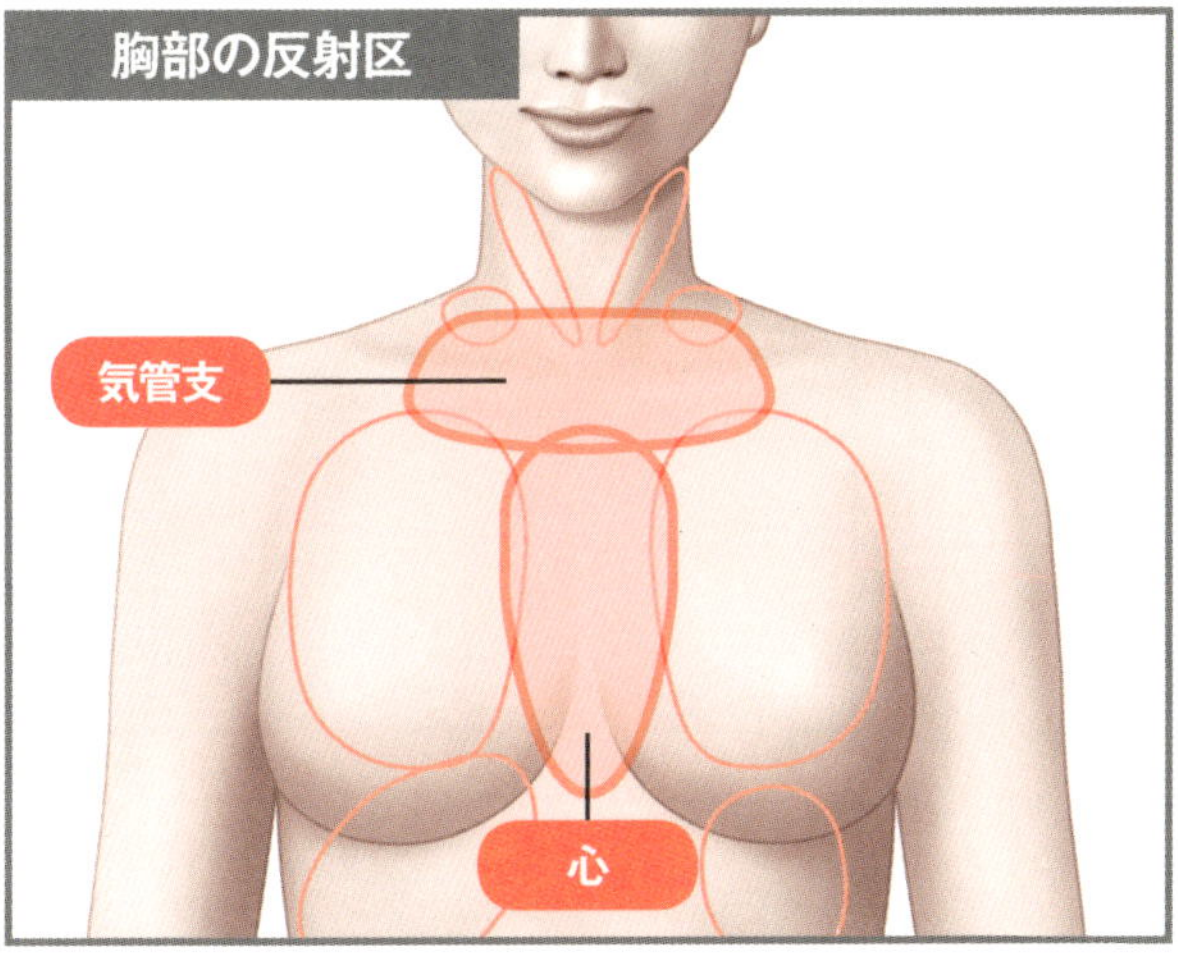

手のひらでさすって呼吸を整える

胸は骨がすぐ下にあるので、さするマッサージが適しています。手のひらを反射区にあてて、やさしくさすってください。

胸焼け

症状
胃がむかつく
胃に違和感がある
げっぷが出る

　体調不良や加齢によって胃の働きが悪くなると、消化が悪くなったり、胃酸が食道に逆流して炎症を起こすため、胃にむかつきを感じます。

　胸焼けは、胃の機能が低下しているために起こるので、胃の反射区をマッサージして、調子を整えます。また、食べすぎやお酒を飲みすぎている場合は、マッサージだけでなく、食生活の改善もしましょう。

両足うらの反射区

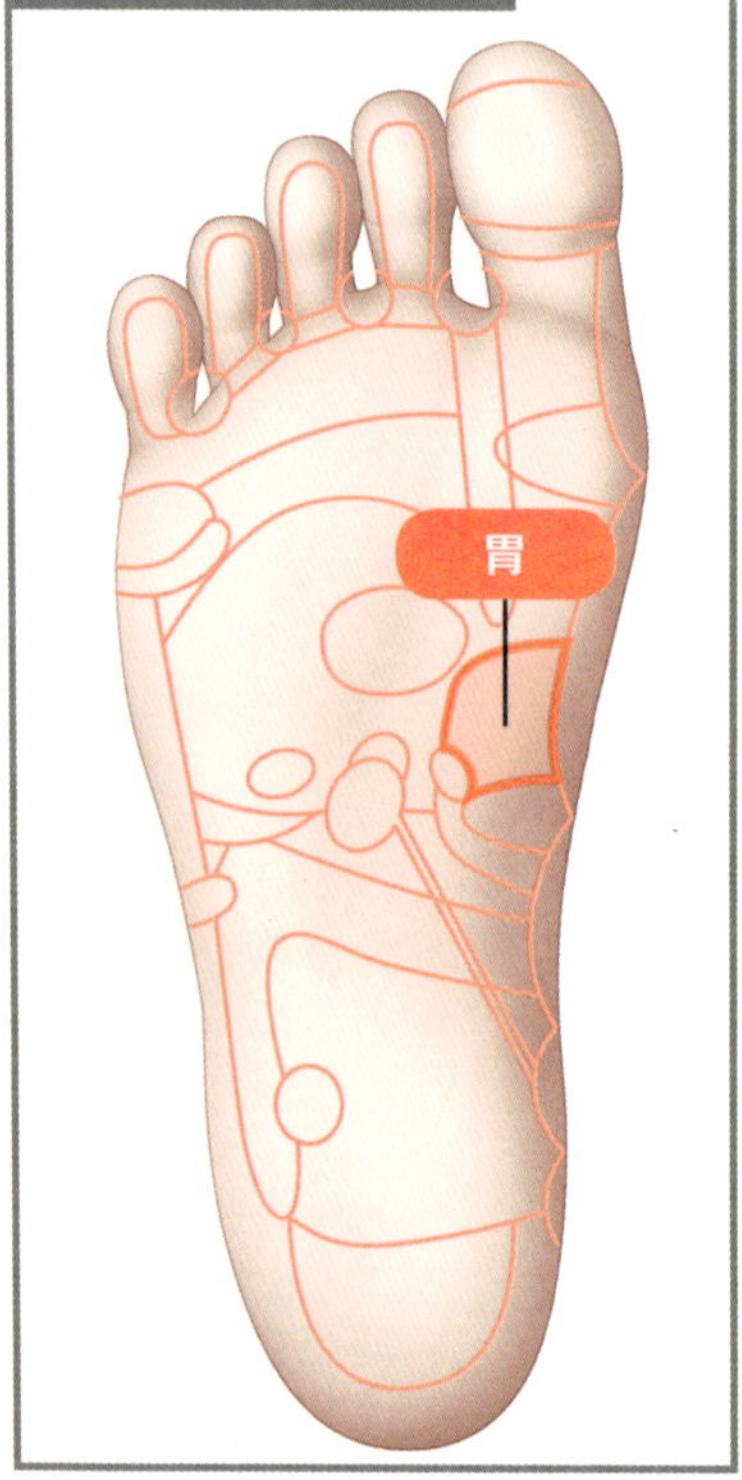

指で強く押して刺激する

反射区を指で強めに押して刺激します。強い痛みを感じるときは、さするなど、刺激の弱いマッサージをしてください。

お腹の反射区

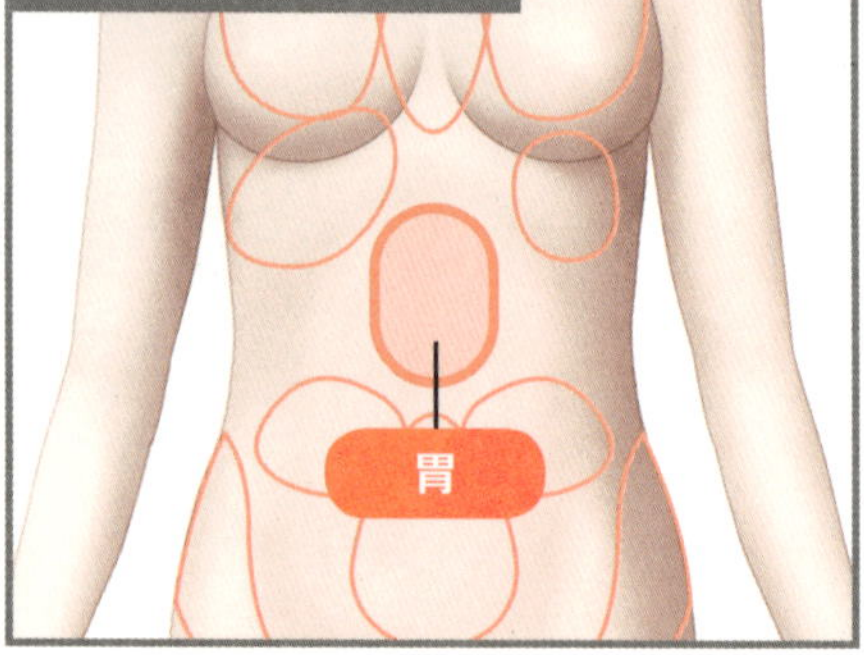

弱った胃をやさしくさすってマッサージ

胃が弱っているので、強く押さず、やさしくさすって刺激します。

左手のひらの反射区

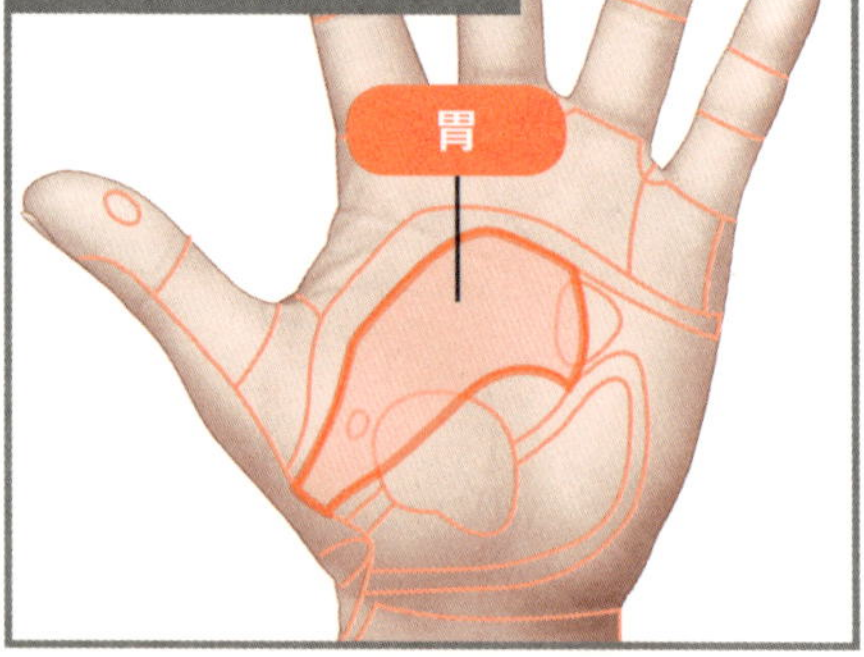

反射区を指で強く押して刺激する

左手のひらの中央が胃の反射区です。痛くない程度に押してください。3分程度が目安です。

PART4

美しくなりたい！
美容の反射区マッサージ

反射区マッサージは、病気の治療や健康維持だけでなく、美容にも活用できます。肌のトラブルや白髪、ダイエットなど、反射区を利用した美容マッサージで、いつまでも美しく若々しい体を保ちましょう。

美肌マッサージ

毎日マッサージを続けていくことで老化による肌の衰えを防ぎます。いつまでも自分の美しさを保つためぜひ美肌の反射区マッサージをはじめましょう。

肌のたるみ

症状

- 肌に張りがない
- 顔の肌がたるむ
- 顔が老けた

肌がたるむと、顔の輪郭がぼやけて、老けて見えてしまいます。

肌に張りを取り戻すには、膵《すい》の反射区への刺激が効果的です。筋肉に張りが出て、肌の血行がよくなるため、肌のたるみが改善されていきます。

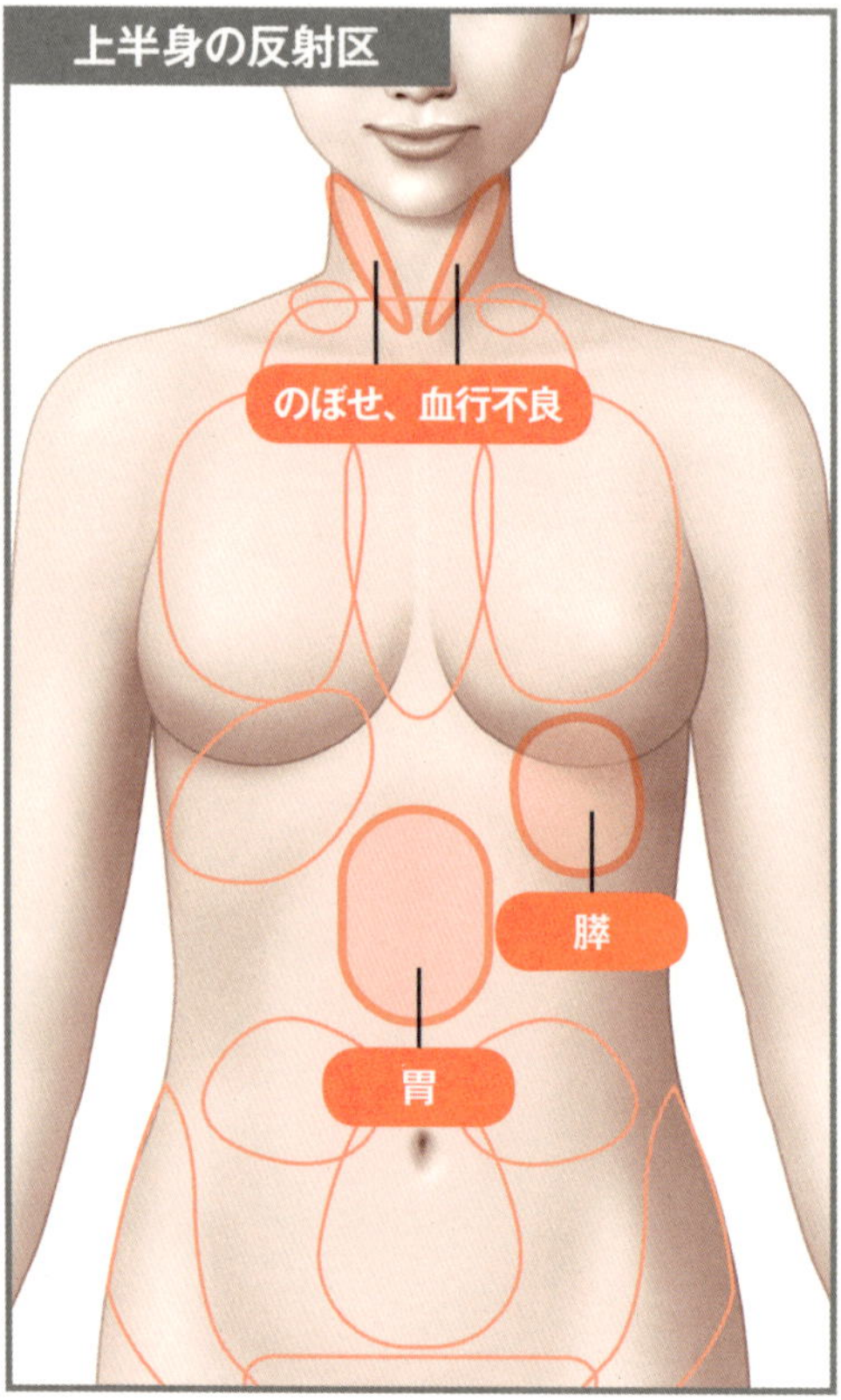

反射区ごとに3分間やさしくさする

お風呂上がりなどリラックスしているときに、1つの反射区につき、3分程度、やさしくさすってマッサージします。

むくみ

症状
顔がふくらむ
靴が窮屈になった
まぶたが腫れる

むくみとは、体の組織に水がたまって腫れることをいいます。長時間立ち仕事をしているときは脚に、過度な飲酒では顔などが腫れてむくみます。

むくみは、体に水分が多い状態なので、外へ排出させます。腎《じん》を刺激することで、体の水分の流れがよくなり、排尿を促進し、むくみがとれます。むくみが治らないときは、医師の診察を受けてください。

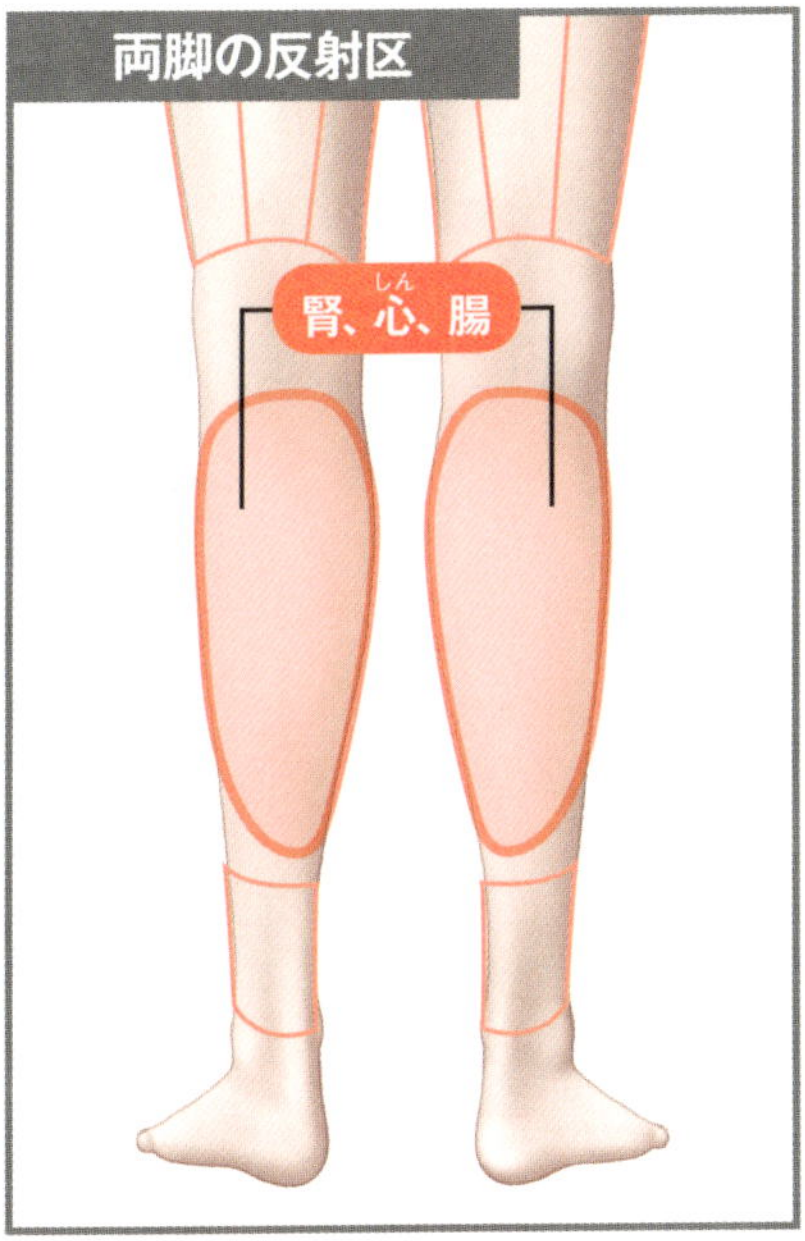

ふくらはぎをもんで脚のむくみを解消

ふくらはぎ全体を手でもんでほぐします。もんで脚にたまった水分を流れさせるので、念入りにマッサージを。

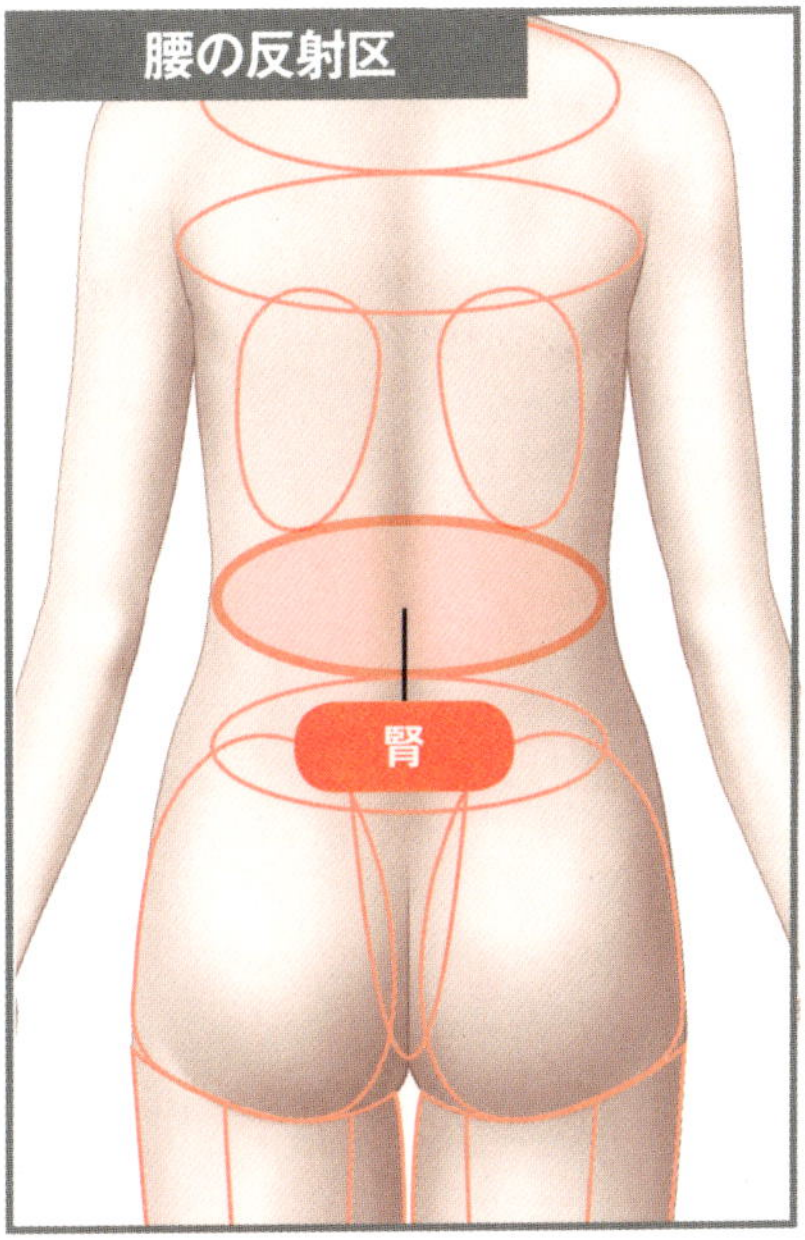

枕で刺激するときは高さに気をつける

丸めたタオルや枕で圧迫したり、たたくなどして反射区を刺激します。あまり高くすると腰を痛めるので注意してください。

しわ

症状

目尻にしわができた
老けてみられやすい
肌が乾燥しやすい

老化によって、筋力が落ちたり、皮膚から弾力が失われると、しわになります。また、乾燥で肌から水分が失われることも、しわの原因となります。化粧ののりが悪くなる上に、老けてみえるので、できるだけ少なくしたいところです。

筋肉の衰えを膵《すい》で抑え、肺で水分の流れを改善します。これにより、肌の張りがよくなり、乾燥を防ぐため、しわが少なくなります。

しわの改善は食生活から

しわは、脾《ひ》（膵）が弱ることによって肉がやせ、肌がたるんで生じます。脾は胃と関わりの深い臓器で、食生活の乱れによってダメージを受けます。また、思い悩んだり、気にしすぎるのもよくありません。黄色の食べ物、かぼちゃなどが脾の調子を整え、しわを防ぎます。

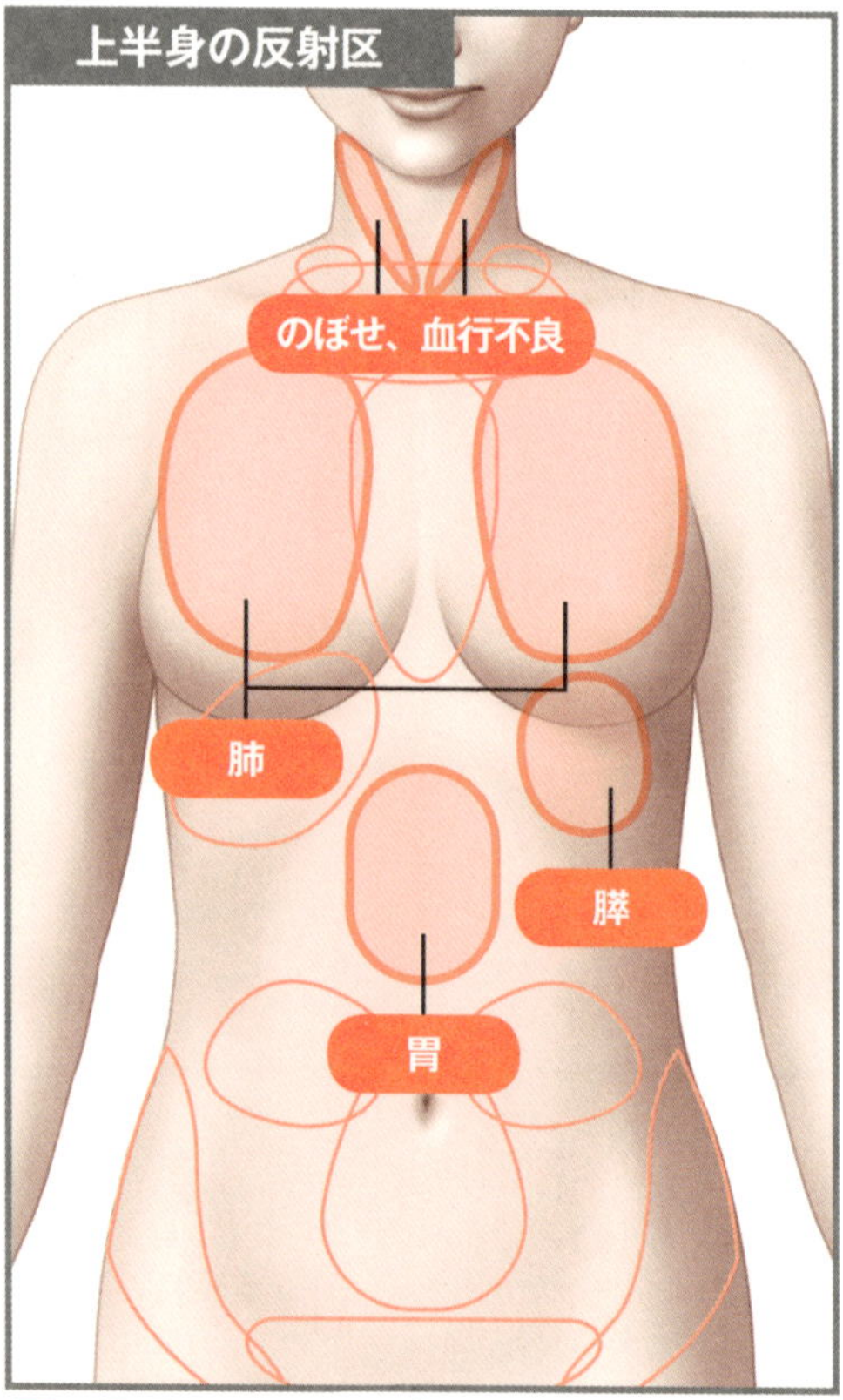

長い期間マッサージを続けることが大事

反射区を1つずつ丁寧にさすって刺激します。すぐに結果を求めず、長期間かけてマッサージすることが大事です。

脂性

症状
顔がてかてか光る
顔が脂っぽい
にきびができる

肌が脂っぽくなるのは、皮脂の分泌が過剰になっているためです。皮脂が多いと、にきびの原因にもなります。ただ、皮脂自体は、肌にとって大切なもので、皮膚の乾燥や雑菌の繁殖を防いでいます。

　男性ホルモンの働きが活発になると、皮脂が多く分泌されます。生殖に関連する反射区のマッサージで、ホルモンバランスのいい状態にしましょう。

下腹部の反射区

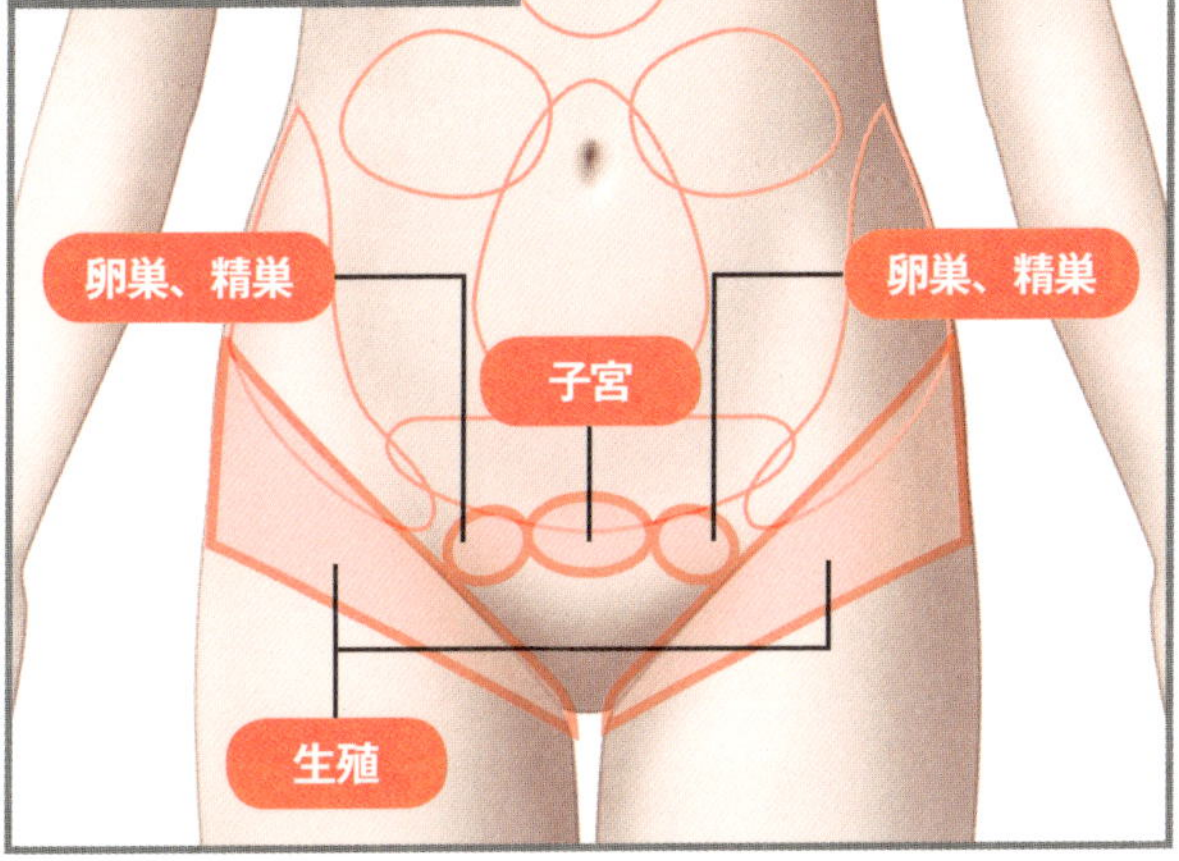

軽く押す、さする程度のやさしいマッサージを

デリケートな部分に反射区が集中しているので、痛いマッサージは禁物。軽く押したり、さする程度にしましょう。

両足外側の反射区

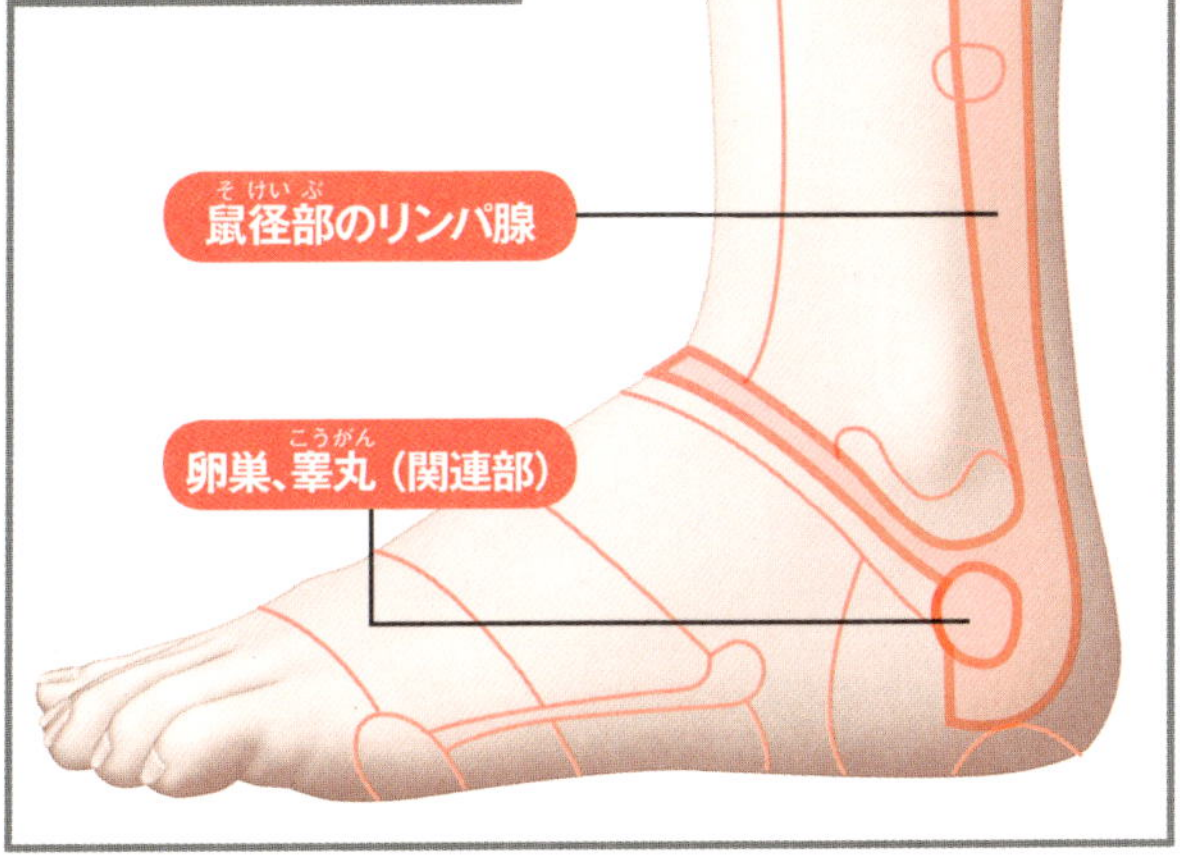

反射区に沿って指で押してなぞる

鼠径部のリンパ腺は、足の甲の内側まで続いています。反射区を指で押しながらなぞって刺激してください。

にきび・吹き出物

症状

にきびができた
にきびが治らない
皮脂の分泌が多い

分泌された皮脂が毛穴に詰まって炎症を起こしたものがにきびです。にきびは、思春期に多く、皮脂が過剰に分泌されるために起こりやすくなります。しかし、大人になってからのにきびは、便秘や新陳代謝の低下、ホルモンバランスの崩れなども原因となります。

消化器関連の反射区の刺激で便秘を防ぎ、また血行をよくすることで新陳代謝を促進させます。

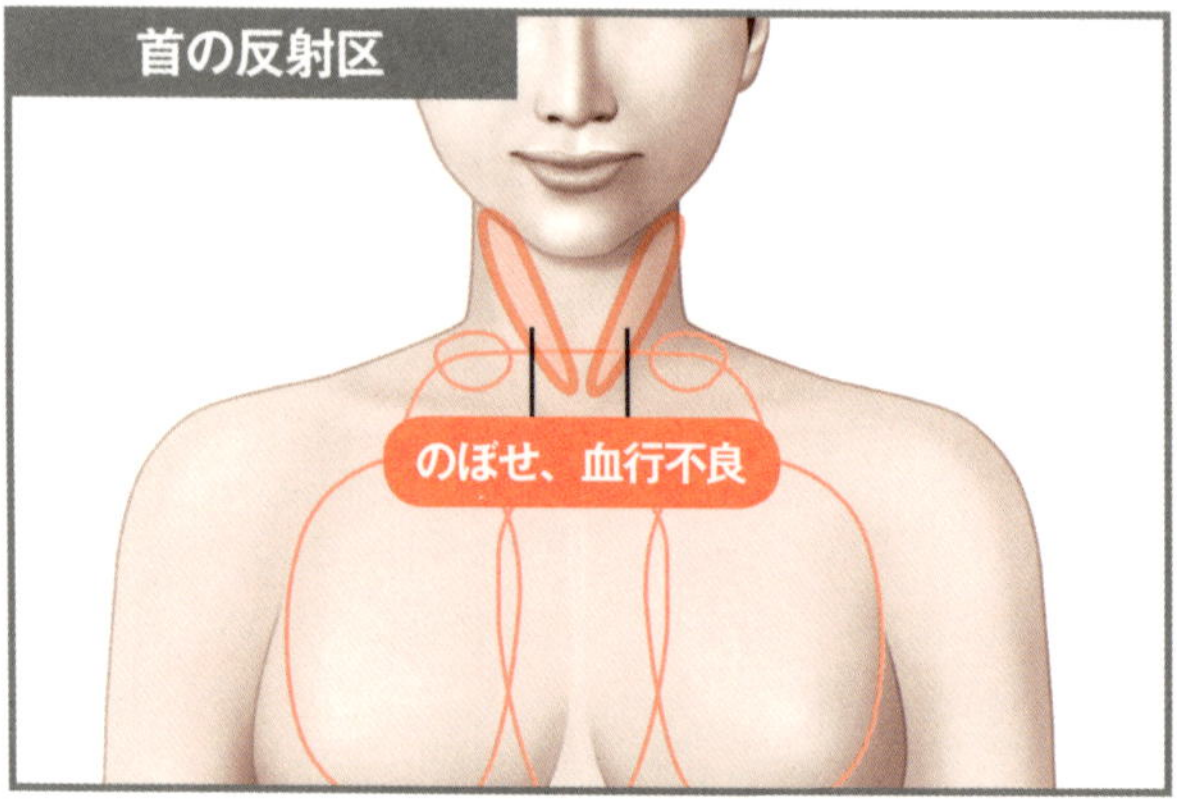

首筋をさすってやさしく刺激を

血行を促進させ、新陳代謝を高めます。首は皮膚が薄いので、手のひらでやさしくさすって、刺激を与えます。

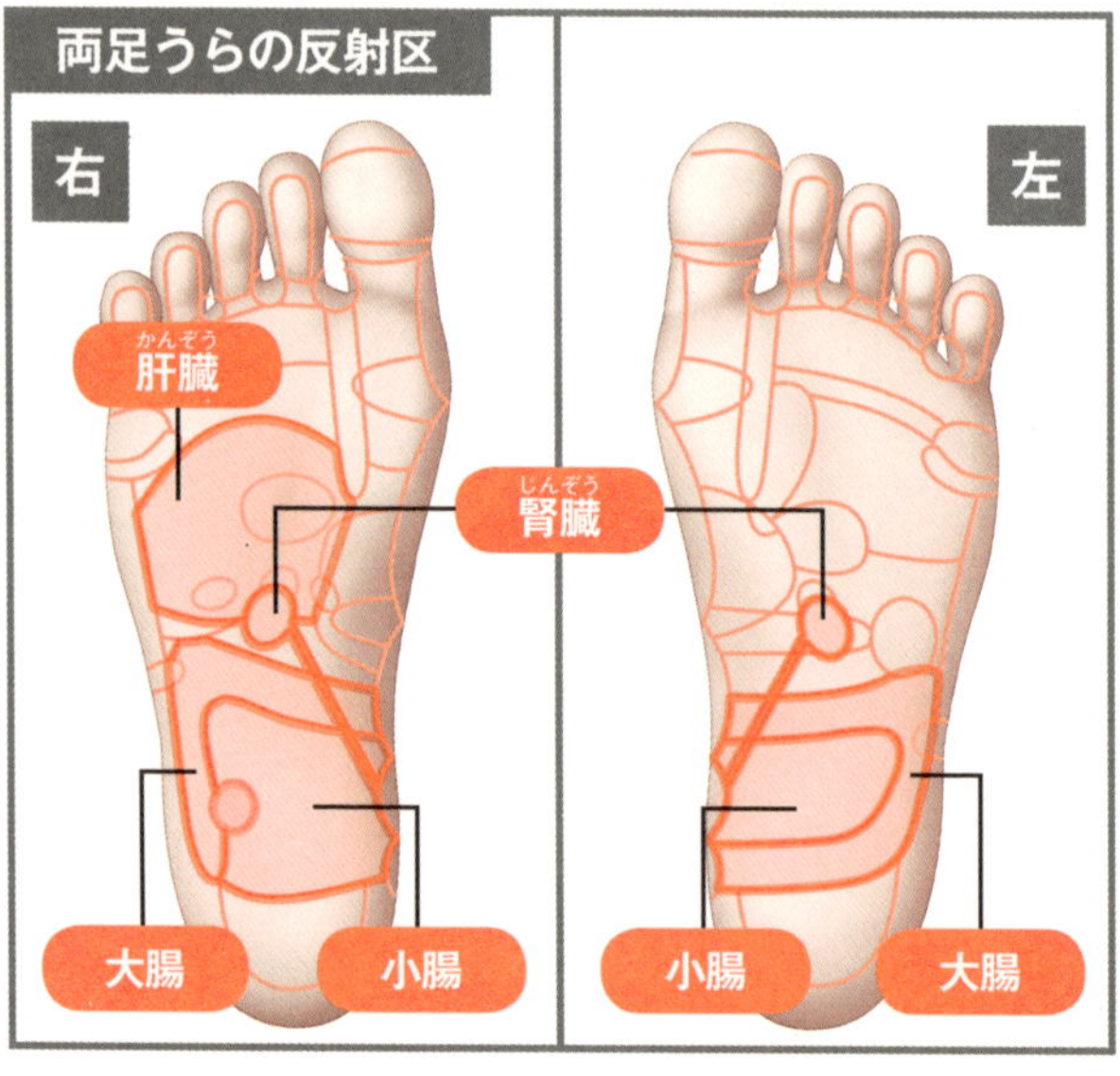

痛すぎない程度に親指で強く押す

足うらの広い範囲が反射区になります。痛すぎない程度に力を入れて、スピーディに親指で押していってください。

肌荒れ

症状
- かゆみがある
- 肌が乾燥する
- 発疹がある

肌が荒れると、肌から潤いがなくなり、かさつき、角質のはがれが起こります。悪化すると、かゆみや発疹も出てきます。これは、皮膚から水分が少なくなったために起こります。

肌は、肺から栄養が送られているため、肺が弱るとそれが肌荒れとなって現れるのです。肺と、肺と関わりの深い大腸の反射区を刺激することで、肌のトラブルを解消します。

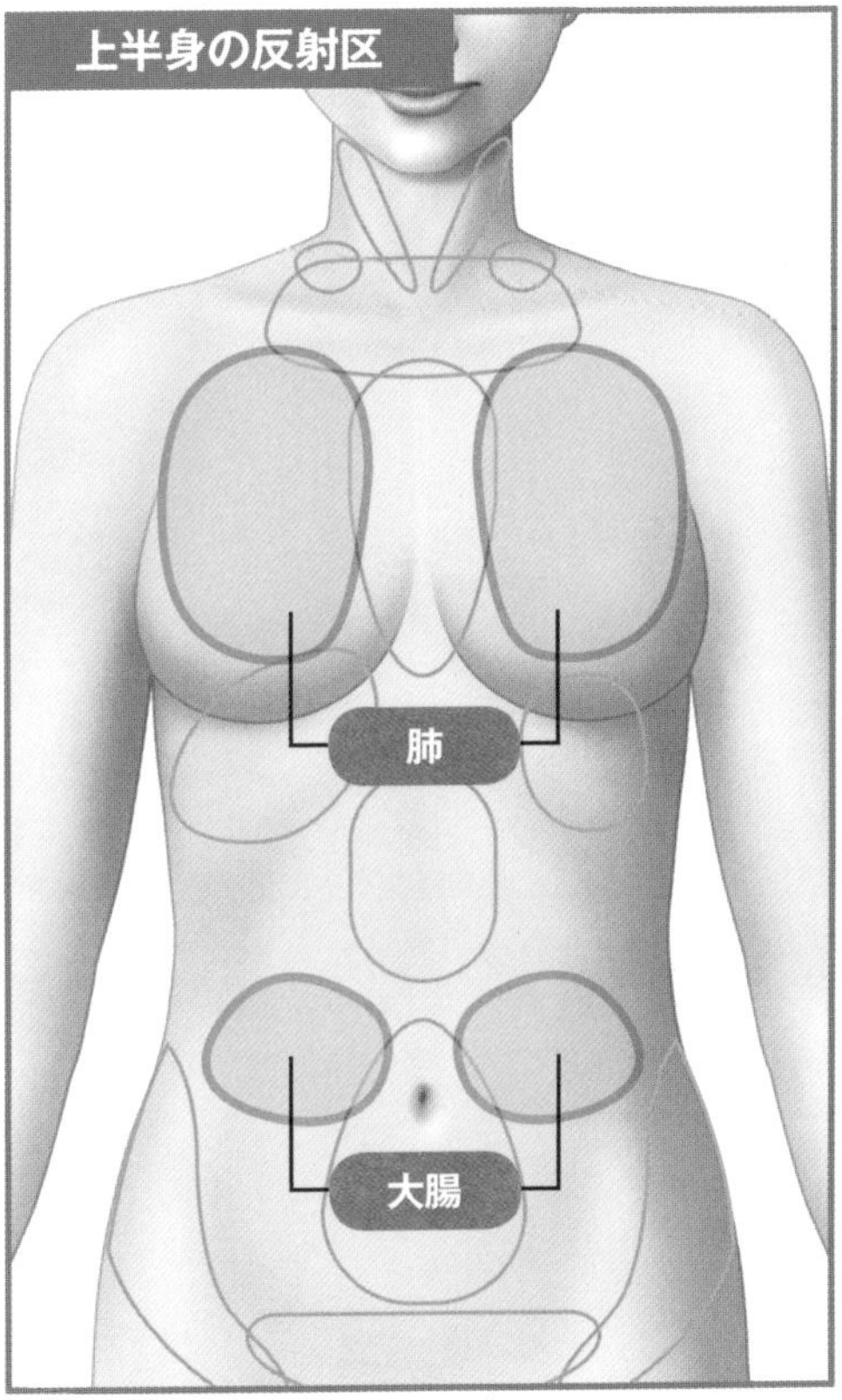

肺と大腸を交互にゆっくりとさする

肺と大腸の反射区を交互にさすって刺激します。弱く押して、あたためるように、ゆっくりとさすってください。

肺のストレッチが効く

猫背などで肺が圧迫されると、肺が弱り、肌荒れの原因となります。調子を整えるには、肺のストレッチが効果的。バスタオルを筒状に丸めて、背中に敷いてあお向けに寝ると、肺の調子がよくなります。慣れないうちは1～2分程度、慣れたら5分程度行います。

肌荒れには焼きバナナ

肌は大腸の影響も受けるため、便秘になると肌荒れになります。胃腸を整えるのにおすすめなのが、焼きバナナ。バナナを皮ごとホイルで包んでオーブンで焼いて、トロトロに溶けた白い実にオリゴ糖をかけて食べます。甘くて食べやすく、腸の調子を整えます。

若返りマッサージ

どんな人でも避けることができない老化。
しかし、反射区マッサージをすることで
さまざまな老化現象を遅らせたり、改善し
いつまでも若々しさを維持することができます。

白《しら》髪《が》

症状

髪に白髪がまじる
髪が抜けやすい

白髪が生える最大の原因は加齢。歳をとることによって、髪の色のもととなる色素が生産されなくなり、髪から色がなくなるのです。

腎《じん》が弱ると、こういった老化現象が早まります。腎をマッサージし、また頭部へ栄養を送るため、首をもんでください。

後頭部の反射区

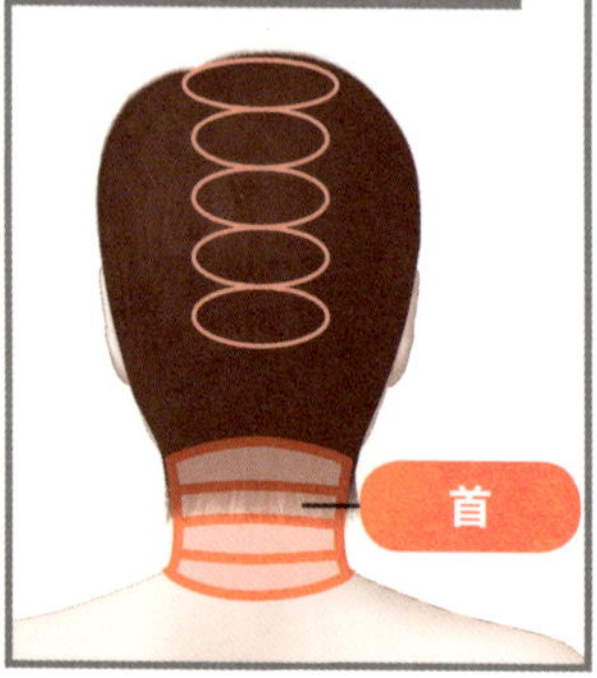

すべての指を使って うなじ全体を押す

うなじ全体を、手の指すべてを使って押していきます。血行がよくなるように、まんべんなく押していきましょう。

首の反射区

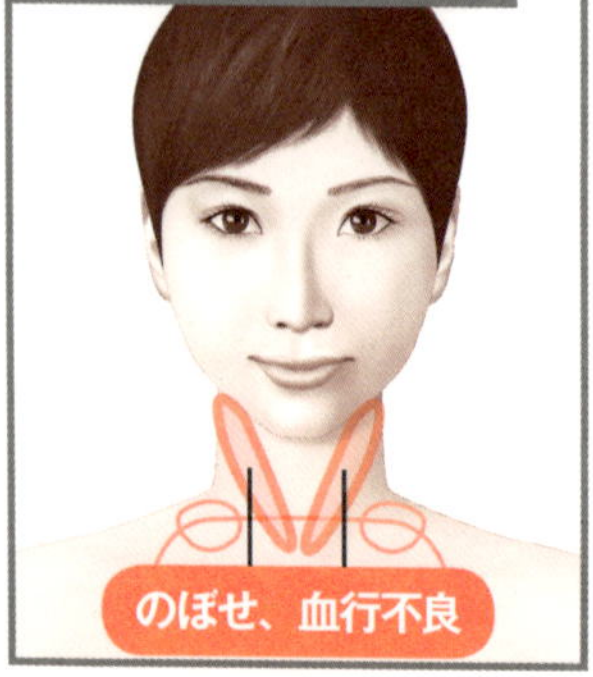

皮膚の薄い首筋は やさしくさすって

首筋の皮膚は薄いので、強い刺激で肌が荒れることがあります。手のひらでやさしく、さすってマッサージします。

腰の反射区

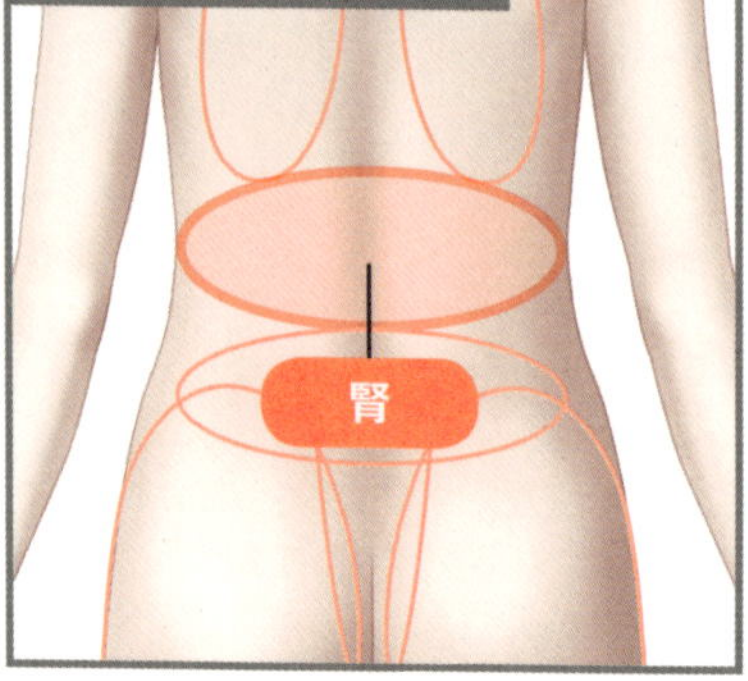

枕をあてる マッサージが効く

腰の腎へのマッサージは、枕をあててあお向けになるのが簡単です。手が届けば、たたく、押す、さするも有効です。

抜け毛

症状

よく毛が抜ける
髪が細くなってきた
頭髪が薄い

歳をとると、髪が薄くなってきます。髪が薄くならなくても、抜け毛の量が増えたり、毛の1本1本が細くなって、頭髪の危機を感じることがあります。

髪が抜けるのは、老化で毛根が弱るため。また、ホルモンバランスが崩れても、抜け毛が増えます。

反射区のマッサージで頭部の血行をよくし、ホルモンバランスを整えて、抜け毛を減らしていきます。

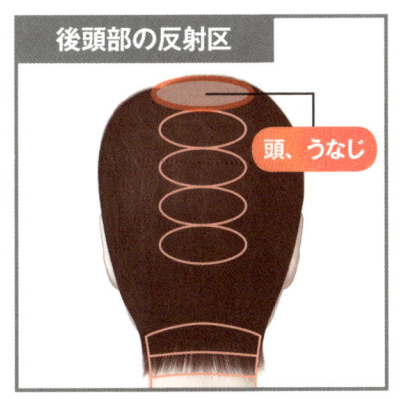

反射区を軽く指でたたいて刺激する

マッサージの刺激によって、頭部の血行を促進させます。頭の頂点にある反射区を指先で軽くたたいて刺激します。

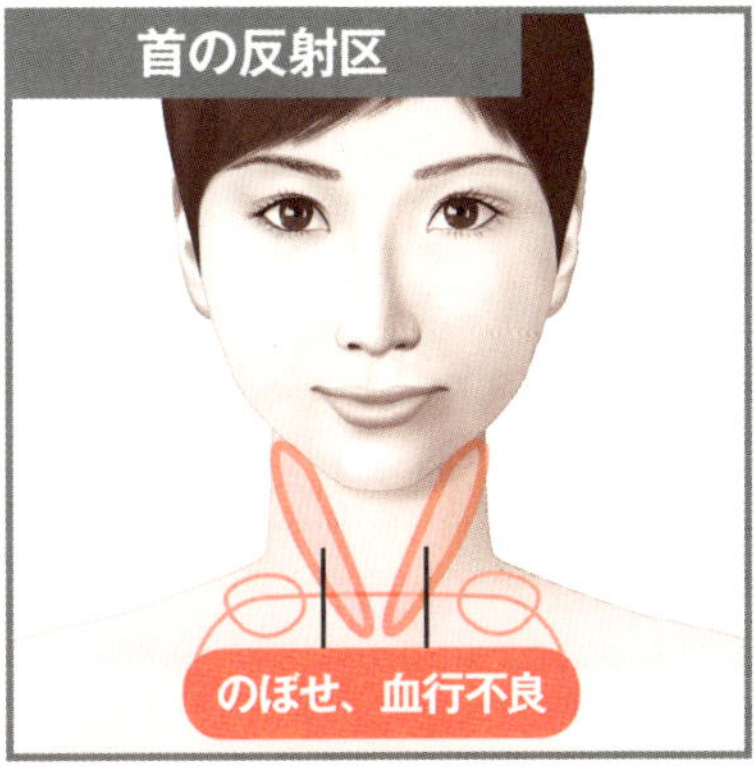

強すぎる刺激は避けて手のひらでさする

首筋はやさしく、手のひらでさすります。強すぎる刺激は、肌荒れを起こしたり、筋を痛める原因になります。

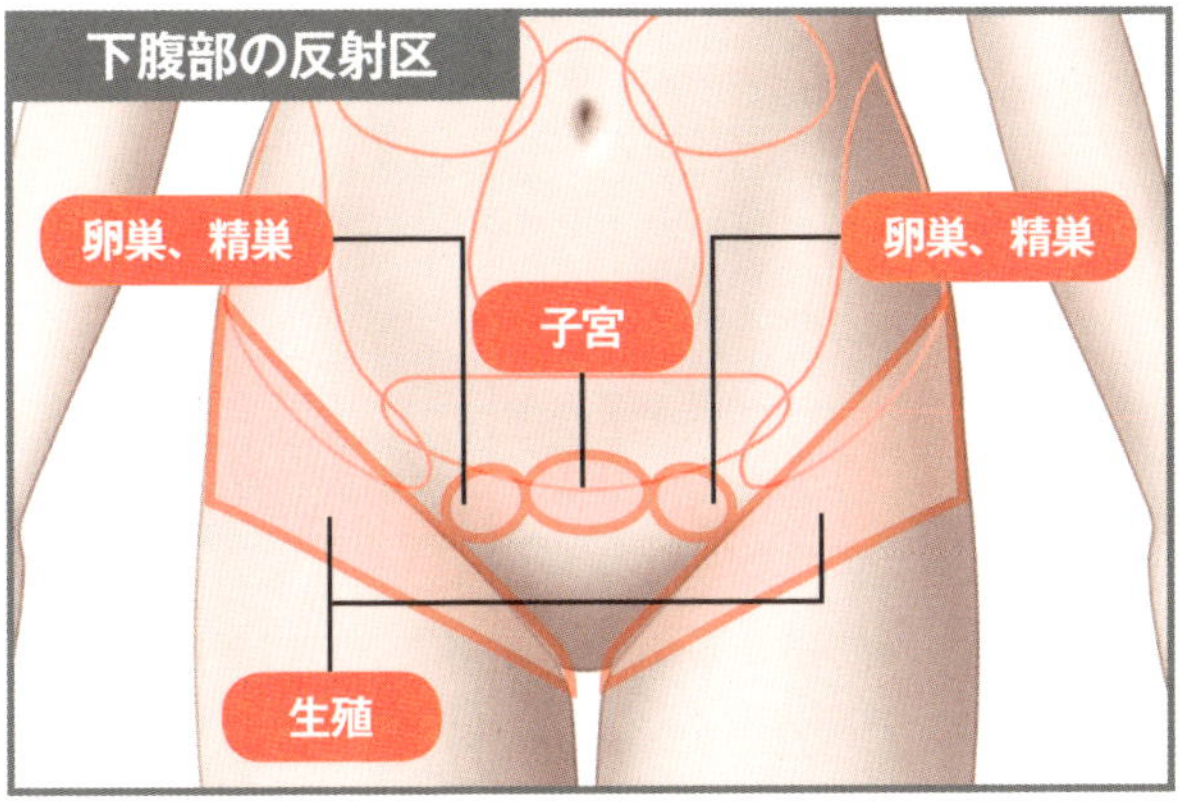

デリケートな部分は軽く押すか、さする

生殖関連の反射区を刺激してホルモンバランスを整えます。デリケートな部分なので、軽く押すか、さすってください。

老眼

症状

近くのものが見えにくい
目がかすむ
目が疲れやすい

だいたい40歳ごろから、近くのものが見えにくくなる老眼の症状が出てきます。これは、加齢によって目のピントをあわせる機能が弱まるためで、歳をとるごとに老眼の症状が進行していきます。

老眼の進行を遅らせ、見えやすくするため、目の反射区を集中して刺激します。長い期間マッサージを続けて、症状を緩和させていきましょう。

側頭部の反射区

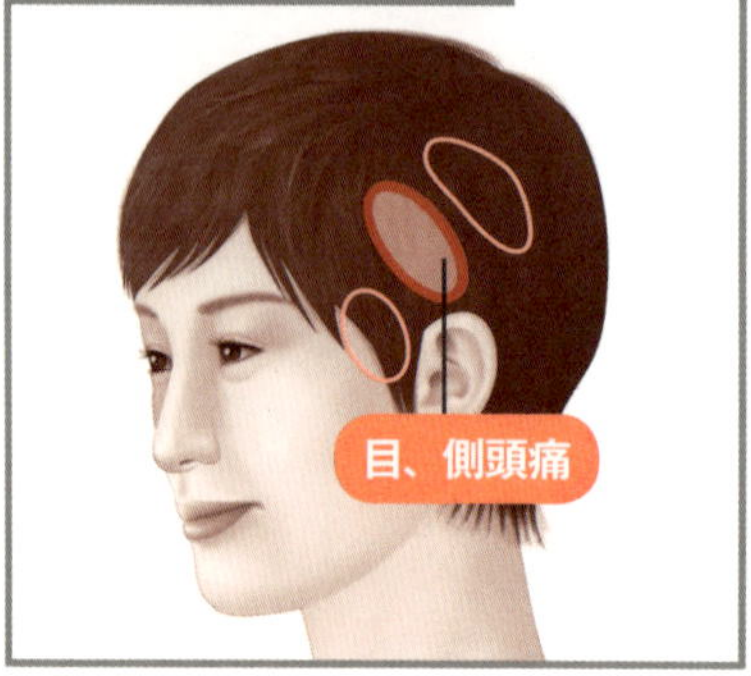

指でぐりぐりとさすって刺激する

耳の少し上あたりが反射区になっています。指で押して、ぐりぐりとさすって刺激を与えてください。

後頭部の反射区

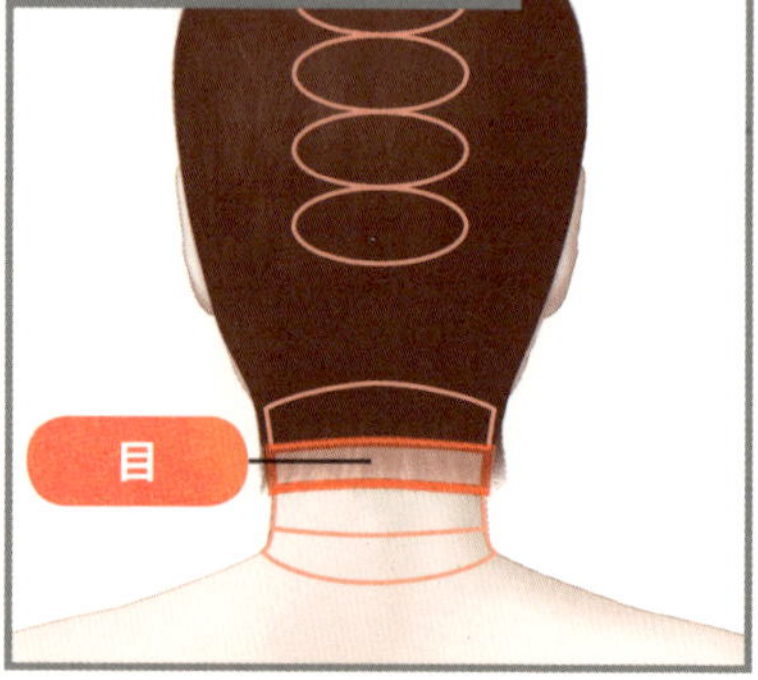

うなじの真ん中を指先で押してマッサージ

うなじの真ん中のあたりが反射区になっています。指の先でやや強めの力で、3分ほど押してマッサージしてください。

両足うらの反射区

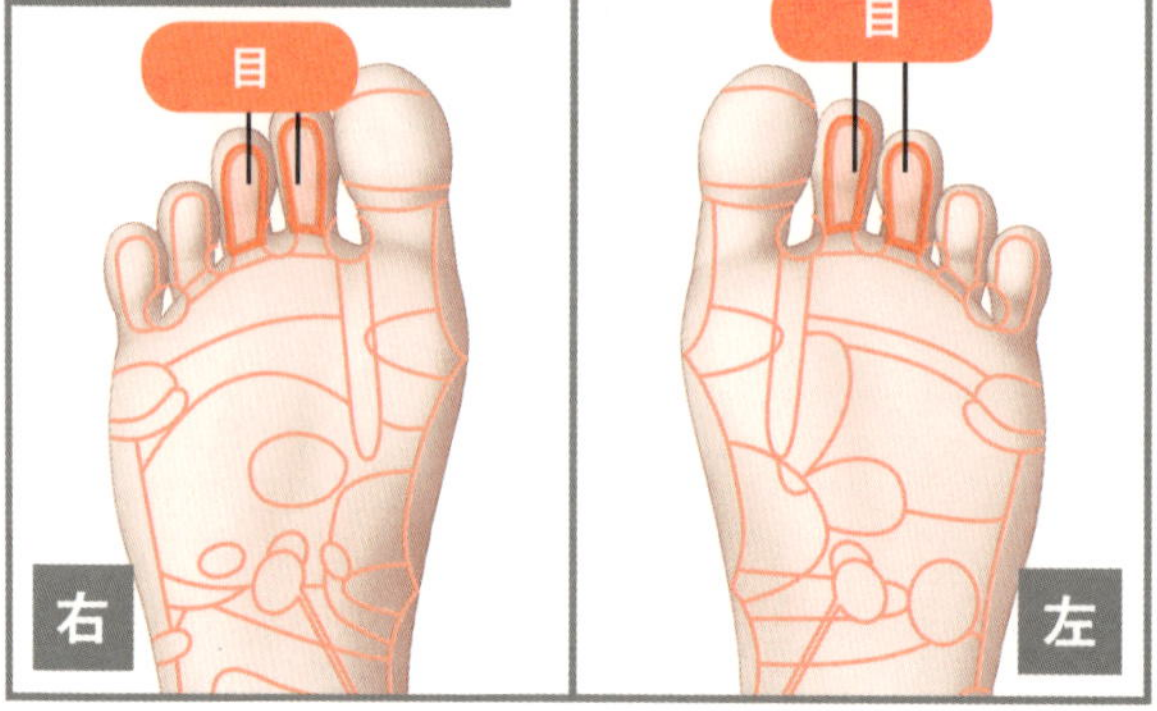

足の指をつまみ、もんでマッサージ

足の第2趾《し》と第3趾を、それぞれ指でつまんで、もみながら刺激します。靴下の上からマッサージしても大丈夫です。

歯の老化

症状

歯ぐきがやせてきた
歯周病になった
歯がグラグラする

食事ができなくなるため、動物にとって、歯が抜けるのは、命に関わることです。人間も同じで、歯が抜けると、生命力や大脳の働きが低下する傾向があります。

歳をとると歯が抜けるのは、虫歯や歯周病の影響で歯ぐきが弱ってやせてしまうためです。これを防ぐため、歯ぐきや粘膜と関わりの強い脾《ひ》と歯を強くする腎《じん》を刺激して、歯を抜けにくくしましょう。

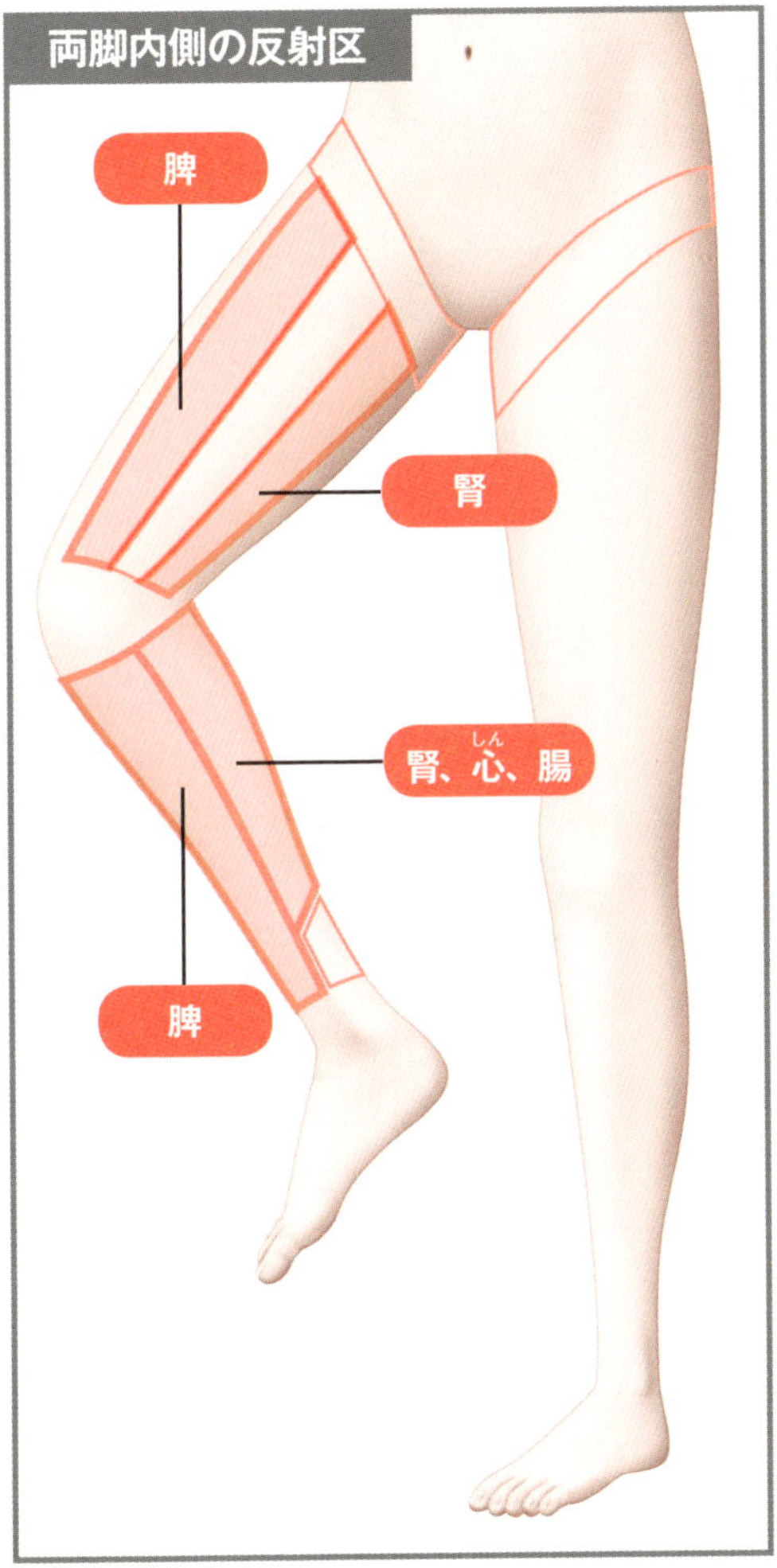

広い反射区は手のひらで押しながらさする

反射区が広いので、手のひらで押しながらさすっていきましょう。もんで変化をつけるのも気持ちがいいのでおすすめです。

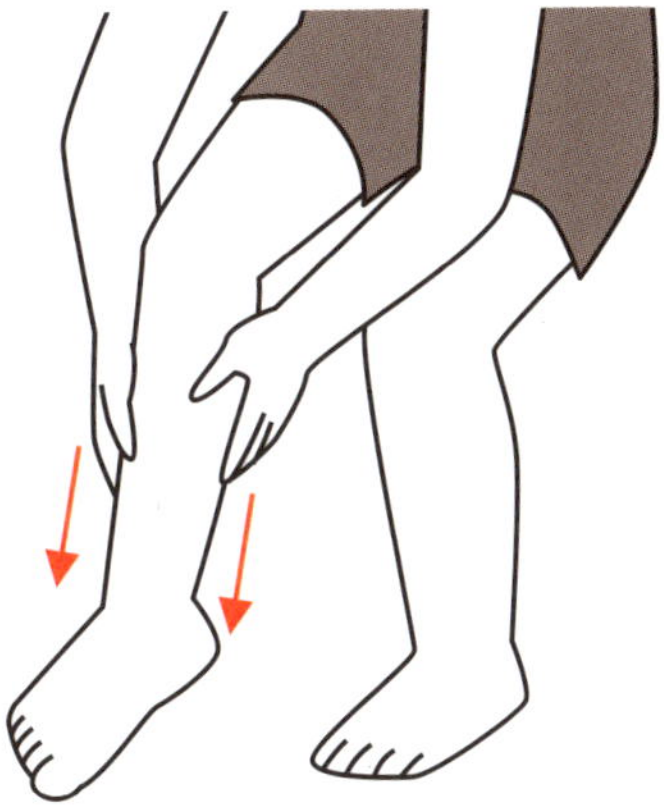

ふくらはぎを押しながら何度もさすって、腎と脾の反射区をマッサージします。

頻尿《ひんにょう》・残尿感

症状

おしっこの回数が多い
排尿後に違和感がある
おしっこの切れが悪い

頻尿や残尿感は、老化によって起こることが多い症状です。下半身の筋肉の衰えや泌尿器の疾患が主な原因です。

また、男性の場合は、肥大した前立腺が膀胱《ぼうこう》や尿管を圧迫して、頻尿や残尿感が起こります。

刺激する反射区もそれにあわせて、腎《じん》、膀胱、尿管となります。男性の場合は、前立腺への刺激も行いましょう。

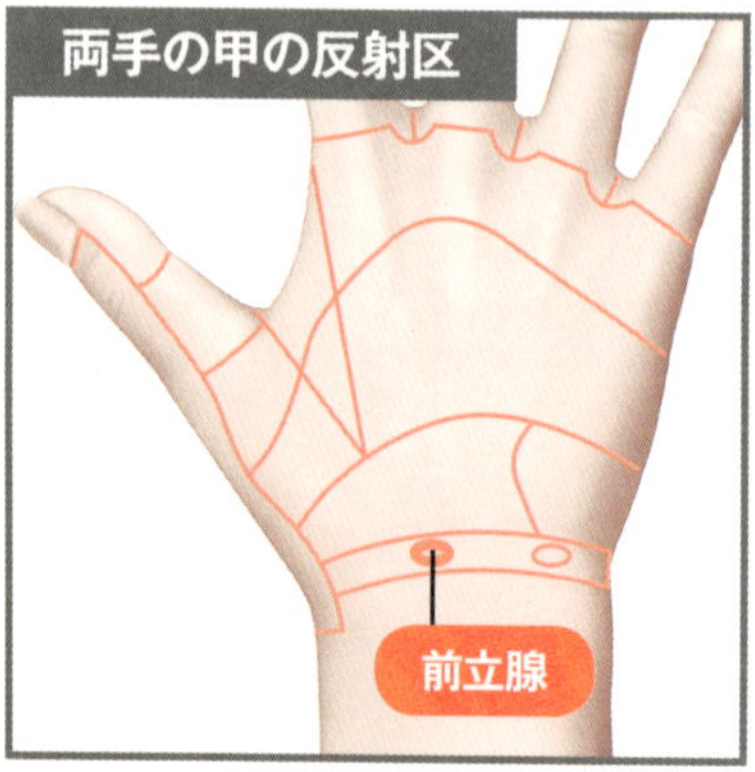

男性だけ手首を指でさすってマッサージ

手首の上にある反射区です。指でさすったり、つまんだりしてマッサージしましょう。女性は行う必要はありません。

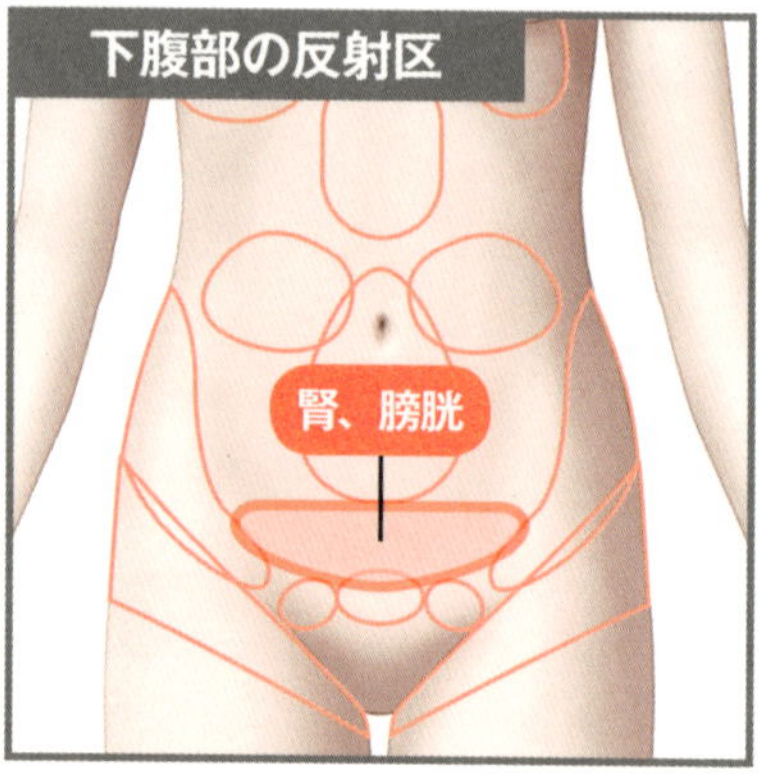

刺激するときは軽く押す程度に

ちょうど膀胱の上あたりにある反射区です。強い刺激は、内臓に悪影響があるので、軽く押す程度にしてください。

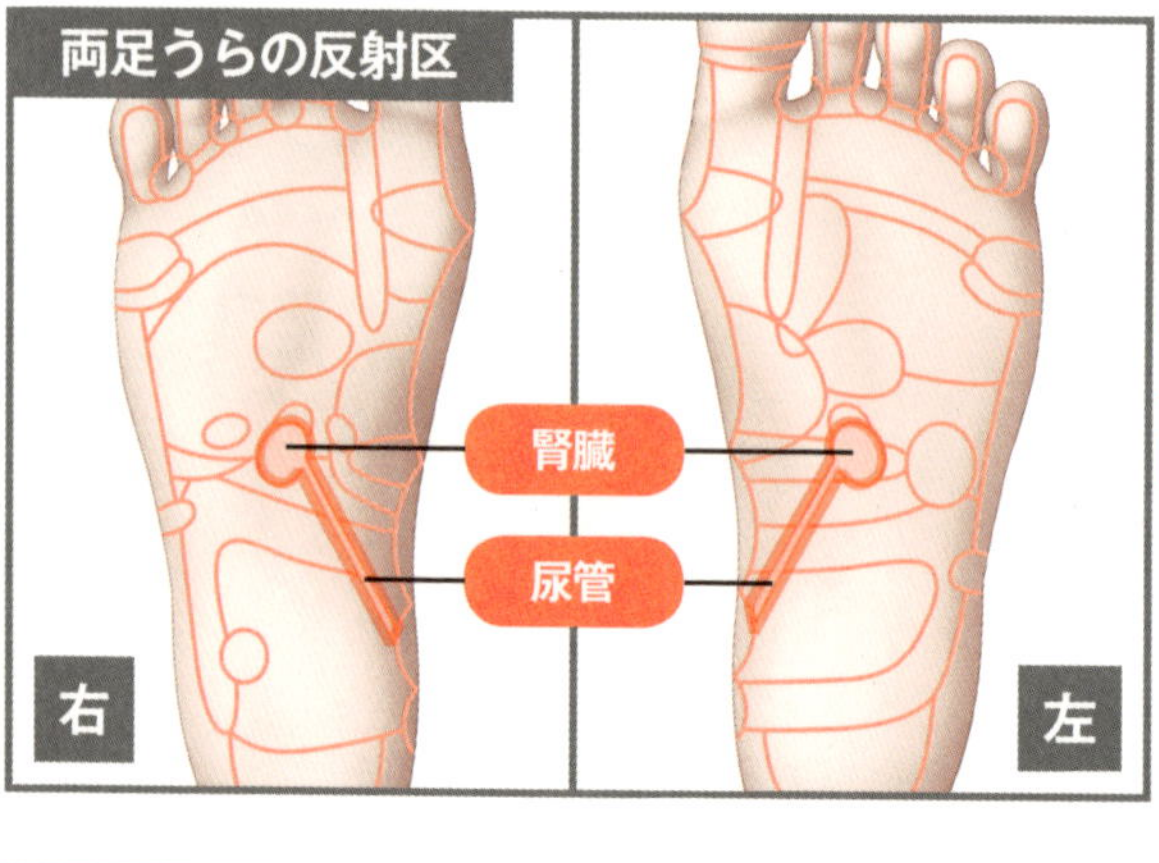

腎臓を強く押してそのまま尿管をなぞる

腎臓を強く押して、そのまま尿管の反射区をなぞるように刺激します。押すときは、痛すぎないように気をつけてください。

五十肩

五十肩

症状
腕が上がらない
肩に痛みがある
肩が動かしにくい

突然、肩に痛みがあり、そのために腕が上がらない、肩を動かせない、という症状を五十肩といいます。基本的に原因は不明です。

五十肩と呼ばれてはいますが、40代でも発症することが多くあり、四十肩とも呼ばれます。

胸にある肺と、腕の大腸の反射区は、肩の筋肉をほぐす働きがあります。症状が軽ければ、腕をほぐすだけで楽になります。

両足外側の反射区

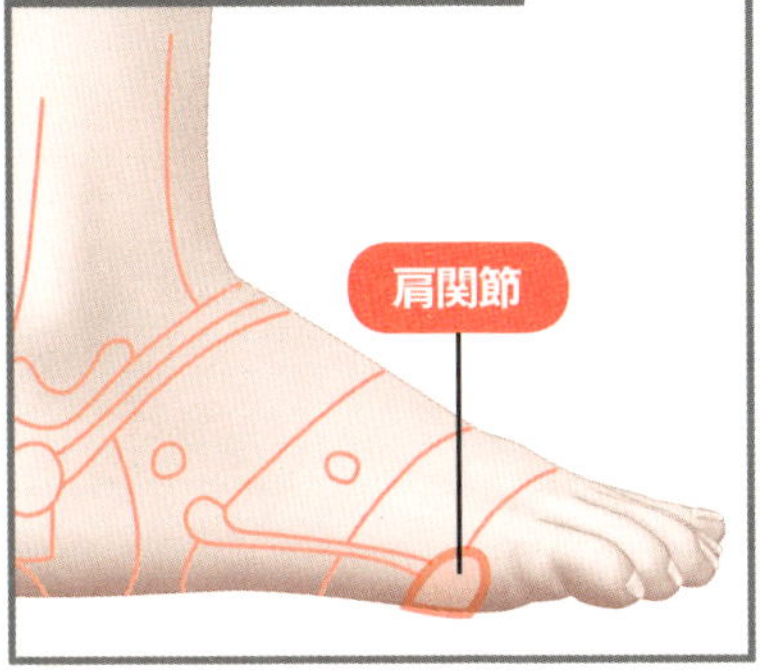

反射区の骨に注意して弱い力で押す

足の第5趾のつけ根のあたりが反射区です。すぐ下に骨があるので、弱い力で押したり、つまんだりして、刺激します。

上半身の反射区

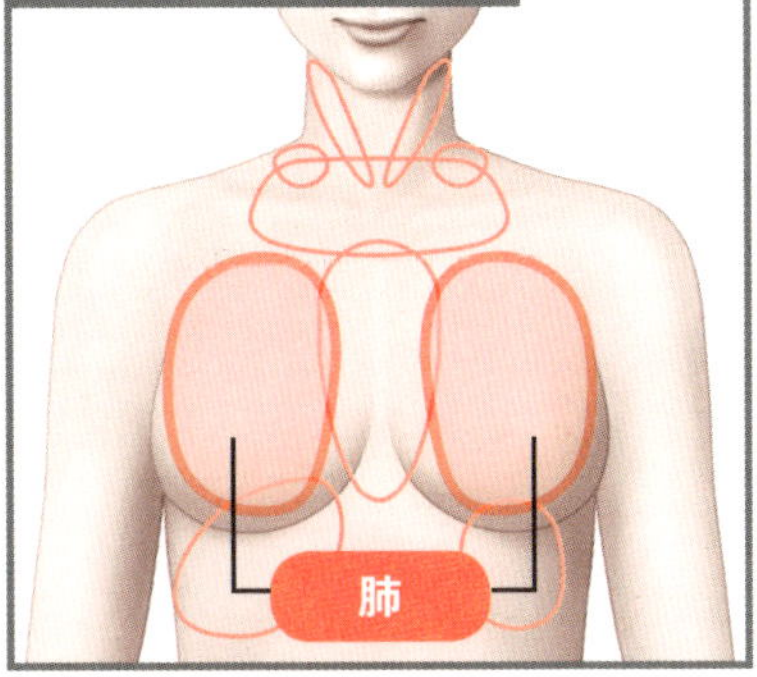

手のひらでさすって全体に刺激を与える

胸の肺の反射区は、肩の筋肉の緊張をほぐします。反射区全体を手のひらでやさしくさすって、反射区に刺激を与えます。

両腕外側の反射区

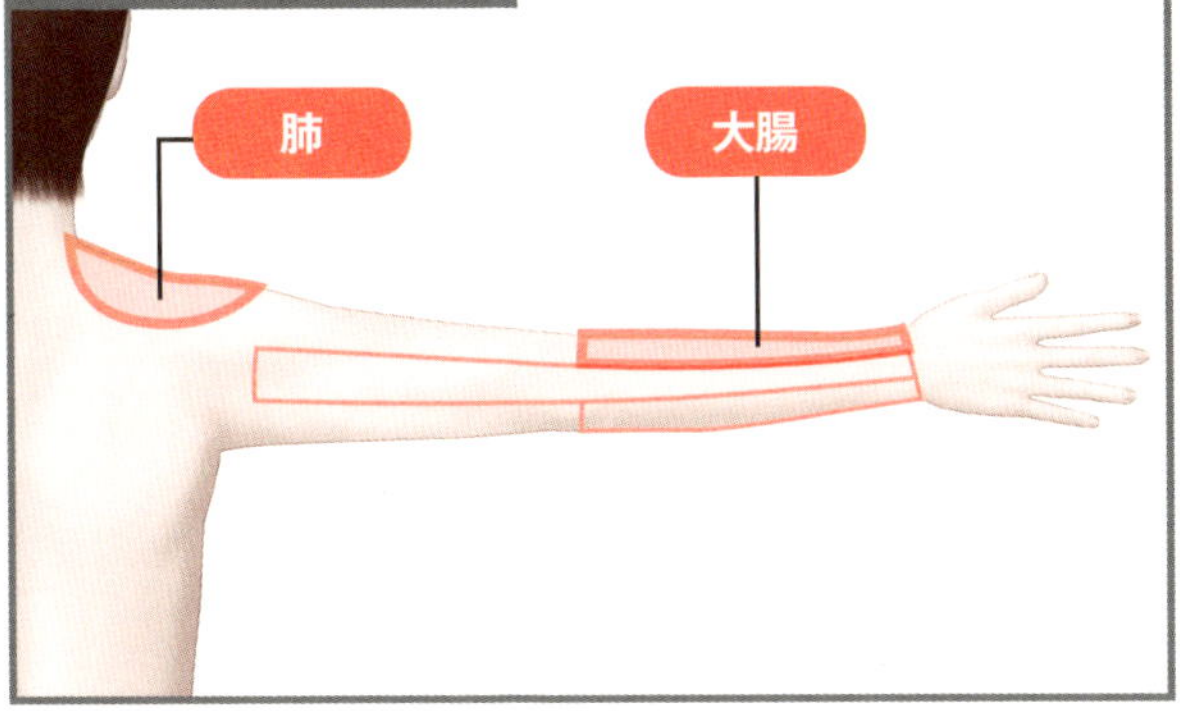

肩と腕の反射区をもみほぐす

腕と肩をもみほぐしてマッサージします。腕の大腸の反射区は、肩とつながっており、もむと肩の筋肉がほぐれます。

エステマッサージ

肌や脚、腕を引き締める反射区マッサージでまるでエステサロンに通ったかのような美しい体をめざしましょう。
もっときれいになりたい人のマッサージです。

やせやすい体にする

症状

ダイエットの効果がない
きれいにやせたい
なかなかやせない

いろいろなダイエット法を試したのに、あまり効果が得られない……そういう人は、体の代謝が悪いのかもしれません。ダイエットする前に、反射区マッサージで血行をよくして代謝を上げ、やせやすい体づくりをするといいでしょう。

上半身の反射区

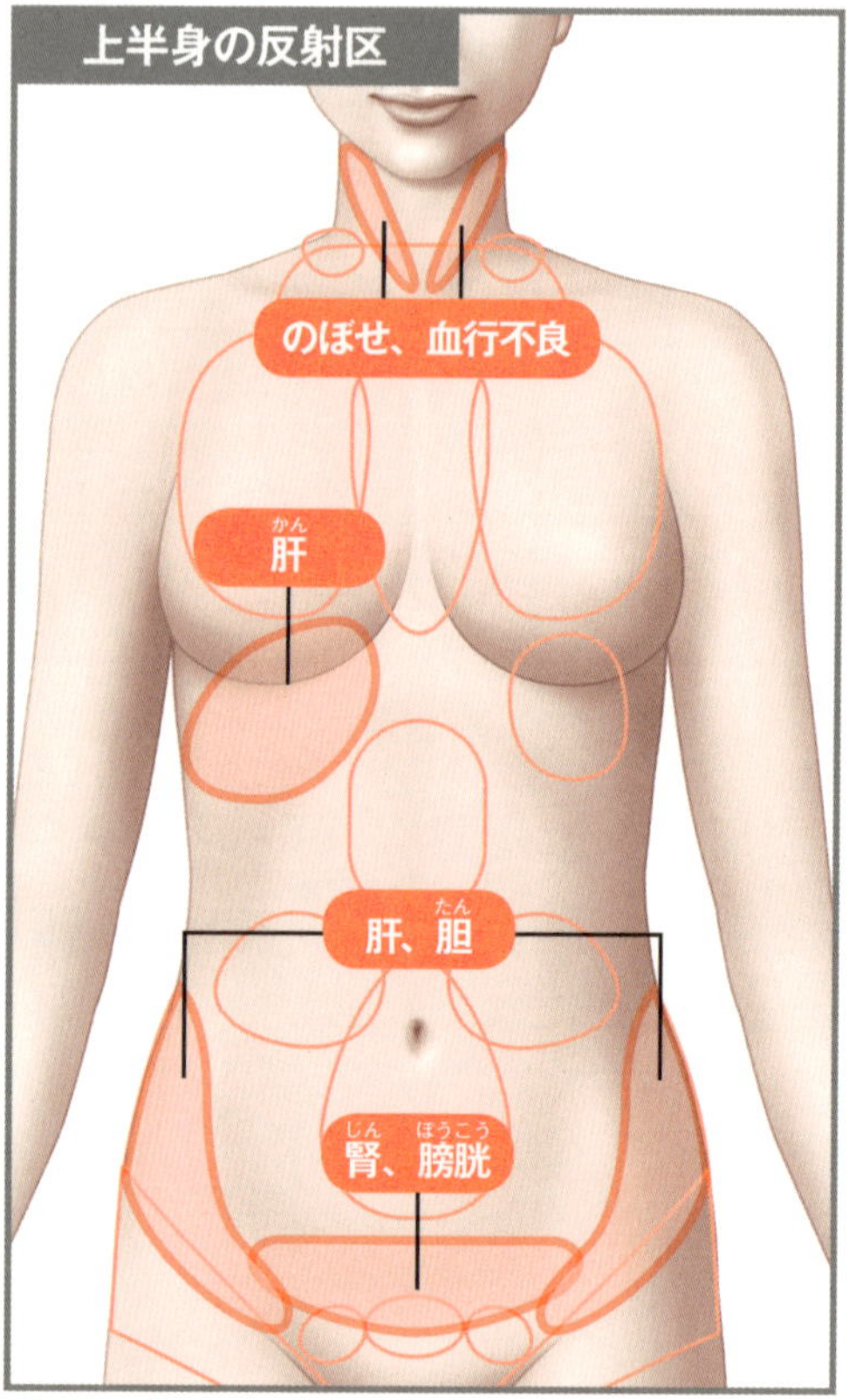

手のひらでさすって あたためる

全体的に皮膚のやわらかい部分が多いので、手のひらでさすってあたためましょう。わき腹はつまんでもんでもOKです。

肌を引き締める

症状

肌にたるみがある
肌が荒れている
きめ細かい肌にしたい

肌は生活習慣や年齢の影響をもっとも受けやすい場所の1つ。油断すると、すぐにたるんだり、荒れてきます。

引き締まった肌にするには、膵《すい》や脾《ひ》の反射区へのマッサージが特に有効です。脾と膵は筋肉と関係が強く、刺激を与えると肌に張りが出てきます。さらに、腎《じん》を刺激することで、老廃物を排泄し、肌をより美しくします。

両脚内側の反射区

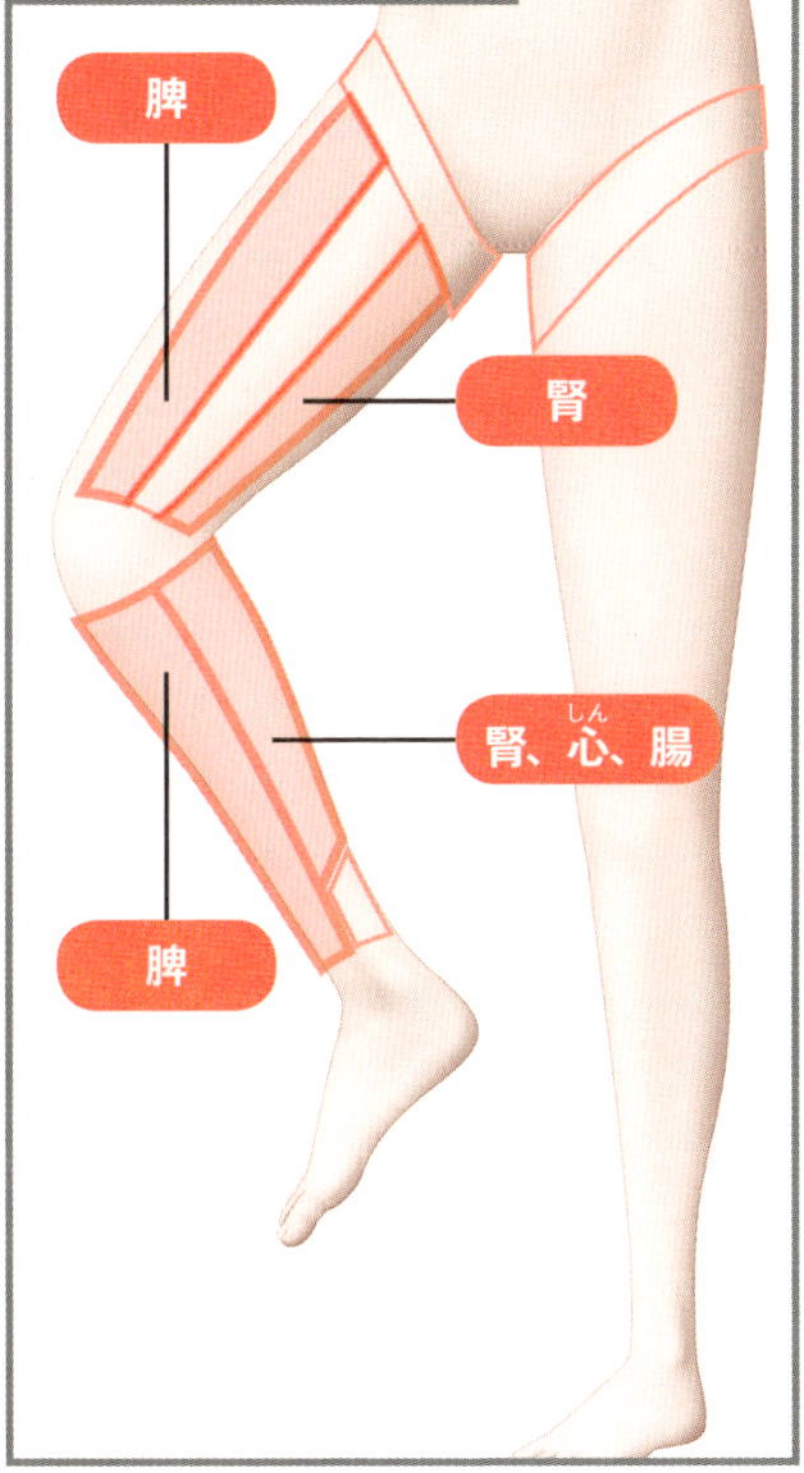

反射区全体を念入りにもみほぐす

反射区の範囲が広いので、念入りにもみほぐしてマッサージします。骨のある部分は強く押さないよう注意。

上半身の反射区

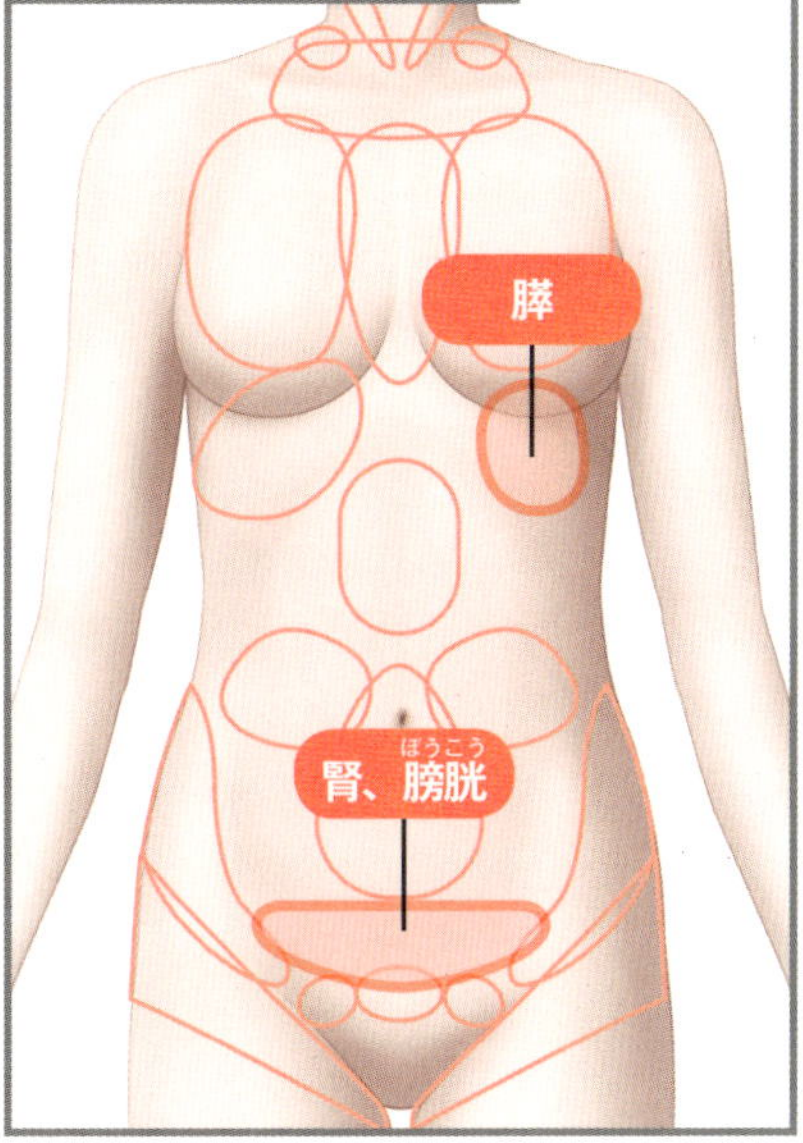

強く押さずにさすってマッサージ

反射区を手のひらでさすって、マッサージします。お腹には内臓があるため、強く押すと調子を悪くすることがあります。

お腹をへこませる

症状

お腹だけ脂肪がついた
ウエストが太い
お腹だけ出ている

体重は重くないのに、お腹だけぽっこりと出てはいませんか？ これは基礎代謝が低下し、筋力が衰えたため、脂肪のつきやすいお腹まわりだけ太ってしまったのです。

脂肪を減らすため、血行を促進させて基礎代謝を上げます。また、脂肪を分解する大腸と胆《たん》の反射区を刺激しましょう。むくみをとることで、さらにすっきりします。

腰の反射区

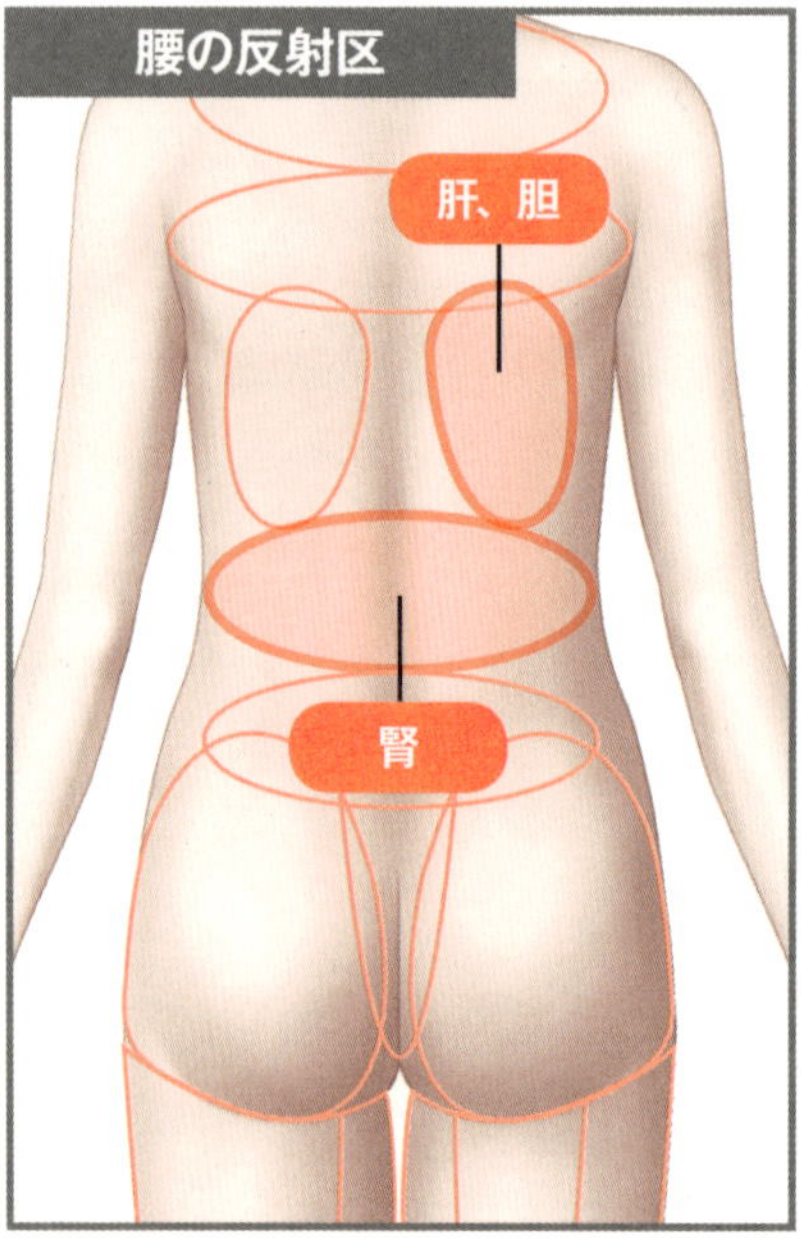

手が届かないときは道具を使って刺激

腰や背中はマッサージしにくい場所です。手が届かないときは、マッサージ器具やものをあてて刺激しましょう。

お腹の反射区

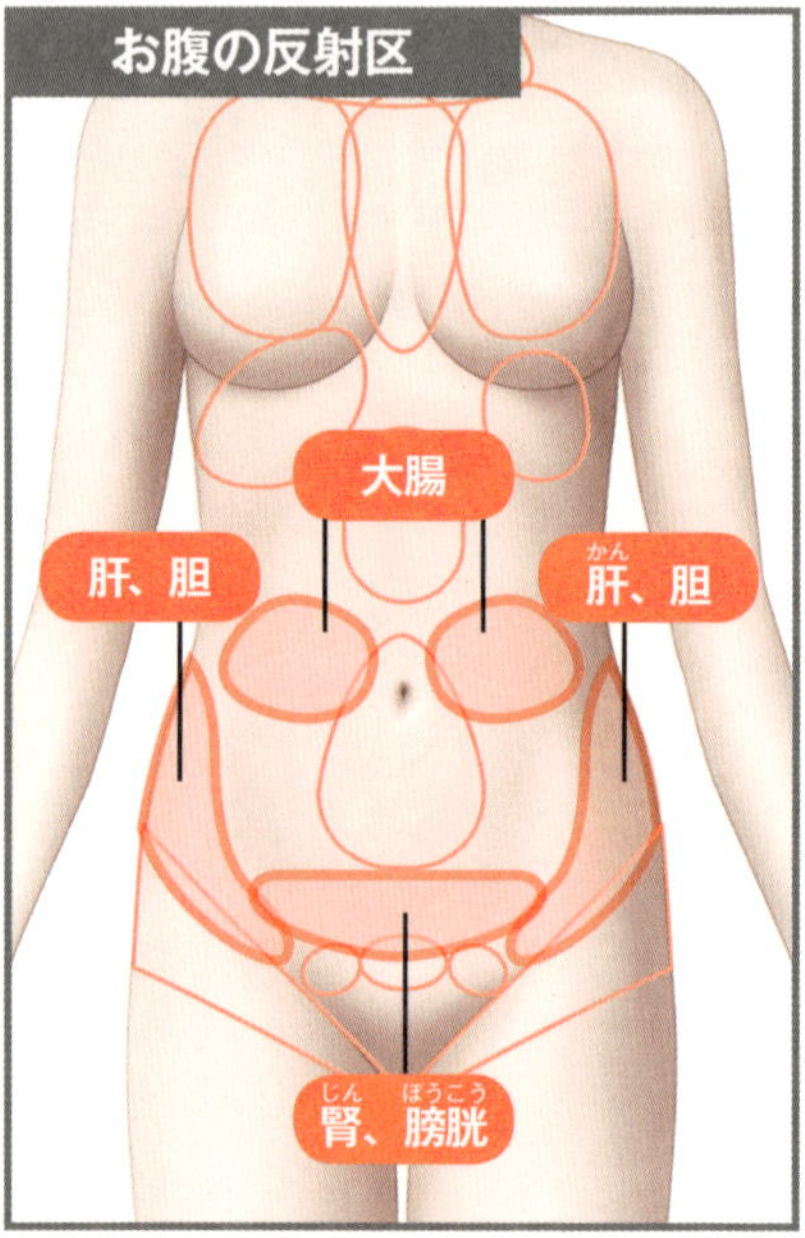

さすっても、つまんでもみほぐしてもOK

基本的にさすって反射区を刺激しますが、肉に余裕があってつまめるようなら、つまんでもみほぐすのも効果的です。

脚を引き締める

症状

脚がむくんでいる
脚が太い
脚の肌がたるむ

すらっと伸びた美しい脚になるには、反射区マッサージが最適。むくみや脚の肌のたるみも、もむだけで解消します。

マッサージをするには、最初に脚のつけ根にある生殖の反射区をマッサージして、リンパを流れやすくします。あとは気になるところをもむだけ。さらに脾《ひ》（膵《すい》）への刺激が、肌のたるみをとり、すっきりとした脚にします。

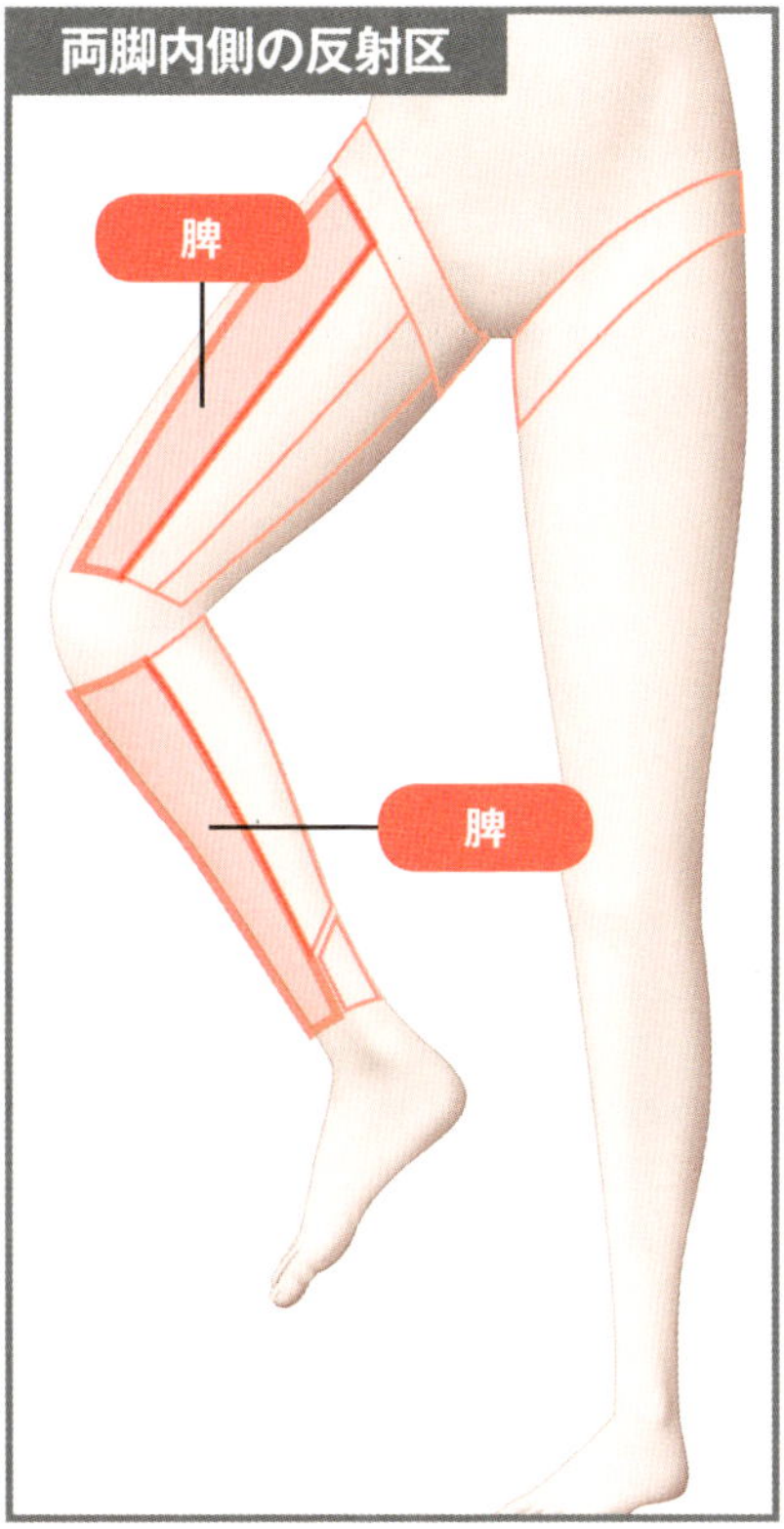

脚の気になるところを集中してもみほぐす

脚の気になるところをもみほぐします。肌のたるみが気になる場合は、脾の反射区を刺激すると張りが出てきます。

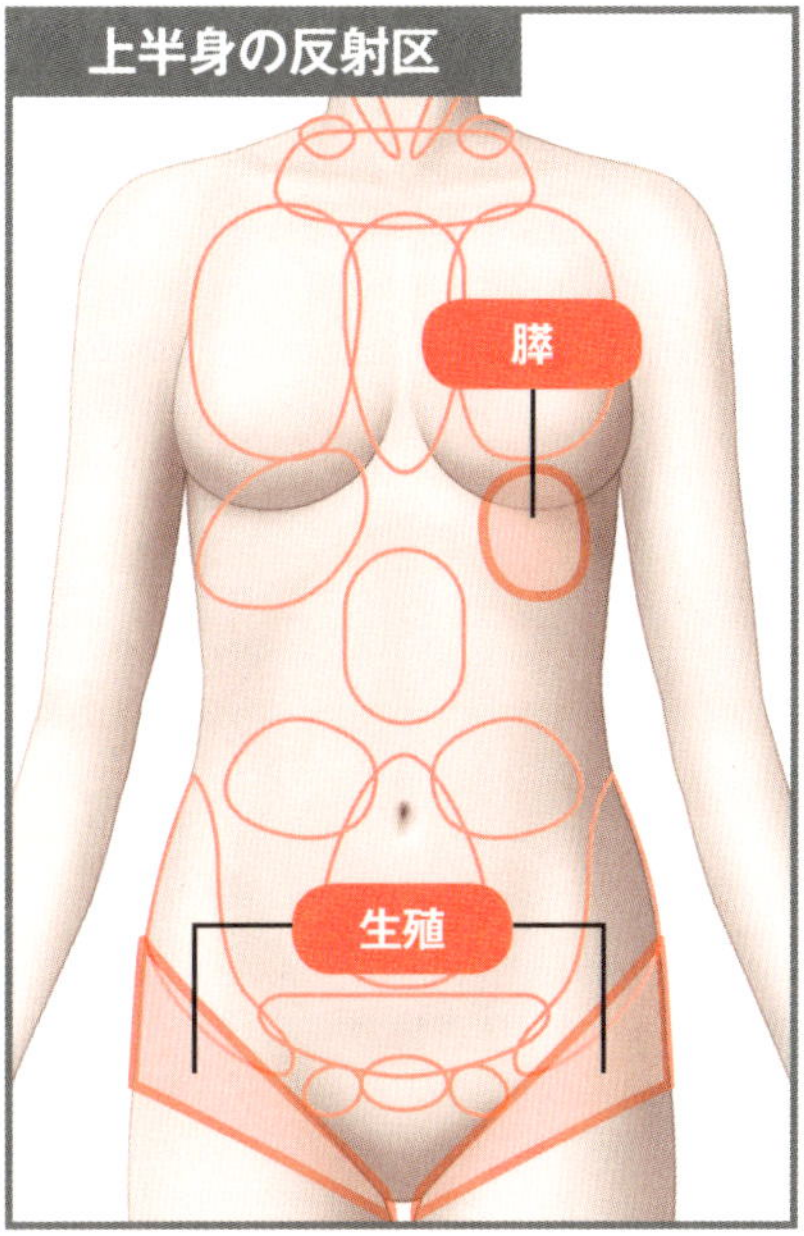

マッサージの最初は脚のつけ根から

マッサージをはじめるときは、最初に脚のつけ根をさすって、リンパの流れをよくしてください。

腕を引き締める

症状

二の腕の肉が気になる
腕に脂肪が多い
腕が太い

腕でもっとも気になる部分といえば、二の腕。脂肪や肌のたるみで、ぷよぷよとしている人も少なくないのでは?

腕のたるみをとるには、まず最初に、わきの下を3分ほどマッサージして、リンパの流れをよくします。あとは気になる部分をもんでいくだけです。消化器の反射区は、膵《すい》や脾《ひ》と同じ効果があるので、マッサージをすると、肌に張りが出ます。

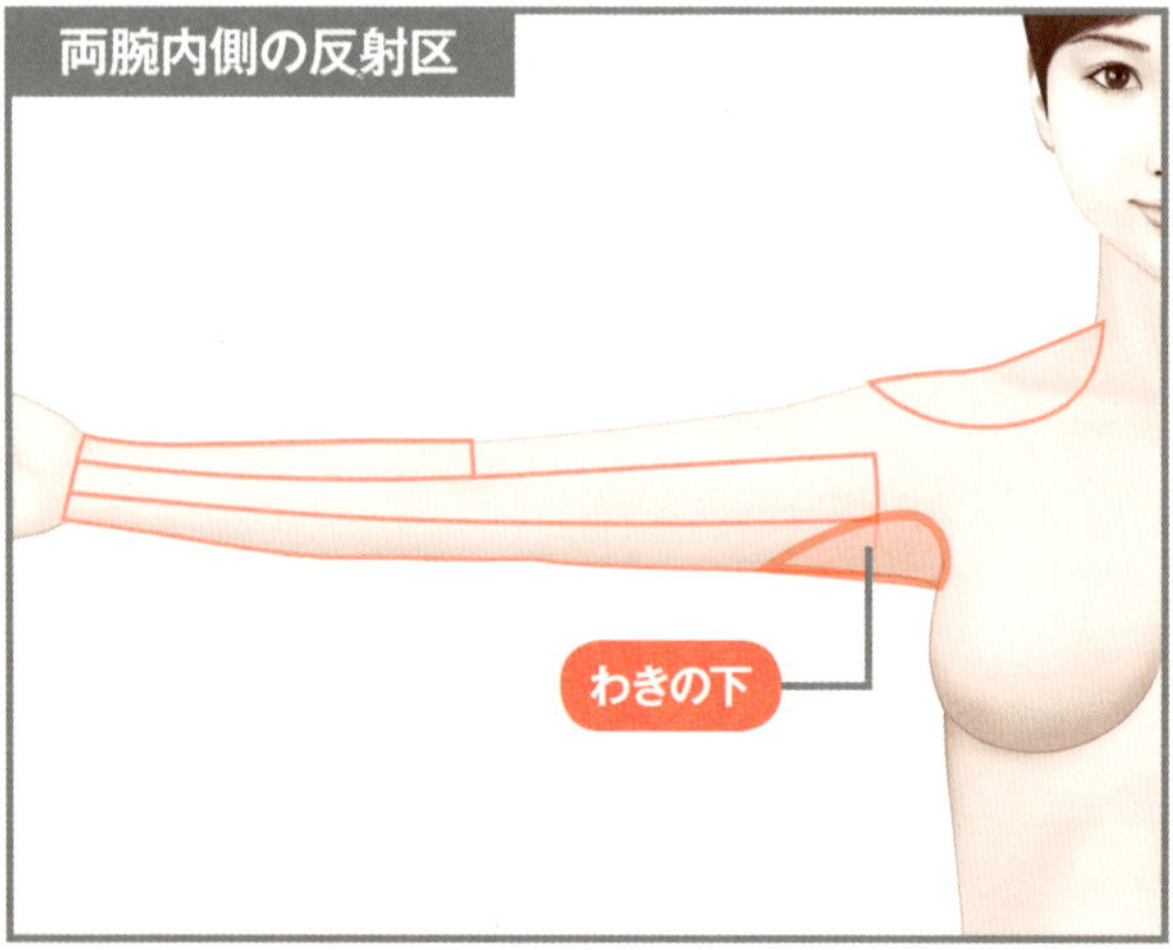

マッサージをする前にわきの下をもみほぐす

腕のマッサージをする前に、わきの下を指でつまんで、3分ほどもみほぐします。そうすることで、腕がやせやすくなります。

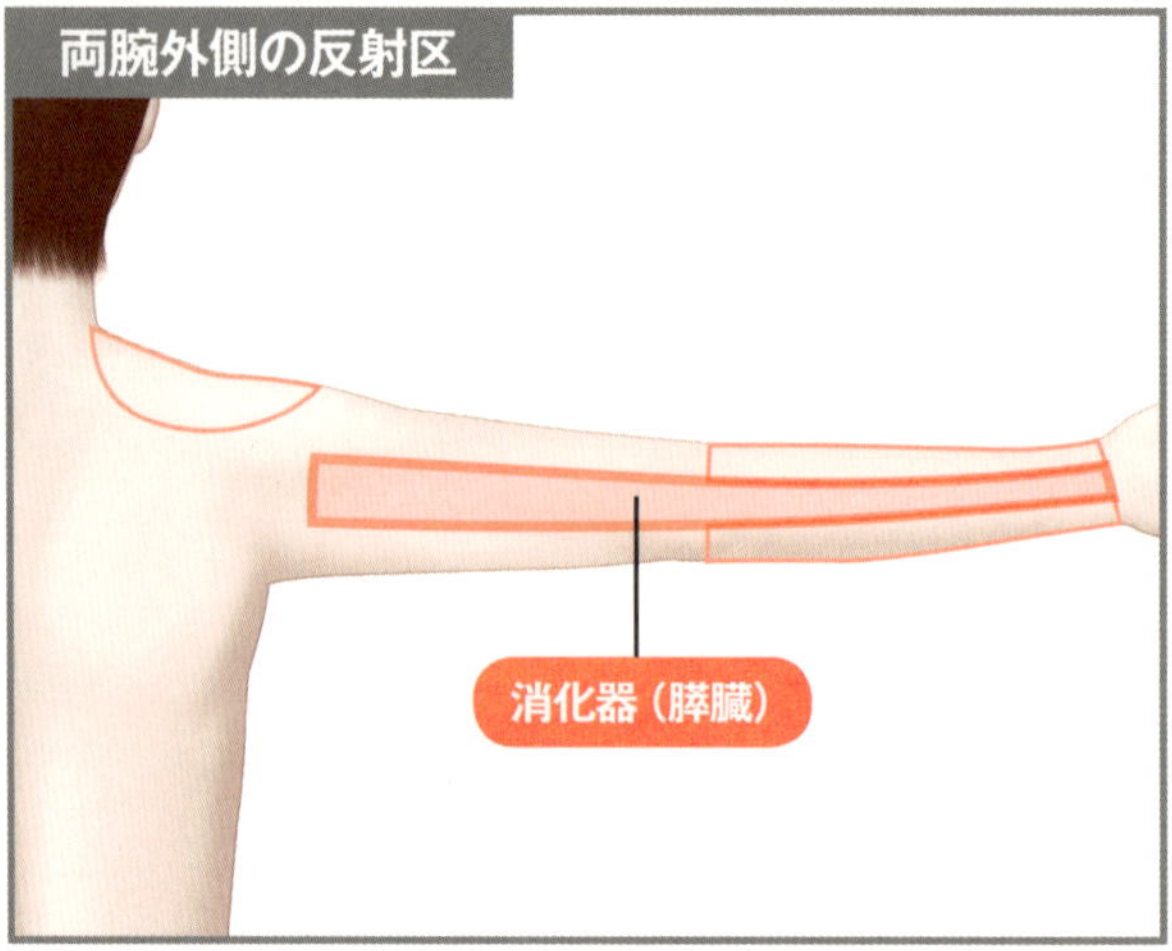

張りが気になったら消化器の反射区を刺激

腕の気になる部分をもんでマッサージします。肌の張りが気になったら、消化器の反射区を集中して刺激しましょう。

姿勢をきれいにする

症状

猫背になっている
姿勢が悪い
腰が曲がっている

努力を重ねて手に入れた美しい体も、姿勢が悪かったら台なしです。背筋の伸びた、美しい姿勢で立ち振る舞いができるようになりましょう。

お腹の中にあるインナーマッスルの腸腰筋《ちょうようきん》を鍛えることで、背筋が伸び、美しい姿勢を保つことができます。さらに、腰にある腎《じん》を刺激すると、腰が伸び、腰の骨も曲がりにくくなります。

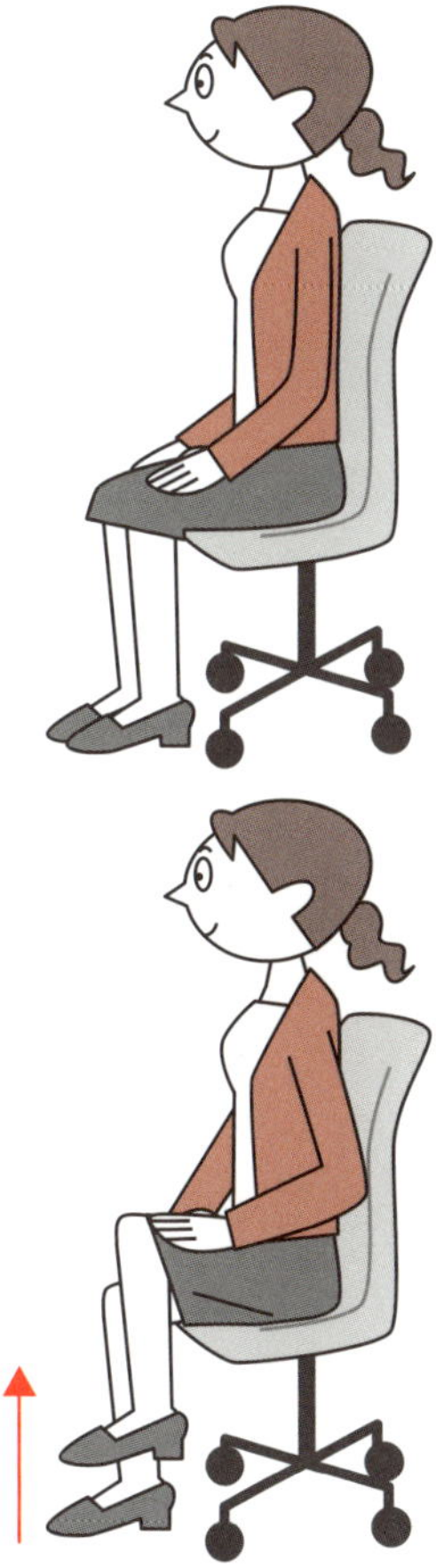

イスに腰掛けて、背筋を伸ばして片脚を上げて腸腰筋を鍛えます。これを左右10回ずつ3セット行ってください。

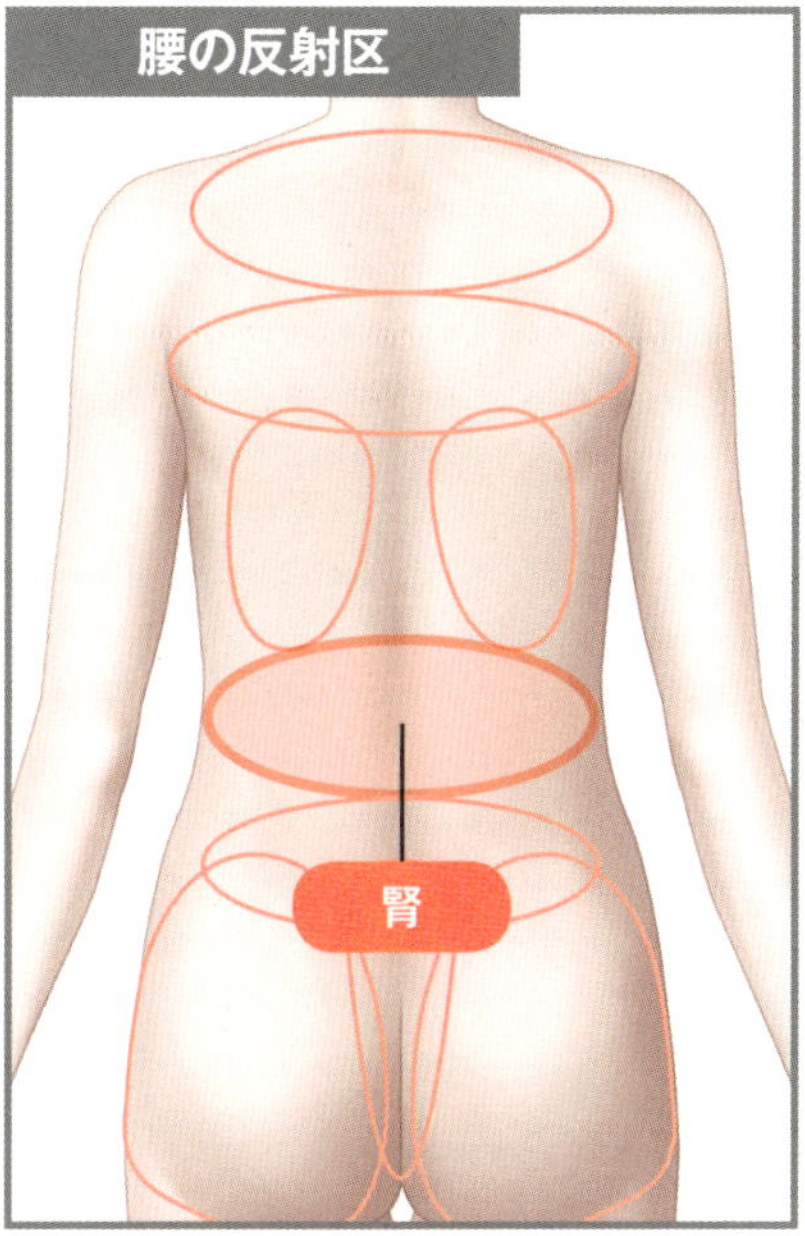

指で強めに反射区を押して刺激する

指で強めに反射区を押して刺激します。押しにくいときは、腰に枕をあててあお向けに寝ても効果があります。

つやのある髪にする

症状

髪につやがない
髪がぱさついている
髪に張りがない

つやと張りのある美しい髪は、美人の証《あかし》。多くの人たちのあこがれです。髪につやや張りがなかったりするのは、髪にまで栄養が行き渡っていないからです。

首をまんべんなくマッサージすることで、血行が促進され、頭部の毛根1つ1つにまで栄養が届くようになります。また、頭部への刺激は、新陳代謝を活発にして髪を育成させ、美しい髪をつくります。

後頭部の反射区

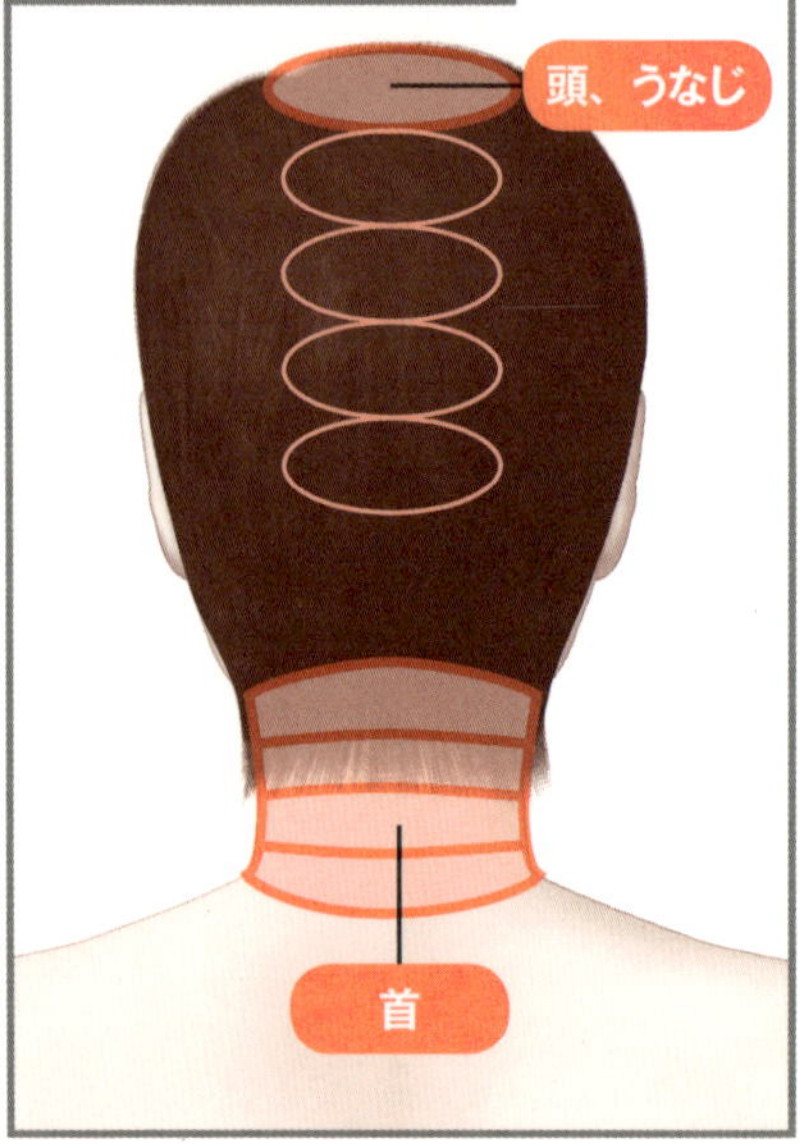

**頭頂部は軽くたたいて
うなじはもみほぐす**

うなじ全体の肉を指でつまんでもみほぐしましょう。頭頂部の反射区は、指先で軽くたたいて刺激します。

首の反射区

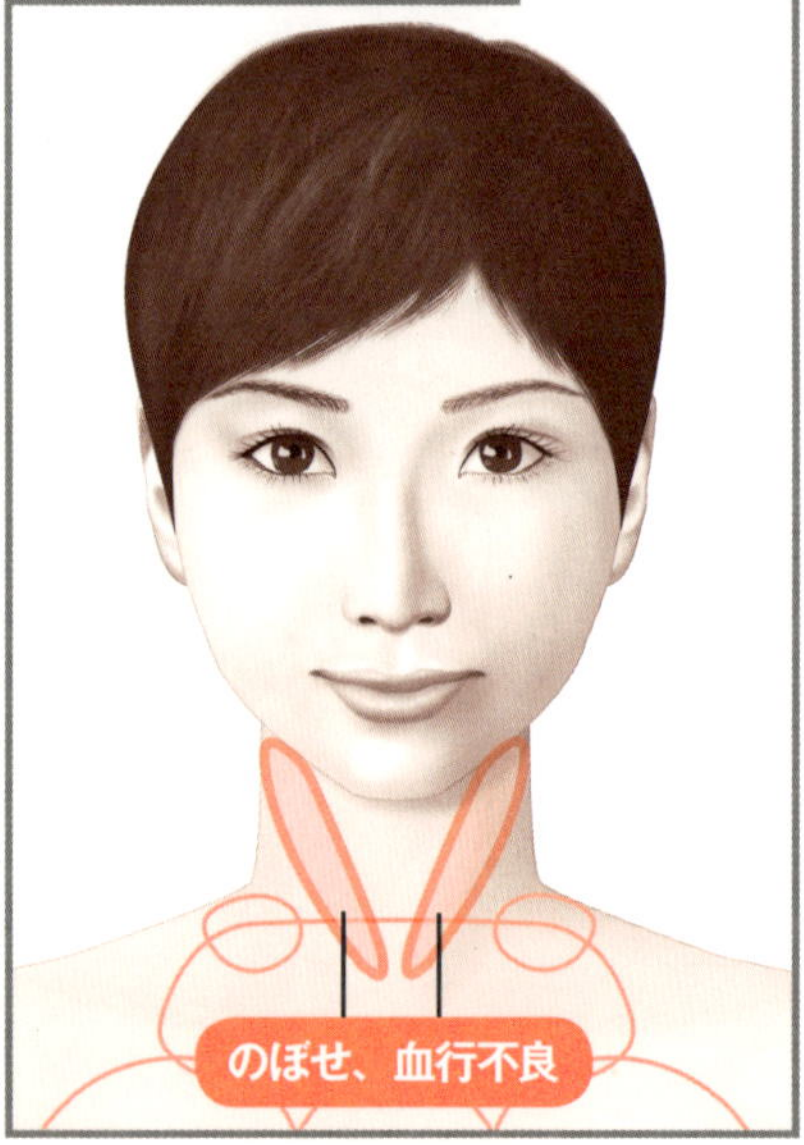

**やさしくさすって刺激
強く押すと痛めることも**

首筋を手のひらでさすって刺激してください。強く押したりすると、筋を痛めたり、血の流れが悪くなるので注意。

顔色をよくする

症状

顔色が悪い
ふらつくことがある
唇の色が青っぽい

せっかく白い肌なのに、不健康な青白い顔色では、美しさからはほど遠いと言わざるをえません。健康的な顔色があってこそ、白い肌が映えるのです。

心《しん》が不調になると、顔色が悪くなります。原因となっている心の反射区をマッサージして調子を整え、首筋の反射区を刺激します。これにより全身の血行が改善され、赤みがかった、健康的な顔色になります。

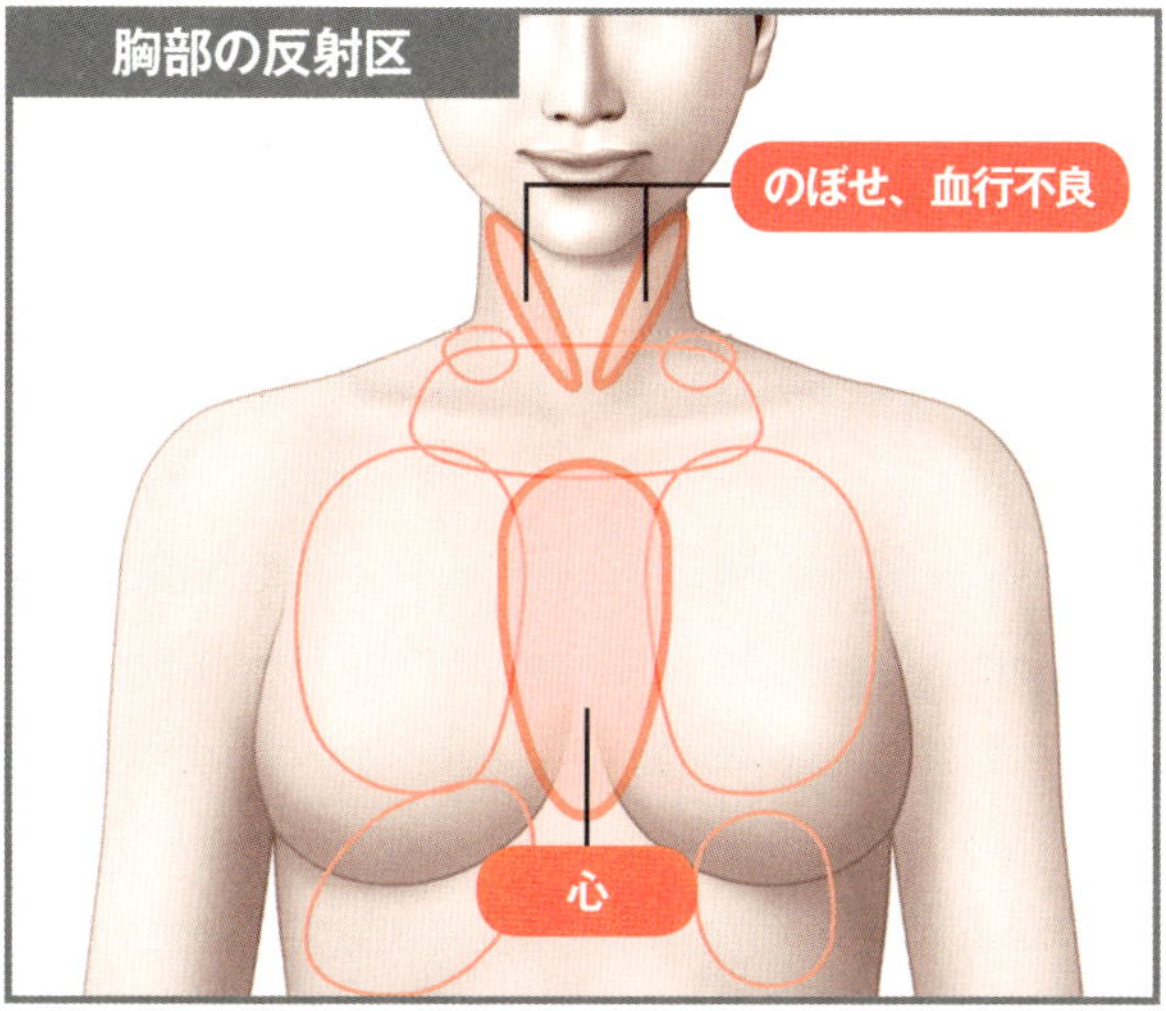

強く押すのは禁物 やさしく さすって刺激

首筋は肌が弱く、胸の心は骨の上にあるので、強く押したりはしないでください。手のひらでさするだけで効果があります。

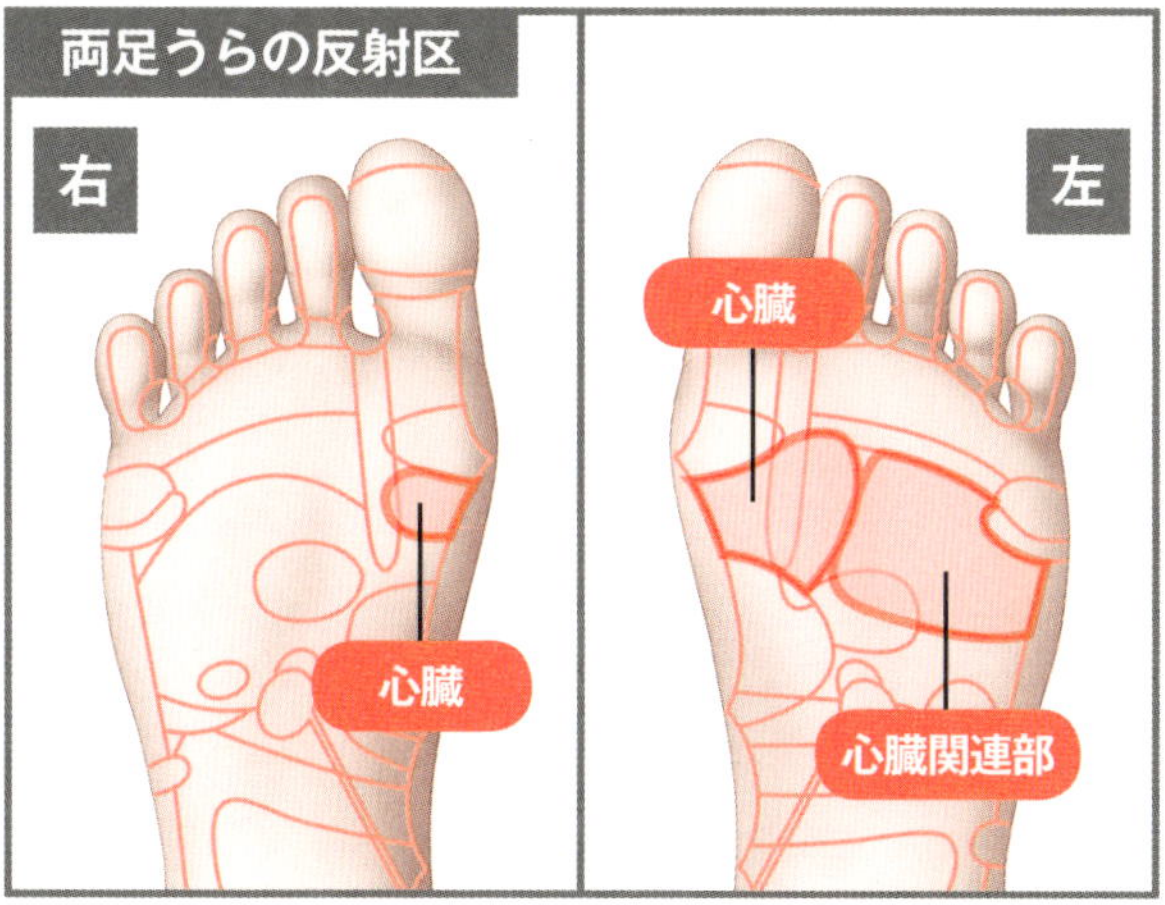

指に 力を入れて押す 痛かったら 力を弱めて

反射区を指先で、力を入れて刺激します。激痛がしたら、力をゆるめて、さするなどの痛くないマッサージをします。

福辻鋭記（ふくつじ・としき）

アスカ鍼灸治療院院長。福井県敦賀市出身。日本大学、東洋鍼灸専門学校卒業。美容鍼灸の草分け的存在で、女性誌、健康雑誌、テレビ番組などで活躍中。日中治療医学研究会会員。『寝るだけ！骨盤枕ダイエット』（学研パブリッシング）、『座るだけ！骨盤クッションダイエット』（新星出版社）、『お腹をもみほぐすと病気にならない』（PHP研究所）、『症状別に効くツボ図鑑74』（小社）など、多数の著作がある。

●アスカ鍼灸治療院
http://www.asuka-sinkyu.com/

編集協力　株式会社フロンテア
イラスト　浅野仁志
　　　　　津田蘭子
デザイン　まつむらきみこ
校　　正　くすのき舎
編集担当　影山美奈子（永岡書店編集部）

さする・もむ！　病気がわかる・効く！

福辻式 反射区《ゾーン》の地図帳

著　者　福辻鋭記
発行者　永岡修一
発行所　株式会社永岡書店
　　　　〒176-8518 東京都練馬区豊玉上1-7-14
　　　　TEL03-3992-5155（代表）
　　　　TEL03-3992-7191（編集）
DTP　編集室クルー
印　刷　末広印刷
製　本　ヤマナカ製本

ISBN978-4-522-43069-9 C2076
落丁本・乱丁本はお取り替えいたします。①